经方百案

研读

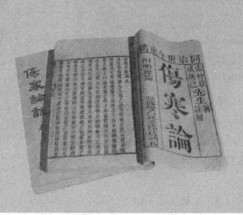

编著 金梅 吕旭升

中国中医药出版社

· 北京 ·

图书在版编目（CIP）数据

经方百案研读 ／ 金梅，吕旭升编著． － 北京 ： 中国中医药出版

社，2016.6（2021.1 重印）

ISBN 978-7-5132-3225-8

Ⅰ．①经… Ⅱ．①金… ②吕… Ⅲ．①经方－研究 Ⅳ．①R289.2

中国版本图书馆CIP数据核字(2016)第058594号

中 国 中 医 药 出 版 社 出 版

北京经济技术开发区科创十三街31号院二区8号楼

邮政编码 100176

传真 010 64405721

保定市中画美凯印刷有限公司印刷

各地新华书店经销

*

开本 710×1000 1/16 印张 23.5 字数 342 千字

2016 年 6 月第 1 版 2021 年 1 月第 3 次印刷

书号 ISBN 978-7-5132-3225-8

*

定价 69.00元

网址 www.cptcm.com

如有印装质量问题请与本社出版部调换 （010 64405510）

版权专有 侵权必究

社长热线 **010 64405720**

购书热线 **010 64065415 010 64065413**

微信服务号 **zgzyycbs**

书店网址 **csln.net/qksd/**

官方微博 **http://e.weibo.com/cptcm**

淘宝天猫网址 **http://zgzyycbs.tmall.com**

内容提要

　　作者多年深研《伤寒论》和《金匮要略》，在此过程中形成了一套独特的研究方法。在本书中，作者选取了使用伤寒理论和伤寒经方进行辨证论治的名医验案一百一十案进行研读，出处包括《吴佩衡医案》《经方实验录》《刘渡舟验案精选》等。第一步是阅读患者的证候；第二步是自己独立进行辨证论治；第三步是研读医案中的医生的辨证论治过程；第四步是将自己的辨证论治和医案中的辨证论治进行对比研究，提出各自得失、所得的启示，以及暂时无法解答的疑问。这种研读区别于常见的医案解读类图书，没有一味顺承医案，而是提出了自己的独立见解，己见跟验案所见对比，提出其得失、启示、疑问。比较研究的方法和坦率直书的写作，决定了本书具有独特的、比较高的价值！适宜中医学者、中医临床工作者和爱好者在理论学习和临床工作中参考。

全世界接受过中文教育的人，应该没有不知道中医这门学问的。在这些人当中，可能会有 1/3 的人相信中医，1/3 的人会心存疑问或者犹豫于中西医之间，1/3 的人反对中医，甚至认为中医是伪科学。导致这种状况的原因很复杂，但事实上，不管相信、怀疑还是反对，大多数人对中医的态度源于不能正确地理解中医学；即使我们的一些专业机构，也存在这种现象，甚至你在百度"科学的分支"里面查找，都找不到"中医学"这门学科。

两千多年以前，就有《神农本草经》《黄帝内经》《难经》《伤寒论》《金匮要略》等中医学的著作，这些书籍在当时绝对是全世界最顶级的学问，是人类思想的顶峰，为什么到了今天，连科学的身份都没有了呢？

一百多年以前，也就是 1888 年，进化论的鼻祖达尔文曾给科学下过一个定义："科学就是整理事实，从中发现规律，做出结论。"达尔文的定义指出了科学的内涵，即事实与规律。

用今天的话说，科学就是客观的数据以及其内在的逻辑关系，乃至依照客观数据和逻辑关系推导出的结论要具有确定性和可靠性。

人们在生病的时候，总是愿意找岁数大的医生看病，因为看起来更有经验。其实经验确实可以帮助医生快速地判断，但倘若没有正确的、确定的逻辑作为数据到结论的桥梁，结论就很难把握。因为每个人的经验不同，所以只根据经验很难得出统一的结论，也不知道每个人会得出什么不一样的结论，经验也可能把人害死。

中医学绝不是经验医学，而是一门科学，这门科学有其客观的数据采集方式，有客观的、确定的逻辑关系和推理方法，可以得出确定、可靠的结论。

换句话说就是有标准，可以重复。

本书从《刘渡舟验案精选》《吴佩衡医案》《经方实验录》《范中林六经辨证医案选》《伤寒名医验案精选》等经典医案书籍中挑选了 110 个与经方有关的案例，选择标准是医案翔实可靠，贴近现代生活，对于现代人学习和理解《伤寒论》《金匮要略》有帮助。面对这些病案，用《伤寒论》和《金匮要略》的理论去辨证分析，抽丝剥茧，得出自己的结论，然后再对照原文。这个过程就好像老师给我们留了作业，让我们一步一步去完成，再对照答案找出问题一样。如此研读，反复印证，受益匪浅。

现代人的疾病表现和表述与《伤寒论》《金匮要略》的理论表达并不完全一致，而运用经方又必须通过辨证，如何找到病人的"证"及病机便至关重要。留下这些医案的经方大家都善于并十分强调抓主证，我们在研读他们的医案过程中因此得到许多启发。

比如病例："患者发热 38.8℃，心悸、胸满憋气。经北京某大医院确诊为结核性心包积液。周身水肿，小便不利，虽服利尿药，仍然涓滴不利……"分析这个病例，中医辨证就不能受西医"结核性心包积液"这个诊断的影响，而是要辨其主证。如果把主要症状归结为"低热不退、心悸胸满、小便不利、口渴欲饮、咳嗽泛恶、不欲饮食、心烦寐少"，则很容易找到病机。

按照"有其证用其方"的原则，其证自然涉及以下汤方：小柴胡汤、五苓散、猪苓汤。然后我们再逐一分析症状和症状之间的联系，确定其病机，自然而然就会确定用什么汤方。

小柴胡汤证涉及心下悸、胸满、口渴、心烦、不欲饮食、身有微热、咳嗽，病在少阳三焦水道不利，火气郁而不通为病机，病在半表半里，其特点为往来寒热，其治疗以和解为主；五苓散证涉及低热、小便不利、口渴欲饮，病在太阳膀胱气化不利，寒水不化气为病机，病在表，所以其特点为脉浮、发热、恶寒，其治疗以温阳、化气、利水为主；猪苓散证涉及发热、口渴欲饮、小便不利、心烦少寐、咳而呕渴，病在少阴，少阴热化肾水不利，"热"水不利为病机，病在里，所以其特点为脉微细、但欲寐，其治疗应该以滋阴利水为主。

结合患者心烦寐少、舌红少苔的症状来看，患者有少阴热化肾水不利之象，所以应该为猪苓散证。这样得出结论后，再与原文进行对照。书写这个医案原文的医生开出的也是猪苓散，通过治疗效果的描述，又验证了我们的分析。

如此百案研读下来，犹如穿针引线，让停留在《伤寒论》和《金匮要略》纸面上的理论"活灵活现"，不再那么枯涩难懂，这也是理论结合实践的一种方式。这种方式给学习《伤寒论》和《金匮要略》辨证施治的思维打开了一个新的视角，进而更好地帮助我们学习并掌握中医的经方理论。

写这本书的目的是记录我们的学习体会，与经方爱好者共同探讨，但我们水平有限，谬误在所难免，欢迎同道批评指正。

金梅　吕旭升
甲午岁尾于北京

1. 本书引用的《伤寒论》条文及编号，均选自刘渡舟主编，人民卫生出版社出版的《伤寒论校注》。

2. 为便于理解，在阅读医案原文时，我们曾画过一些思维导图。统一整理后，在本书中一并呈现给读者。示例如下图：

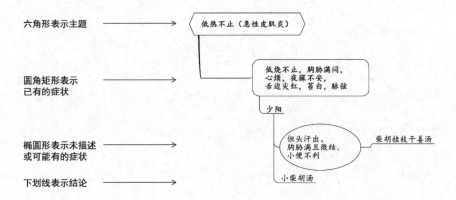

3. 本书的思维导图仅为读者提供一个参考的思路，并非全景图，更不是绝对的，建议读者在阅读本书时，根据自己的思路完善或者改进思维。

目录

一 淋雨受寒

【原文】

张某，年42岁，住云南省昆明市武庙下南联升巷底。肾气素亏。于1929年9月2日返家途中，时值阴雨，感冒风寒而病。初起即身热恶寒，头疼体痛，沉迷嗜卧（即少阴病但欲寐之病情也），兼见渴喜热饮不多，脉沉细而兼紧象。

【研读】

医生没说患者的性别，估计患者是男的。从医案的描述中可知，患者于返家途中淋雨，其病从风寒而来。症状主要表现在三个方面：①发热，怕冷，头疼，四肢关节痛或肌肉酸痛。②精神萎靡不振，卧床不起，口渴，喜欢喝热水，但是量不大。③脉沉细而兼紧象。既往史是肾气素亏。

《伤寒论》第1条："太阳之为病，脉浮，头项强痛而恶寒。"身热恶寒、头疼体痛的症状为太阳病证的主要表现。

《伤寒论》第281条："少阴之为病，脉微细，但欲寐也。"沉迷嗜卧的症状为少阴病证的主要表现。脉沉细而兼紧象，而且"肾气素亏"，充分说明了患者表现出来的症状是少阴病之表证。

《伤寒论》第301条："少阴病，始得之，反发热，脉沉者，麻黄细辛附子汤主之。"按照经方的逻辑，这个患者应该是麻黄细辛附子汤证。

这里必须要注意一点，就是患者口渴，喜欢喝热水，但是量不大的症状，此症状与太阳温病有相似之处。《伤寒论》第6条："太阳病，发热而渴，不恶寒者，为温病。"太阳温病的口渴为体内缺水的表现，所以不怕冷；太阳伤寒的口渴为水寒不化气的表现，所以怕冷。二者的症状表现差别在于太阳温病的口渴为饮水多，且喜凉饮，而太阳伤寒为口渴但饮水不多，且喜热饮。

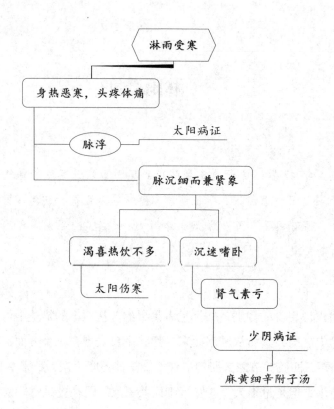

【原文】

舌苔白滑，质夹青紫，由于肾气素亏，坎阳内弱，无力卫外固表以抵抗客邪，以致寒风乘虚直入少阴，阻塞真阳运行之机，而成是状。以仲景麻辛附子汤，温经解表辅正除邪治之。黑附片 36 克，麻黄 10 克（先煮数沸，去沫），北细辛 6 克，桂尖 13 克。3 日，服上方一剂即汗，身热已退，唯觉头晕咳嗽，神怯。表邪虽解，肺寒尚未肃清，阳气尚虚，以四逆合二陈加细辛、五味子，扶阳温寒主之。黑附片 50 克，干姜 26 克，甘草 10 克，广皮 10 克，法夏 13 克，茯苓 13 克，北细辛 4 克，五味子 2 克。一剂尽，咳嗽立止，食量增加，精神恢复，病遂痊愈。

【研读】

第一次开方，医生即开出了麻黄细辛附子汤，但在此基础上加了一味桂尖（桂枝），不知是何用意？

麻黄细辛附子汤本身在体内的药力作用为直上直下，从肾到肺再到皮毛，将进入体内的寒邪迅速驱逐出去。桂枝虽然也是发表的作用，但其功效在于纵横通脉络，有了横向作用，此时加入桂枝会不会反而牵制了麻黄细辛附子汤直上直下的功效呢？

再看其开出的麻黄细辛附子汤中药物的剂量：黑附片 36 克，麻黄 10 克，北细辛 6 克，桂尖 13 克。不同于仲景原方的剂量及用药比例。仲景原方："麻黄二两，细辛二两，附子一枚（炮，去皮，破八片）。"按照汉代药物的计量方法，一两大约为 15.625 克，附子大者一枚约等于 20 ～ 30 克，小者一枚为 15 克。也就是麻黄为 30 克，细辛为 30 克，炮附子为 30 克或 15 克，这样看来其用药比例要么为 1∶1∶1，要么为 1∶1∶0.5。由此看来，医案中医生开出的麻黄细辛附子汤的用药剂量及比例和原方有很大差别。对于经方来说，用药剂量和比例是非常重要的一个因素，变动势必会影响药物的疗效。而这一点，恐怕也是患者明明为典型的麻黄细辛附子汤证，服用此方应该有一剂知二剂已的疗效，却偏偏没有按此节奏起效的原因吧。

再看患者服用麻黄细辛附子汤后，"身热已退"表证解，但还有头晕，咳嗽，神怯的症状。医生又根据这些症状开出了四逆汤的加减。这个辨证依据描述得太过薄弱，若是仅凭头晕，咳嗽，神怯就开出四逆汤加减则太令人费解。推测当时患者除了头晕，咳嗽，神怯外，还应该有脉象沉的症状，所以医生才开出此方的，正如《伤寒论》第 323 条所说："少阴病，脉沉者，急温之，宜四逆汤。"

以上医案原文选自《吴佩衡医案》

二 午后发热

【原文】

马某，女，74岁。1993年7月21日初诊。午后发热，体温38℃左右，饮食衰减，腹内有灼热之感，并向背部及大腿放散。手心热甚于手背，气短神疲。然口不渴，腹不胀，二便尚调。舌质红绛，苔薄白。脉大无力。

【研读】

归纳医案的描述，患者的主要症状有：①发热：午后发热，体温38℃左右，口不渴。②腹中不适感：饮食衰减，腹内有灼热之感，并向背部及大腿放散、腹不胀。③手心热：手心热甚于手背。④精力不济：气短神疲。⑤脉大无力。

单看患者午后发热的症状，有日晡所发潮热的特点，有些像白虎汤证，但其口不渴，所以排除白虎汤证。如果其午后发热、口不渴还兼有恶寒的症状，则应该用桂枝汤或麻黄汤了。然而，关于恶寒这一点，此医案中并未描述，说明此患者并非单纯的伤寒或中风。

再看患者手心热、气短神疲、脉大无力等症状，均符合伤寒虚劳的特征。《金匮要略·血痹虚劳病脉证并治》云："劳之为病，其脉浮大，手足烦，春夏剧，秋冬瘥，阴寒精自出，酸削不能行。"这段条文讲的是虚劳病的特点：脉浮大无力，手足烦热，春夏严重些，秋冬见好些，男人易遗精，四肢酸痛、消瘦、无力行走。再结合患者发病时间恰好是夏天，这些足以说明患者为虚劳发热。

虚劳在《金匮要略》一书中有专门的章节论述，当然也有很多的经方治疗，但涉及治疗患者虚劳兼腹部不适的经方却不多。我们来看看《金匮要略·血痹虚劳病脉证并治》中涉及虚劳兼腹部不适的条文：

1."虚劳里急，悸，衄，腹中痛，梦失精，四肢酸疼，手足烦热，咽干口燥，小建中汤主之。"

2."虚劳里急，诸不足，黄芪建中汤主之。于小建中汤内加黄芪一两半，余依上法。气短胸满者，加生姜，腹满者，去枣加茯苓一两半，及疗肺虚损不足，补气加半夏三两。"

3."虚劳腰痛，少腹拘急，小便不利者，八味肾气丸主之。"

根据以上的条文来分析本医案中的患者，可以很明显地看出，八味肾气丸证不符合患者的症状表现，因为患者无腰痛和小便不利的症状。患者腹部不适感（腹内有灼热之感，并向背部及大腿放散）属里急的范畴。这样看来，与患者症状相符的为小建中汤证及黄芪建中汤证。需要注意的是，医案描述患者"口不渴"，但不代表患者一定没有咽干口燥的症状。

那小建中汤证与黄芪建中汤证又如何鉴别呢？很简单，黄芪建中汤不过是在小建中汤的基础上多了一味黄芪而已，只要搞清楚为什么加黄芪就可以了。我们都知道，黄芪通荣卫之气，桂枝也通荣卫之气，而黄芪与桂枝的区别在于：桂枝通荣卫以驱荣卫中的邪气为主；黄芪通荣卫是补荣卫之气不足。也就是说，此荣卫之气不通不是因为有病邪，而是荣卫之气本身不足导致的不通，这时候就要用黄芪了。其实，黄芪通荣卫之气的根源在于它能利三焦之气、提升脾气促进中焦之气化，以生气血。

再看此患者有饮食衰减的症状，说明其中焦之气化生气血的能力已有不足。以此得知，患者的虚劳发热是由于其中焦之气不足以化生气血，属表（荣卫之气）里（中焦之气）均不足，也就是黄芪建中汤证所说的"诸不足"，所以此患者应该用黄芪建中汤治疗。

【原文】

为气虚发热。其病机为脾虚清阳下陷，升降失调，李东垣所谓"阴火上乘土位"所致。对于这种内伤发热，当用东垣"甘温除大热"之法。疏补中益气汤加生甘草。黄芪20克，党参15克，炙甘草5克，生甘草5克，白术12克，当归12克，陈皮8克，升麻3克，柴胡6克，生姜3片，大枣12枚。服五剂，食欲增加，体力有增，午后没有发热，腹中灼热大减。续服五剂，午后发热及腹中灼热等症均愈。

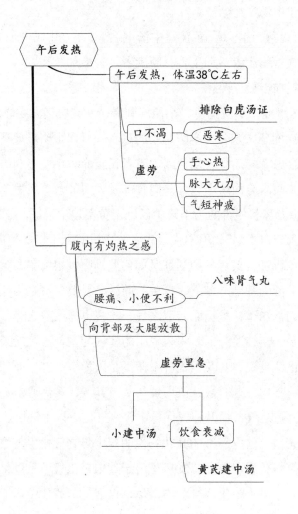

午后发热

午后发热，体温38℃左右

排除白虎汤证

口不渴 —— 恶寒

虚劳 —— 手心热
脉大无力
气短神疲

腹内有灼热之感

腰痛、小便不利 —— 八味肾气丸

向背部及大腿放散

虚劳里急

小建中汤 — 饮食衰减

黄芪建中汤

【研读】

　　该医生开出的是补中益气汤，其治疗是以"补中"为主，而我们的分析结论是应该以"建中"为主。

　　那么补中与建中有何区别呢？"建中"侧重于建中焦之气促进其化生气血，所以用药只此七味：黄芪、桂枝、白芍、炙甘草、生姜、大枣、饴糖；而"补中"则是侧重于健脾及提升脾气，所以用了十二味药。相比较而言，补中益气汤治疗的疾病，症状表现似乎应该更重一些。这个患者的二便尚可，其他无不适，所以选用黄芪建中汤应该是更精确。小病大治不见得会有满意的疗效，况且往往会事与愿违。

　　需要注意的是，如果患者腹内有灼热之感，并向背部及大腿放散，而且还伴有下坠感，有便溏，口渴等症状，那就一定要选用补中益气汤了。

以上医案原文选自《刘渡舟验案精选》

三 午后低热

【原文】

张某，男，71岁。1994年5月4日初诊。因高血压心脏病，服进口扩张血管药过量，至午后低热不退。体温徘徊在37.5～38℃，口中干渴，频频饮水不解。短气乏力，气逆欲吐，汗出，不思饮食，头之前额与两侧疼痛。舌红绛少苔，脉来细数。

【研读】

如果单看患者午后低热不退、口中干渴、频频饮水不解的症状，表明是阳明有热，而且这个热是实热，应该用白虎汤治疗。何谓阳明？阳明包括人体的手阳明大肠经、足阳明胃经；在脏腑，胃家（胃、大肠）属阳明。

可是再看其短气乏力，气逆欲吐，不思饮食的症状，则不单纯的是阳明有热了，而且这个热也不是实热了，是什么呢？是阳明胃家虚热。

何谓实热？又何谓虚热？举个例子，拿我们平常烧开水来说，有的时候水很快就烧开是火比较大，有的时候水很快就烧开是水加得比较少。而实热就好比是火太大、太过，治疗要以泻为主；虚热就好比是水太少，为水不及，治疗要以补为主。

对应人体来说也是如此。阳明实热是由于阳明的火太大引起的，而阳明虚热则是因为阳明的水不足引起的。阳明实热应该以泻火攻下为主，譬如白虎汤、白虎加人参汤、调胃承气汤等。阳明虚热则应该以补虚清热为主，譬如竹叶石膏汤等。当然，这些汤方使用时都需要辨证分析才行，有其证才能用其方，而不是盲目照搬。

最后看其脉象为脉细数，脉细为津液不足，脉数为有热，脉细数则为津液不足引起的虚热之象。若是脉洪大，则是实热之象了。

综合上述症状判断，患者的表现乃津液不足、气虚有热之象，所以这个患者应该用竹叶石膏汤。

《伤寒论》第 397 条："伤寒解后，虚羸少气，气逆欲吐，竹叶石膏汤主之。"竹叶石膏汤是在白虎汤的基础上加了竹叶、麦冬、人参以补充津液；加了半夏，意在降逆；因为是虚热，所以去掉了知母。

这里需要注意的是，竹叶石膏汤的煎法比较特别："上七味，以水一斗，煮取六升，去滓，内粳米，煮米熟，汤成，去米，温服一升，日三服。"意思是：先用十份水煮竹叶、石膏、半夏、人参、炙甘草、麦冬这六味药，煮一阵子后，剩六份水，这时去掉药渣，再放入粳米，煮到米熟后，汤成去米。也就是说先煮药，药煮好后去药渣，后下粳米，待米煮熟后，去米再服用。

为什么这样煎呢？粳米的作用为益气、止烦、止泄。仲景在《伤寒论》中用粳米者，有六个汤方（白虎汤、白虎加人参汤、麦门冬汤、附子粳米汤、桃花汤、竹叶石膏汤），煮法分三种：

1. 米药俱下。于白虎汤、白虎加人参汤、麦门冬汤、附子粳米汤可见。

2. 先煮米汁，后入他药。于桃花汤可见。

3. 先煮药，后煮米。于竹叶石膏汤可见。

为什么非要如此煎煮呢？先煮米，则粳米煮的时间长，气散而味全，以止泻为主；后煮米，则粳米煮的时间短，味寡而气全，以益气为主；药、米同时煎，则气味均衡，以止烦为主。所以，汤方的煎煮方法非常重要，其在一定程度上决定着疗效的好坏，无论医生还是患者都不能忽视。

还有一种患者午后发低热不用服药的情况必须注意，《伤寒论》第398 条："病人脉已解，而日暮微烦，以病新差，人强与谷，脾胃气尚弱，不能消谷，故令微烦，损谷则愈。"就是患者本来病已经好了，又出现了午后发低热或微烦的症状，这是为什么呢？因为患者病刚好就吃得太多或吃得太补，脾胃之气还没有完全恢复，不能运化，这种情况下减少食量，尽量吃容易消化的东西即可，不必服药。

【原文】

辨证属于阳明气阴两虚，虚热上扰之证。治当补气阴，清虚热。方用竹叶石膏汤：竹叶 12 克，生石膏 40 克，麦冬 30 克，党参 15 克，炙甘草 10 克，半夏 12 克，粳米 20 克。服五剂则热退，体温正常，渴止而不呕，胃开而欲食。惟余心烦少寐未去。上方加黄连 8 克，阿胶 10 克以滋阴降火；服七剂，诸症得安。

【研读】

医案中医生开出的正是竹叶石膏汤，五剂热退后只剩下心烦少寐一症，于是又在原方中加了黄连、阿胶以解少阴之热。

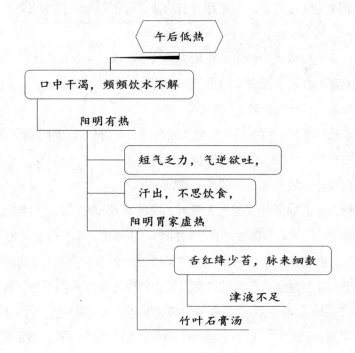

以上医案原文选自《刘渡舟验案精选》

四 低热不止

【原文】

陈某,女,36岁。1993年6月2日初诊。患者一年前因高热、全身不适、眼睑皮疹、下肢肌肉剧痛无力,某医院诊为"急性皮肌炎"收入住院。经治疗肌肉疼痛基本痊愈。但出院后,每日低热不止,体温在37～38℃波动,胸胁满闷,心烦,夜寐不安,身体虚羸,频频外感。舌边尖红,苔白,脉弦。

【研读】

患者就诊当下的主要症状就是:低热,胸胁满闷,心烦,夜寐不安,苔白,脉弦。《伤寒论》第265条:"伤寒,脉弦细,头痛发热者,属少阳。"患者的症状提示病属少阳,而且与柴胡证相似。《伤寒论》第101条:"伤寒中风,有柴胡证,但见一证便是,不必悉具。"《伤寒论》第96条:"伤寒五六日中风,往来寒热,胸胁苦满,默默不欲饮食,心烦喜呕,或胸中烦而不呕,或渴,或腹中痛,或胁下痞硬,或心下悸,小便不利,或不渴,身有微热,或咳者,小柴胡汤主之。"《伤寒论》第147条:"伤寒五六日,已发汗而复下之,胸胁满微结,小便不利,渴而不呕,但头汗出,往来寒热,心烦者,此为未解也,柴胡桂枝干姜汤主之。"

柴胡证中小柴胡汤证与柴胡桂枝干姜汤证都有寒热往来,心烦,胸胁满的症状,这个患者具体应该是什么方证呢?

小柴胡汤证与柴胡桂枝干姜汤证虽有相似之处,但小柴胡汤证仅为少阳证;而柴胡桂枝干姜汤证则因误治(发汗后又用了清热泻下之法)伤了正气,致使邪陷入少阳,为少阳太阴合病之象,所以柴胡桂枝干姜汤证有但头汗出,胸胁满且微结,小便不利。小柴胡汤证只是火气阻于少阳三焦,而柴胡桂枝干姜汤证则为邪入少阳,导致少阳三焦火气不足。

这样看来,如果患者有但头汗出,胸胁满且微结,小便不利的症状,就应该用柴胡桂枝干姜汤。但医案中对于患者出汗的情况没有任何的描述，对于大小便的情况也没有描述，所以只能暂时假定患者没有这些症状，大小便也正常。如果真是这样的话，那就是小柴胡汤证了。

【原文】

证属少阳气郁发热之证。治当疏肝解郁，本"火郁达之"之义。柴胡16克，黄芩10克，半夏12克，生姜10克，党参10克，炙甘草10克，大枣7枚，当归15克，白芍15克。共服七剂，热退身爽，诸症亦安。

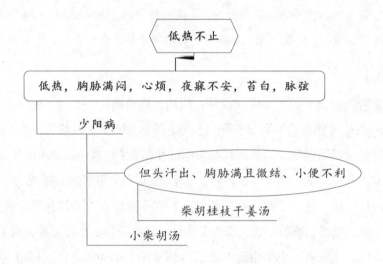

【研读】

原文中医生开出的是小柴胡汤，并在其基础上加了当归、白芍。

当归性温，味甘、苦、辛，其作用在于血脉，补血并开解血脉所郁之阳气，促进血脉的运行。当归为厥阴要药，《伤寒论》厥阴篇中新增六方，其中用当归者四方，分别是乌梅丸、当归四逆汤、当归四逆加吴茱萸生姜汤、麻黄升麻汤，这四个汤方的方证均有手足厥逆的症状。《伤寒论》第337条："凡厥者，阴阳气不相顺接，便为厥。厥者，手足逆冷是也。"厥阴之手足厥逆为厥深热亦深，就是所谓的寒热错杂。乌梅丸证为脉微而厥；当归四逆汤证及当归四逆加吴茱萸生姜汤证为脉细欲绝，手足厥逆；麻黄升麻汤为脉沉而迟，手足厥逆。从这四个方证的脉象（脉微或细或沉而迟）分析，其四肢厥逆由血脉有寒，或由血脉不足引起。可见，当归用于血脉有寒或血脉之中的气不足引起的四肢厥逆，有温通血脉，补血的功效。

当归与白芍合用，当归侧重的是血脉之中的气的运行，白芍侧重于血的运行。再看患者，并无手足厥逆的症状，且脉弦，以此则知患者只是柴胡证之火气郁于少阳三焦，无关乎血脉，那为什么还要用当归、白芍呢？

以上医案原文选自《刘渡舟验案精选》

四 低热不止

五　高热不退

【原文】

　　吕某，男，48岁，农民。初秋患外感，发热不止，体温高达39.8℃。到本村医务室注射"氨基比林"等退烧剂，旋退旋升。四五日后，发热增至40℃，大渴引饮，时有汗出，而手足却反厥冷，舌绛苔黄，脉滑而大。

【研读】

　　这个患者原本只是外感发热，可能是伤于寒的麻黄汤证，也可能是中于风的桂枝汤证。本应该散寒邪或祛风邪于外，却误用了清热的药（注射"氨基比林"等退烧剂），从而导致寒邪或风邪内陷，出现了"发热增至40℃，大渴引饮，时有汗出，而手足却反厥冷，舌绛苔黄，脉滑而大"的阳明里热之象。

　　看来，不是所有的发热症状都适合用退烧药的，清热或退烧药不可以盲目用，需辨证准确才能施治。

　　这个患者的特点是手足厥冷，一般我们看到手足厥冷的症状很容易认为患者体内有寒，其实不然。所谓厥者，手足逆冷也。但并不是只有寒才能引起四肢冰冷，厥也分热与寒，也就是说，四肢冰冷有热引起的，也有寒引起的，当然还有郁引起的等等，这一点必须注意。

　　医圣仲景对热厥是这样描述的，《伤寒论》第335条："伤寒一二日至四五日厥者，必发热，前热者后必厥，厥深者热亦深；厥微者热亦微。"说的是阳热内盛而格阴于外，以致阴阳之气不相顺接，就会形成虽发热却手足厥冷的热厥证。且阳热愈盛，阴阳格拒之势越重，则手足厥冷也就愈深。

　　那为什么说这个病案中的患者为热厥呢？从患者所表现的一派热象就

可以看出，如大渴引饮，时有汗出，舌绛苔黄，脉滑而大等。

《伤寒论》第350条："伤寒脉滑而厥者，里有热，白虎汤主之。"这个患者应该用白虎汤。但如果此人虽有以上症状，却无汗，还兼有恶寒的症状，则不能用白虎汤了。《伤寒论》第170条："伤寒脉浮，发热无汗，其表不解，不可与白虎汤。"看来有汗与不恶寒是使用白虎汤的病机，正如《伤寒论》第182条所说："问曰：阳明病外证云何？答曰：身热，汗自出，不恶寒，反恶热也。"

这里需要注意的是，白虎汤(知母六两，石膏一斤，甘草二两，粳米六合)的煎煮方法："上四味，以水一斗，煮米熟，汤成，去滓，温服一升，日三服。"药与米同时煮，待到米煮熟后，药汤就煮好了。

仲景在《伤寒论》中用粳米者有六方，分别为白虎汤、白虎加人参汤、麦门冬汤、附子粳米汤、桃花汤、竹叶石膏汤。其煎煮方法也分三种：有先下粳米后放药的，有先煮药后下粳米的，也有药、粳米同时煮的。不同的煎煮方法，其功效的侧重点也一定是有区别的：先煮粳米则煮时多，多则气散而味全，如桃花汤；后煮粳米则煮时少，少则味寡而气全，如竹叶石膏汤。

《素问·阴阳应象大论》云："阳气出上窍，阴味出下窍。"竹叶石膏汤证为虚羸少气属上窍病，故粳米后下，助益气；桃花汤证为下利属下窍病，故粳米先下，助止泄。药、粳米同时下则为气味中和，以补中为主，助除烦，如白虎汤、白虎加人参汤、附子粳米汤、麦门冬汤。

这样看来，一味粳米具有的益气、除烦、止泄三大功效，是与其煎煮方法密切相关的。

【原文】

此乃阳明热盛于内，格阴于外，阴阳不相顺接的"热厥"之证。治当辛寒清热，生津止渴，以使阴阳之气互相顺接而不发生格拒。急疏白虎汤：生石膏30克，知母9克，炙甘草6克，粳米一大撮。仅服两剂，即热退厥回而病愈。

【研读】

医案中，医生用的正是白虎汤，两剂而愈。

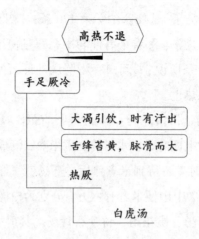

以上医案原文选自《刘渡舟验案精选》

六　血尿发热

【原文】

秦某，男，32岁。因尿血住某医院。经西医治疗，尿血已愈，欲将出院，忽然发热，体温在39.6～40℃。西医检查：心肺（－），肝脾不大，肥达反应（－），未查出疟原虫。二便自调。经注射各种抗菌素，高热仍持续不退，急邀先生出诊。患者头痛身疼，发热而汗自出，又时发寒战，其状如疟。口中干渴欲饮。视其舌苔白黄厚腻，切其脉弦细而数。发热每于日晡时分为高。

【研读】

从表面上来看，患者目前的症状似乎比较复杂，其实病机已经很明显地表现出来了。患者是在住院治疗一段时间后，即将出院时发病，所以其持续高热的问题很有可能从误治而来。

接下来我们详细分析一下。

患者高热的特点为如疟状，时而发热又时而发寒战，仅凭这一条就已经锁定了辨证的范围。

《伤寒论》中提到类似"如疟状"的条文有四：

1.《伤寒论》第23条："太阳病，得之八九日，如疟状，发热恶寒，热多寒少，其人不呕，清便欲自可，一日二三度发，脉微缓者，为欲愈也；脉微而恶寒者，此阴阳俱虚，不可更发汗、更下、更吐也；面色反有热色者，未欲解也，以其不能得小汗出，身必痒，宜桂枝麻黄各半汤。"

桂枝麻黄各半汤证"如疟状"的特点为：一日二三度发；脉微而恶寒者；面色反有热色者，身必痒。

2.《伤寒论》第25条："服桂枝汤，大汗出，脉洪大者，与桂枝汤如前法。若形似疟，一日再发者，汗出必解，宜桂枝二麻黄一汤。"

桂枝二麻黄一汤证"形似疟"的特点为：一日再发者。

3.《伤寒论》第96条："伤寒五六日中风，往来寒热，胸胁苦满，默默不欲饮食，心烦喜呕，或胸中烦而不呕，或渴，或腹中痛，或胁下痞硬，或心下悸，小便不利，或不渴，身有微热，或咳者，小柴胡汤主之。"

小柴胡汤证的特点为：寒热往来；胸胁苦满，默默不欲饮食，心烦喜呕；或渴等。

4.《伤寒论》第240条："病人烦热，汗出则解，又如疟状，日晡所发热者，属阳明也。脉实者，宜下之；脉浮虚者，宜发汗。下之与大承气汤，发汗宜桂枝汤。"

阳明病"如疟状"的特点为：烦热，汗出则解；日晡所发热者。

再对应患者头痛身疼，发热而汗自出，又时发寒战，其状如疟，口中干渴欲饮，视其舌苔白黄厚腻，切其脉弦细而数，发热每于日晡时分为高的症状，很显然桂枝麻黄各半汤证、桂枝二麻黄一汤证都不符合。相对比而言，小柴胡汤证及阳明病证与患者的症状有相似之处。

我们先看阳明病证。

《伤寒论》第182条："问曰：阳明病外证云何？答曰：身热，汗自出，不恶寒，反恶热也。"这一条充分说明阳明病证虽然有身热、汗自出，但其不恶寒。而此患者却有发寒战的症状，发寒战自然是怕冷的。这样看来，阳明病证的"如疟状"是在"不恶寒"的基础上的。虽然患者的发热"每于日晡时分为高"，但不能说明患者已经病在阳明了，只能提示患者的问题有向阳明病发展的趋势。

进一步，我们再看看治疗阳明病的白虎加人参汤证及白虎汤证的条文：

《伤寒论》第26条："服桂枝汤，大汗出后，大烦渴不解，脉洪大者，白虎加人参汤主之。"《伤寒论》第170条："伤寒脉浮，发热无汗，其表不解，不可与白虎汤。渴欲饮水，无表证者，白虎加人参汤主之。"《伤寒论》第176条："伤寒脉浮滑，此以表有热，里有寒（此条文在康平本为："伤寒脉浮滑，白虎汤主之。"在桂林本为："伤寒脉浮滑，此以里有热，表无寒也，白虎汤主之。"），白虎汤主之。"

从症状上来看，白虎加人参汤证虽然有渴不解，渴欲饮水，但其脉象洪大，使用的时机为"无表证"。再看患者虽然有口渴，但只是口中干渴欲饮，且脉象弦细而数；白虎汤证虽有表证，但为表无寒，没有发寒战的症状，且其脉浮滑。以此看出，患者不是典型的阳明病证，因此不能用白虎加人参汤或白虎汤治疗。

接下来我们再看看小柴胡汤证。小柴胡汤为治疗少阳病的汤方，《伤寒论》第263条："少阳之为病，口苦、咽干、目眩也。"少阳病证的特点为寒热往来等，指病邪在半表半里之间。

《伤寒论》第265条："伤寒，脉弦细，头痛发热者，属少阳。少阳不可发汗，发汗则谵语，此属胃。胃和则愈，胃不和，烦而悸。"这一条讲伤寒头痛、发热者，只要脉象出现弦细，就说明病邪已到少阳，不能再用桂枝汤或麻黄汤发汗了，这时需要用小柴胡汤来和解了。

再结合患者的症状来看，患者头痛，发热，寒热往来，口干欲饮，发热每于日晡时分为高，且脉象弦细而数，舌苔白黄厚腻。既有少阳病之小柴胡汤证，又有往阳明病发展的趋势。

那么这个治疗就有意思了，有两个方案：

1. 如果患者只是口渴欲饮，无烦渴不解的症状，可以先用小柴胡汤和解；和解后如果再出现烦渴不解的症状，就是阳明病了，再用白虎汤或白虎加人参汤治疗。《伤寒论》第97条："服柴胡汤已，渴者，属阳明也，以法治之。"

2. 如果患者口干、口渴明显，且日晡所发热，就用小柴胡汤加石膏，加石膏的目的是清气分之热，避免热邪入里进入阳明。小柴胡汤中的半夏换成瓜蒌根，再加人参，正如《伤寒论》第96条所说："若渴，去半夏，加人参，合前成四两半，瓜蒌根四两。"

【原文】

辨为湿温之邪横连膜原，又犯少阳、阳明两经。方用：柴胡12克，黄芩9克，生石膏30克，知母10克，苍术10克，草果3克。服一剂即热退，再剂则诸症皆愈。

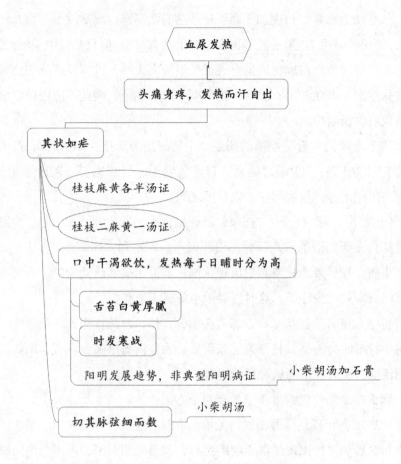

血尿发热

头痛身疼，发热而汗自出

其状如疟

桂枝麻黄各半汤证

桂枝二麻黄一汤证

口中干渴欲饮，发热每于日晡时分为高

舌苔白黄厚腻

时发寒战

阳明发展趋势，非典型阳明病证 ——— 小柴胡汤加石膏

切其脉弦细而数 ——— 小柴胡汤

【研读】

　　病案中医生开出的是小柴胡汤与白虎汤的合方的加减，不知其用意何在。该患者为病在少阳，涉及阳明，治疗当以小柴胡汤或小柴胡汤加石膏和解为主，何必脚踩两条船呢？

　　经方用药自有其深意，恰如量体裁衣，增一分则肥，减一分则瘦，岂能朦朦胧胧。

以上医案原文选自《刘渡舟验案精选》

七 术后发热

【原文】

张某，女，25岁。住某县医院。因患乳腺炎手术，术后发热不退，体温在38.5～39.5℃。西医认为是手术后感染，注射各种抗菌素效果不显，后又用"安乃近"发汗退热，然旋退旋升，不能控制。因为手术后几经发汗，患者疲惫不堪，又见呕吐而不欲饮食，心烦，口干，头晕、肢体颤动，舌质嫩红，舌苔薄黄，脉数而无力。

【研读】

患者乳腺炎术后一直发热不退，而且温度偏高，不像是一般的术后发热反应，其发热不退与细菌感染似乎也无关，所以注射抗菌素效果不明显，而且用退烧药也不能控制。患者几经治疗后疲惫不堪，又增添了呕吐而不欲饮食，心烦，口干，头晕，肢体颤动等症状。

如果看呕吐而不欲饮食，心烦，口干，头晕这些症状，与小柴胡汤证相似，又与竹叶石膏汤证相似。小柴胡汤证有默默不欲饮食，心烦喜呕，口苦，咽干，目眩等症状。这个患者可不可以用小柴胡汤呢？

《金匮要略·呕吐哕下利病脉证治》曰："呕而发热者，小柴胡汤主之。"小柴胡汤证为病在三阳（太阳、阳明、少阳）之少阳，不曾伤到三阴（太阴、少阴、厥阴）。若阴气已虚，阳气无所依而欲越，再用柴胡升阳，必速死。所以使用小柴胡汤治疗的病机为气郁或阻于少阳三焦，而非气不足或津液不足（阴虚）。

再看竹叶石膏汤证，《伤寒论·辨阴阳易差后劳复病证并治》第397条："伤寒解后，虚羸少气、气逆欲吐，竹叶石膏汤主之。"这一条文讲的是，大病后，人往往正气不足呈现虚弱之象，肺胃之气没有足够的力量及时消化食物，出现虚热之气上逆导致欲吐的情况，用竹叶石膏汤治疗。

再结合患者的病情来看，患者发病的时间是在手术后，术中的出血、应激等因素都会导致体液流失，后又因多次发热，发汗，同时伤了肺胃之气与阴，因此出现了口干，心烦，舌质嫩红，舌苔薄黄，脉数而无力的症状，其呕吐而不欲饮食也是肺胃之气与津液被伤后产生了虚热之气上逆而致。

从病机上来看，竹叶石膏汤证较小柴胡汤证更符合患者的症状，竹叶石膏汤也更适合于患者的治疗。

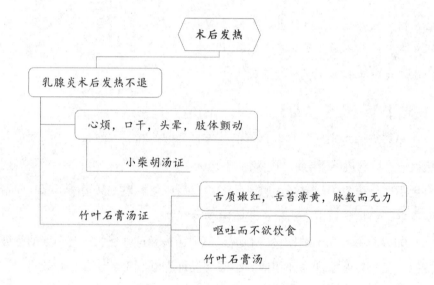

【原文】

此阳明气阴两伤，胃逆作呕使然。治当清热之时，又须两顾气阴，以培补其本。处竹叶石膏汤方：生石膏30克，麦冬24克，党参10克，半夏10克，炙甘草10克，粳米一大撮，竹叶10克。上方仅服四剂，则热退呕止，而胃开能食。

【研读】

该医生开出的正是竹叶石膏汤。

这里需要再次强调竹叶石膏汤的煎煮方法："上六味，以水一斗，煮取六升，内粳米，煮米熟，汤成，去米，温服一升，日三服。"先煮生石膏、麦冬、党参、半夏、炙甘草、竹叶，煮好后去药滓，药汁中再放入粳米，煮米熟，汤成，去米，再服用。粳米为什么后下？后煎粳米煮时少，则味寡而气全，以益气为主。

以上医案原文选自《刘渡舟验案精选》

八　温病（一）

【原文】

李某，女，年五旬，住四川省会理县南乡农村。于1920年2月患春温病已五日，延余诊视之时，见其张目不寐，壮热烦渴而饮冷，舌苔白厚而燥，舌尖绛，唇焦齿干，脉来洪数，恶热头痛，小便短赤。据云已服发表之剂未愈。查前所服之方，系用羌活、独活、苏叶、荆芥、防风、柴胡、葛根之剂。殊服后但见头汗出，身热尤甚，气粗而喘，烦渴引饮。

【研读】

归纳一下医案的描述，患者目前的主要症状有三组：①壮热烦渴而饮冷，张目不寐。②舌苔白厚而燥，舌尖绛，唇焦齿干，脉来洪数。③恶热头痛，小便短赤。三组症状均表现为热象，然其邪在表还是在里呢？属温病还是阳明实热呢？

邪在表还是在里非常容易鉴别，观其小便即可。《伤寒论》第56条："伤寒不大便六七日，头痛有热者，与承气汤。其小便清者，知不在里，仍在表也，当须发汗。若头痛者必衄。宜桂枝汤。"头痛有热，小便清者为病邪还在表，反之，则病邪已入里了。患者的表现是小便短赤。

再看温病与阳明实热的区别，《伤寒论》第6条："太阳病，发热而渴，不恶寒者，为温病。"《伤寒论》第182条："问曰：阳明病外证云何？身热，汗自出，不恶寒，反恶热也。"它们均有口渴，不恶寒的症状。其不同之处在于阳明实热在外表现为身热，汗自出，不恶寒，反恶热；而温病只是发热而渴，不恶寒而已，无汗自出。此两点结合患者的症状来看，说明了两个问题：

1. 患者小便短赤提示病邪已入里。

2. 患者壮热烦渴而饮冷，为不恶寒，反恶热，提示病邪已入阳明，为阳明实证。

阳明实证包括阳明经燥热为主的白虎汤证、白虎加人参汤证及阳明腑燥热为主的调胃承气汤证、大承气汤证、小承气汤证。

患者壮热烦渴饮冷，头痛恶热，小便短赤等症状均提示其为阳明经燥热证。阳明经燥热证包括白虎加人参汤证与白虎汤证，其区别就在于加与不加人参，而人参使用的时机在于是否表邪已除，表邪已除者可用人参，反之则不可用。所以，白虎汤证与白虎加人参汤证的鉴别要点在于还有无表邪，阳明经热还有表邪者为白虎汤证，无表邪者为白虎加人参汤证。观其头痛有热为阳明经燥热，而且还有表邪，当用白虎汤。

但是医案中描述患者曾服用发表之剂，不但未愈，而且还出现了"头汗出，身热尤甚，气粗而喘，烦渴引饮"等症状，说明患者目前的症状跟之前误用的辛散发汗解表的药物有关。

《伤寒论》第6条："太阳病，发热而渴，不恶寒者，为温病。若发汗已，身灼热者，为风温。风温为病，脉阴阳俱浮，自汗出，身重，多眠睡，鼻息必鼾，语言难出。"若是温病，则宜清热解表，治疗以麻杏甘石汤类为主，如若误用发汗解表之药则会加重病情。查前所服之方，系用羌活、独活、苏叶、荆芥、防风、柴胡、葛根之剂，果然为发汗解表之药，所以服用后当然加重了病情。

《伤寒论》第26条："服桂枝汤，大汗出后，大烦渴不解，脉洪大者，白虎加人参汤主之。"这段条文告诉我们，如果误服了发汗解表之药或者发汗太过，出现大烦，渴不解，脉洪大的症状，则宜用白虎加人参汤治疗。结合患者的治病过程来看，患者目前当属白虎加人参汤证。

【原文】

余诊后断为春温病误用辛温发散，耗劫阴液所致，急须清热养阴生津为治。因患者居处远乡僻壤，药材缺乏，未能如愿配方，但见患者烦渴索饮之状，遂与冰凉之冷水任意饮之。患者饮一碗尽，自言心中爽快，又求再饮，饮至四碗，顿觉清凉不烦，竟然闭目熟睡。俄顷，则见汗出淋漓，湿透内衣。约半个时辰后再诊，已脉静身凉，津液满口，诸症悉除。

【研读】

以上看出，其辨证施治也是以清热养阴生津为主，当用白虎加人参汤主之，但患者所处的地方药材缺乏，于是建议其饮用冰冷之水，患者饮用至第四碗后竟然诸症悉除。估计其饮用的冰冷之水乃井中之水，为新汲水。《本草纲目》中记载，新汲水有祛邪调中、下热气，治疗热闷昏瞀烦渴之功效。看来新汲水与白虎加人参汤的功效略同，所以用之有效。

最后，再看其就温病而言辨证施治的经验。

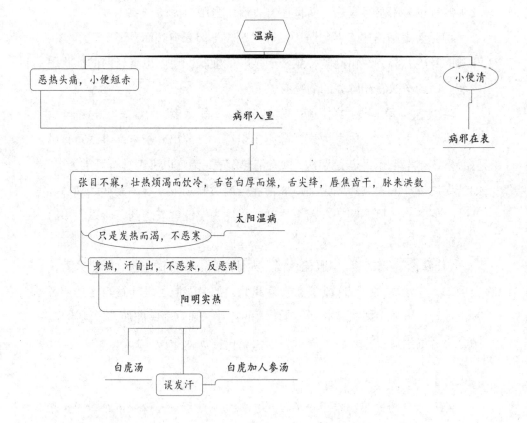

【原文】

春温初起，客邪内传与阳明燥气相合，误投辛散发表，不但邪不得解，反致伤阴劫液，内热燔炽，水源涸竭。今得冷水相济，补阴救焚，从而阴阳调平，气机通达，则汗出而引邪外散。此为饮冷水救阴液之例，当与人参白虎汤清热生津救焚之意谋同，故能获此良效。

温热病证，内热如焚，真阴欲竭之际，急需清凉之剂以济之。西瓜汁、鲜梨汁，甚至清凉冷饮，皆可以滋添阴液。但见某些病家或医者，习俗为常，以为凡病皆须忌生冷，戒之最严，虽病热者苦索无已，尚不知其相宜而须投之。实热病情，以硝、黄、石膏为治，其效若灵，滋阴、清热、苦寒之品，在所必用，又何须拘禁于生凉哉。

【研读】

此段讲的是，温病初起，邪气与阳明燥热之气相合造成一派热象，治疗应当清解燥热之气，却误用了解表辛散之药，反而更加损耗了津液，致使内热更盛。因药材缺乏用冷水解其热，补其津液，阴阳得以平衡，气机得以通达，汗出则引邪气外散。此为饮冷水救阴液之案，与人参白虎汤清热、生津、救焚之意谋同，故而获此良效。

接下来又讲了，温热病证，若是内热过盛，真阴耗竭，急需用清凉之剂救阴液，西瓜汁、鲜梨汁、清凉冷饮皆有救阴液的功效。有些病家或医家不论什么病证都特别忌讳生冷之品，这也是不对的；实热病情，当用清热生冷之剂必须用，不可拘泥。所谓有其证就用其方，辨证为关键。

以上这些经验非常宝贵，非常值得我们学习借鉴！

以上医案原文选自《吴佩衡医案》

八温病(一)

九　温病（二）

【原文】

吴某，昆明人，住昆明市绣衣街，有长子年十五岁。于 1921 年 3 月患病延余诊视，发热不退已十一日，面红唇赤而焦，舌红苔黄而无津，虚烦不得卧。食物不进，渴喜冷饮，小便短赤，大便不解，脉来沉细而数。查其先前所服之方，始而九味羌活汤，继则服以黄连、栀子、连翘、黄芩、银花、苏叶、薄荷等未效。

【研读】

得病的人是谁？是十五岁的男孩？从医案中看出，患者目前有三组主要的症状：①发热不退已十一日，面红唇赤而焦，舌红苔黄而无津，食物不进，虚烦不得卧。②渴喜冷饮，小便短赤，大便不解。③脉来沉细而数。

其患病期间既服用过辛温解表发汗之药，又服用过清热辛散之药，均无效。

我们先看患者的第一组症状：发热不退已十一日，面红唇赤而焦，舌红苔黄而无津，虚烦不得卧。估计患者起初的发热为发热而渴、不恶寒的温病，经误治后才出现虚烦不得卧的症状。《伤寒论》中涉及发汗误下引起的虚烦不得卧为栀子豉汤证。

《伤寒论》第 76 条："发汗吐下后，虚烦不得眠，若剧者，必反覆颠倒，心中懊憹，栀子豉汤主之。"栀子豉汤证为因发汗误下伤了正气，导致水火的升降失去了平衡，主要表现在火郁于上焦而不宣不降，所以用栀子降火，用豆豉宣火。因此，就患者第一症状来看，与栀子豉汤证相似。

再看患者的第二组症状：渴喜冷饮，小便短赤，大便不解。此症状又与阳明病证（阳明之为病，胃家实也）非常相似，然阳明病证在外有身热、汗自出的表现。若是患者渴喜冷饮，小便短赤，大便不解，再加上身热、汗自出，则确是阳明病证了，当用白虎汤或白虎加人参汤或三承气汤（调胃、大、小承气汤）。但遗憾的是，此医案并未描述患者是否有身热、汗自出的症状。

这里需要注意的是，患者发热，渴喜冷饮，小便短赤，大便不解，若无身热、汗自出的症状，则说明病邪还未进入阳明，当考虑用麻黄杏仁甘草石膏汤；若有身热、汗自出的症状，则说明病在阳明，当考虑用白虎汤等。若因发汗误下后又出现了虚烦不得卧的症状，则考虑用栀子豉汤；若其虚烦不得卧伴有腹满不大便的症状，则考虑用栀子厚朴枳实汤了。《伤寒论》第79条："伤寒下后，心烦腹满，卧起不安者，栀子厚朴汤主之。"

患者的第三组症状，脉来沉细而数。患者的脉象说明了两个问题：①说明患者的诸多症状表现不是阳明病证，阳明病脉大。②说明病邪已经入里，若病邪入少阴，也会出现心烦、不得卧的黄连阿胶汤证。《伤寒论》第303条："少阴病，得之二三日以上，心中烦，不得卧，黄连阿胶汤主之。"

栀子豉汤证与黄连阿胶汤证均有"不得眠"，二者的不同之处在于：栀子豉汤证为邪从外而来，使火郁于内，影响了水火的升降，治疗以清火散邪为主；黄连阿胶汤证为邪从内生，心火本病，导致水火相交之时因心火过旺产生了热盛，治疗以清热补虚为主。所以，栀子豉汤证病在水火升降之际，为病在火有郁；黄连阿胶汤证为病在水火相交之时，为病在血自热。

二者的鉴别还应参照患者发病的起始、过程与服药史及服药前后的症状表现。若患者有食物不进、虚烦不得卧的症状，而且是误用了发汗及清热药后出现的，那就应为栀子豉汤证或者栀子厚朴枳实汤证了。《伤寒论》第228条："阳明病，下之，其外有热，手足温，不结胸，心中懊恼，饥不能食，但头汗出者，栀子豉汤主之。"若患者少阴（心、肾）本虚，则应考虑黄连阿胶汤了。很可惜，医案中医生对此并未详细描述。

这样看来，患者发病的起始、过程与服药史及服药前后的症状表现对于医生的辨证施治来说，至关重要！细节决定成败！

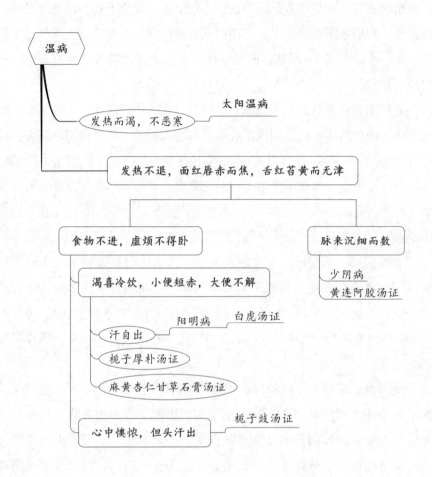

【原文】

此系春温病误以辛温发散，又复苦燥清热，耗伤真阴，邪热内蕴，转为少阴阴虚热化证。拟黄连阿胶鸡子黄汤治之。黄连10克，黄芩12克，杭芍24克，阿胶10克（烊化兑入），鸡子黄2枚。先煎芩、连、芍药为汤，稍凉，兑入已烊化之阿胶，再搅入生鸡蛋黄二枚和匀而服。服一剂后即得安静熟寐，烦渴已止，唇舌转润，脉静身凉。继以生脉散加生地、玄参、黄连。米洋参10克，寸冬15克，五味子5克，甘草6克，黑玄参10克，生地12克，黄连5克。上方连进二剂而愈。

【研读】

因医案中并未详细描述患者的发病过程及服药前后症状的具体表现，所以很难判断此医生后续的辨证施治是否正确。

以上医案原文选自《吴佩衡医案》

一〇　瘟疫（一）

【原文】

　　谢某之妻，车姓，年十八岁，住四川省会理县南街。于1920年3月，感瘟疫病邪，发病已二日，起始则见发热而渴，恶热而不寒，头疼体痛，脉浮弦而数，唇赤面垢，舌白如积粉。

【研读】

　　归纳医案的描述，患者感染瘟疫病邪后的主要症状有二：①发热而渴，恶热而不寒，头疼体痛。②脉浮弦而数，唇赤面垢，舌白如积粉。

　　先看患者的第一组症状：发热而渴，恶热而不寒，头疼体痛。此证与太阳病之温病的症状完全相符。《伤寒论》第6条："太阳病，发热而渴，不恶寒者，为温病。"

　　再看患者的第二组症状：脉浮弦而数，唇赤面垢，舌白如积粉。这些症状提示患者呈一派热象，大有热邪入阳明里证之趋势；但脉浮弦而数，说明还没有完全进入阳明之里，热邪还在太阳这一层，还应该属于太阳温病的范畴。

　　《伤寒论》第219条："三阳合病，腹满身重，难以转侧，口不仁面垢，谵语遗尿。发汗则谵语，下之则额上生汗，手足逆冷。若自汗出者，白虎汤主之。"这个条文说明，如果是热邪已在阳明，也可能会有面垢的症状。但热邪在阳明的面垢伴有腹满身重，谵语遗尿等症状，而病人起初发病时并无这些症状。

　　①、②症状结合来看，患者应属太阳病之温病，当用麻黄杏仁甘草石膏汤。我们看看医案中医生的辨证施治的过程。

【原文】

　　病虽初起，但邪不在经，若发汗，则既伤表气又易耗损津液，势必热邪愈炽。此乃瘟疫之邪蟠踞募原，有入里化燥伤津之势，宜输转募原之邪，使之达表而解，以达原饮加石膏主之。槟榔10克，厚朴10克，草果10克，知母12克，杭芍12克，黄芩10克，甘草6克，生石膏15克（碎，布包）。服一剂后，证情稍减，惟大便已三日燥结不通，于是续前方加大黄12克，嘱即服。因患者之父略知医理，认为该女素体虚弱，恐不能耐受寒下之剂，竟私自将大黄、石膏减去未用。隔日延余再诊，见患者舌苔转黄而燥，胃实胸满，拒按呼痛，烦渴饮冷，小便短赤，大便仍燥结，壮热未解，时发谵语。此系邪已入腑，燥热结滞，非清热泻下不能力挽危绝。当即拟白虎加承气汤合方一剂。其父仍有难色，不敢与服。随后，患者忽鼻衄不止，色鲜红而量较多，稍顷，衄血即凝而成块。病家惶恐，另延中医彭某诊视，断为阳虚亡血之证，且谓如系热证，鼻衄流出之后，必不致凝结成块，主以四逆汤。病家疑虑，踌躇无决，仍不敢与服之。又复求询于余，余据理解释，力说病家：此乃邪热亢极灼阴之证，急宜大剂凉下以救真阴，缓则真阴灼尽，危殆难治。又告之，余素谙于用姜附者，尚不敢以温热之剂妄投，当此证情，苦寒泻下尤恐不及，倘若误服温热之剂，犹如火上浇油，危亡立至。因余力主，病家始而信服，遂拟方清热凉下治之。生石膏60克（碎，布包），生大黄30克（泡水兑入），枳实20克（捣），厚朴20克，芒硝13克，知母20克，生地16克，甘草6克。上方煎汤日夜连进之后，鼻衄方止，神识转清，身热退去六七。次日照原方再服一剂，服后则二便通畅，脉静身凉，惟仍渴思冷饮，此系余热未净、津液未复所致。以生脉散加味连服三剂，渴饮止，津液满口。沙参30克，麦冬13克，五味子6克，当归16克，生地16克，杭芍16克，石膏16克，大黄6克。其后于此方减去石膏、大黄，连服三剂而痊。

【研读】

　　看完这段原文，不免有以下几个疑问：

　　问题一：患者本为太阳病之温病，当用麻黄杏仁甘草石膏汤辛凉解表，却偏偏用了白虎汤加减清里热，岂不知白虎汤乃热从阳明而来，为阳明实热。而且病人发病时出现的"头痛发热脉浮"均为表证，这样治疗既有违仲景"冬伤于寒，春必病温"的温病本意，也不符合仲景之"表未解当先解表"的治疗原则。因为辨证施治有偏差，所以患者服一剂白虎汤加减后只是"证情稍减"。

问题二：服用一剂后证情稍减，又根据其大便燥结不通，开出原方加大黄12克的处方，此辨证也欠妥。根据仲景辨证施治的原则，若是患者表证仍未解（发热，头疼体痛），则还应当先解表；若是患者头痛、有热、不大便几日，再看其小便，小便清者为病还在太阳之表，小便黄者为病已入阳明之里。《伤寒论》第56条："伤寒不大便六七日，头痛有热者，与承气汤。其小便清者，知不在里，仍在表也，当须发汗。若头痛者必衄。宜桂枝汤。"可医案中对此并未详细说明，所以辨证欠妥，治疗也是必然有问题的。

问题三：医生看出患者的病情急剧变化时，又开出了白虎加承气汤的合方。既然患者已经有了明显的阳明腑燥实证（不大便，腹满拒按，小便短赤，时发谵语），当用大承气汤或小承气汤攻其燥热之实即可，再加白虎汤清阳明经燥热是不是多此一举呢？这样用药反而牵制了或分散了大承气汤或小承气汤的专一攻下的药效。

问题四：因为医生的辨证不准确及患者家属的顾虑，结果导致患者命悬一线，真阴耗竭。万幸的是，经过一番折腾后采用了白虎与承气汤合方的方案，救患者于水火之中，若是用了四逆汤，那后果将不堪设想了。想想看，四逆汤与承气汤的功效，一为救阳，为大辛大热之剂；一为救阴，为大寒泻下之剂，其效果是截然相反的，若是用错了，那是即刻要命啊。即使是这样，笔者仍然认为白虎与承气汤的合方不是最佳治疗方案，此时的最佳治疗方案应为大承气汤。

问题五：患者病解后，只剩下渴思冷饮，既然辨证为余热未净、津液未复，为什么不用竹叶石膏汤滋补津液且清余热呢？《伤寒论》第397条："伤寒解后，虚羸少气，气逆欲吐，竹叶石膏汤主之。"若是患者的渴思冷饮兼自汗出，而且身热的症状确定，那就应该用白虎汤了。

另外，患者在治疗的过程中出现流鼻血不止的现象，这是由于阳明经热不能及时从气分清解，而只能从血分泄热的一种方式。阳明经热包括气分之热与血分之热。阳明之脉起于鼻,络于口。《伤寒论》第202条:"阳明病,口燥,但欲漱水,不欲咽者,此必衄。"

可见,医生的辨证施治在关键时刻甚至能决定患者的生死,不可不精通,不可不果断。

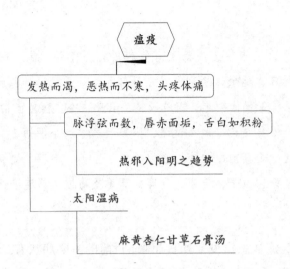

以上医案原文选自《吴佩衡医案》

一一　瘟疫（二）

【原文】

马某，男，三十岁，成都人，住四川省会理县北街。1920年3月患瘟疫病已七八日，延余诊视。见其张目仰卧，烦燥谵语，头汗如洗，问其所苦不能答，脉象沉伏欲绝，四肢厥逆，遍身肤冷。唇焦齿枯，舌干苔黑，起刺如铁钉，口臭气粗。以手试之，则口气蒸手。小便短赤点滴，大便燥结已数日未通。查其前服之方，系以羌活、紫苏、荆芥、薄荷、山楂、神曲、枳实、厚朴、栀子、黄连、升麻、麻黄及葛根等药连进四剂。

【研读】

患者的病症从患瘟疫七八日而来，目前的主要症状有：①张目仰卧，烦燥谵语，头汗如洗。②脉象沉伏欲绝，四肢厥逆，遍身肤冷。③唇焦齿枯，舌干苔黑，起刺如铁钉，口臭气粗，小便短赤点滴，大便燥结已数日未通。

整体来看，患者的主要症状呈现出寒热错杂之象，其中①、③表现出一派热象，②又表现出一派寒象。患者到底是真热假寒还是真寒假热呢？寒和热，哪一个才是根本呢？

首先我们要了解一个概念，这个概念就是四肢厥逆。

何谓厥？《伤寒论》第337条："凡厥者，阴阳气不相顺接，便为厥。厥者，手足逆冷是也。"这句条文阐述了两个内容：

1. 厥的病机。厥由阴阳气不相顺接形成。要么阳不与阴相顺接，要么阴不与阳相顺接。阳不与阴相顺接为阳气内陷不与阴相接，为热厥；阴不与阳相顺接为阴盛于内不与阳相接，为寒厥。

2. 厥的表现，为手足逆冷。但四肢厥逆并不只是由寒引起，热和寒都能引起四肢厥逆。那我们又如何鉴别寒厥与热厥呢？

就此医案而言，小便为其鉴别要点。小便白者或者说清长者为寒厥。《伤寒论》第282条："少阴病，欲吐不吐，心烦，但欲寐。五六日自利而渴者，属少阴也，虚故引水自救，若小便色白者，少阴病形悉具，小便白者，以下焦虚有寒，不能制水，故令色白也。"结合患者小便短赤点滴的症状来看，患者应为热厥，为真热假寒之象。

《伤寒论》中少阴病脉证篇及厥阴病脉证篇都有涉及热厥。《伤寒论》第320条："少阴病，得之二三日，口燥咽干者，急下之，宜大承气汤。"《伤寒论》第322条："少阴病，六七日，腹胀不大便者，急下之，宜大承气汤。"《伤寒论》第350条："伤寒脉滑而厥者，里有热，白虎汤主之。"根据以上条文，热厥中的热均与阳明燥热有关，要么是少阴之君火合阳明燥热，要么是厥阴心包之热合阳明燥热，所以治疗以急攻阳明燥热为主，以达到存津液的目的。

当出现热厥的状态时，说明病邪已入少阴或厥阴，当属危证，应急下之。这个患者就是这种情况，所以，当下必须用大承气汤急下之。遗憾的是，患者却被误治了，反而用了辛散发表（羌活、紫苏、荆芥、薄荷、山楂、神曲、枳实、厚朴、栀子、黄连、升麻、麻黄及葛根等）之药，结果必是大伤津液（真阴被劫）。《伤寒论》第335条："伤寒一二日至四五日厥者，必发热，前热者后必厥，厥深者热亦深，厥微者热亦微。厥应下之，而反发汗者，必口伤烂赤。"这段话就讲了本热厥反发汗的后果（口伤烂赤）。我们看看医案中的医生最终的辨证施治过程。

【原文】

辛散发表过甚，真阴被劫，疫邪内壅与阳明燥气相合，复感少阴君火热化太过，逼其真阴外越，遂成此热深厥深阳极似阴之证，苟不急为扑灭，待至真阴灼尽，必殆无救。拟下方治之。大黄26克（泡水兑入），生石膏30克，枳实15克，厚朴15克，芒硝10克，知母12克，生地60克，黄连10克。服一剂，病情如故。服二剂后大便始通，脉息沉而虚数，但仍神识蒙瞆，问不能答。照方再服二剂，连下恶臭酱黑粪便，臭不可当，其后口津略生。又照原方再服二剂，大便始渐转黄而溏，舌钉渐软，惟舌中部黑苔钉刺尚硬，唇齿稍润，略识人事，始知其证。索饮而渴，进食稀粥少许。照前方去枳实、厚朴，加天冬、麦冬各15克，沙参20克，生地12克，甘草6克，将大黄分量减半。连进四剂后，人事清醒，津液回生，苔皮渐退而唇舌已润，唯仍喜冷饮。继以生脉散加味，连服三剂而愈。人参15克，寸冬15克，当归10克，生地15克，杭芍15克，五味子3克，生石膏10克，黄连5克，甘草6克。阳明急下之证，患者已严重昏愦不省人事，不能询及渴饮与否，如症见壮热面赤，口气蒸手，唇舌焦燥，鼻如烟熏等，则实热证情已具，即当急下，切勿迟疑，以免贻误病机，证变难挽。

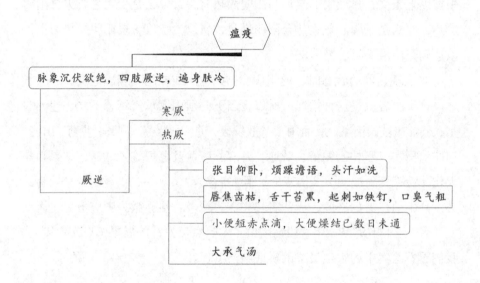

瘟疫

脉象沉伏欲绝，四肢厥逆，遍身肤冷

寒厥

热厥

厥逆

张目仰卧，烦躁谵语，头汗如洗

唇焦齿枯，舌干苔黑，起刺如铁钉，口臭气粗

小便短赤点滴，大便燥结已数日未通

大承气汤

【研读】

以上看出，此医生的辨证非常准确，但其施治的过程却不敢苟同。为什么这么说呢？既然辨证为热厥实热，当用大承气汤急下之，却偏偏在大承气汤的基础上加了大量的生地黄，生地黄虽有补充津液的作用，但在此用它反而牵制了大承气汤攻下的功效，一攻一补，相互牵制。这是患者服用第一剂病情如故的原因！也是患者体内一直留有余热的原因！

所以说，有时辨证准确，用药却并不见得对路，其原因是在于用药太过小心，还是医术不够精呢？

以上医案原文选自《吴佩衡医案》

一二 中暑

【原文】

廖某，男，年三十一岁，四川会理县人，住云南省昆明市海潮巷八号。1928年5月16日出外郊游，值酷暑炎热，畏热贪凉，返家时临风脱衣，当晚觉闷热而思饮，全身倦怠违和，次日则有微寒而发热，头昏痛，肢体酸困疼痛。因平素体质较健，向少生病，对此小病不以为然。不日则热势突增，发为壮热烦渴饮冷之证，小便短赤，食思不进，经西法针药施治未效，延余诊视。斯时病已三日，脉来浮弦而数，面赤唇红而焦，舌红苔燥，肌肤皆热，但不见有汗，气息喘促，呻吟不已。

【研读】

从医案描述中看出，盛夏贪凉受风为患者发病的起因，贪凉受风后起初表现为微寒而发热，头昏痛，肢体酸困疼痛，这时应当考虑用桂枝汤或麻黄汤等，比如：发热恶寒有汗者为桂枝汤证；发热恶寒无汗者为麻黄汤；发热恶寒，热多寒少，脉微弱者，宜桂枝二越婢一汤。若患者起初发病表现为发热，头昏痛，肢体酸困疼痛，并伴有口渴、不恶寒，则为太阳温病，治疗宜麻黄杏仁甘草石膏汤。但因患者并未在意，没有及时治疗，病情演变为壮热烦渴饮冷之证。若此时患者还伴有微寒发热之症状，为太阳病之热多寒少之证，治疗宜桂枝二越婢一汤；若此时患者无微寒发热，只是壮热烦渴饮冷，若再伴有自汗出，则为阳明实热之证，治疗宜白虎加人参汤。

我们再看看患者目前的主要症状：壮热烦渴饮冷，小便短赤，脉来浮弦而数，面赤唇红而焦，舌红苔燥，肌肤皆热，但不见有汗，气息喘促，呻吟不已。其中壮热烦渴饮冷，小便短赤，面赤唇红而焦，舌红苔燥，肌肤皆热，均提示病在阳明。燥热在阳明，当用白虎汤或白虎加人参汤治疗；

然而"但不见有汗及脉来浮弦而数"否定了这个治疗方案，这也是病机所在，也是太阳病与阳明病的鉴别治疗要点。

《伤寒论》第170条："伤寒脉浮，发热无汗，其表不解，不可与白虎汤。渴欲饮水，无表证者，白虎加人参汤主之。"这段话说出了两个治疗要点：一为太阳病与阳明病的治疗要点。脉浮，发热无汗为眼目，不论出现了什么热证，只要有脉浮，发热无汗等表证，治疗应先解表；二为白虎汤与白虎加人参汤的治疗要点。渴欲饮水，无表证者为眼目，白虎加人参汤的使用时机在于无表证。

因患者没有及时地治疗，甚至误治，最终病情演变为气息喘促之证，喘息困难，与哮喘类似。患者气息喘促之证具体表现为：脉来浮弦而数，面赤唇红而焦，舌红苔燥，肌肤皆热，但不见有汗。从这些症状看出，患者虽有气息喘促之证，且出现了阳明热象，但其病仍在表，脉来浮弦而数及但不见有汗为鉴别要点。所以，其治疗当先解表。

太阳表证又分三大类：太阳伤寒；太阳中风；太阳温病。这三类表证也都可以有喘的症状。太阳伤寒与太阳中风均有发热恶寒，为风寒在表，其鉴别要点在于有汗或无汗，太阳伤寒为无汗，太阳中风为有汗。太阳温病与太阳伤寒、太阳中风不同，为热在表，表现为发热而渴，不恶寒。太阳伤寒的治疗以麻黄汤为首，太阳中风的治疗以桂枝汤为首，太阳温病的治疗以麻黄杏仁甘草石膏汤为首。

结合患者的症状来看，患者有壮热烦渴饮冷，有脉浮弦而数但不见有汗，此为表里皆有热，治疗当先解表热，麻黄杏仁甘草石膏汤为宜。

【原文】

　　良由暑邪伤阴,邪热内壅,复被风寒闭束,腠理不通而成表寒里热之证。法当表里两解,拟仲景麻黄杏仁甘草石膏汤辛凉解表主之。生麻黄12克,生石膏24克(碎,布包),杏仁10克,甘草10克。1日1剂,即汗出如洗,热势顿除,脉静身凉,头疼体痛已愈。然表邪虽解,里热未清,仍渴喜冷饮,再剂以人参白虎汤合生脉散培养真阴清解余热。沙参24克,生石膏15克(碎,布包),知母12克,寸冬24克,五味子3克,甘草6克,粳米10

克。服后渴止津生，食量增加，溺尚短赤，照上方去石膏，加滑石40克，生地40克。服后溺清而长，余热已尽，真阴复元，诸证全瘳。

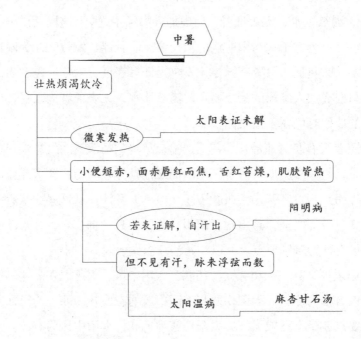

中暑

壮热烦渴饮冷

微寒发热 —— 太阳表证未解

小便短赤，面赤唇红而焦，舌红苔燥，肌肤皆热

若表证解，自汗出 —— 阳明病

但不见有汗，脉来浮弦而数

太阳温病 —— 麻杏甘石汤

【研读】

以上看出，医案中的医生虽然也是用的麻黄杏仁甘草石膏汤，但其辨证与施治却不相符。辨证为表寒里热之证，如此辨证应该用大青龙汤。《伤寒论》第38条："太阳中风，脉浮紧，发热恶寒，身疼痛，不汗出而烦躁者，大青龙汤主之。"而麻杏甘石汤证为热壅在表之证。

再有，患者服一剂麻黄杏仁甘草石膏汤后表证已解，但仍渴喜冷饮，用白虎加人参汤清阳明之热足已，却在此基础上又添加了寸冬、五味子，在热邪还没有清理出去的情况下，加入补药并不见得妥当啊。

以上医案原文选自《吴佩衡医案》

一三　自汗

【原文】

李某，女，53 岁。患阵发性发热汗出一年余，每天发作二到三次。前医按阴虚发热治疗，服药二十余剂罔效。问其饮食、二便尚可。视其舌淡苔白。切其脉缓软无力。

【研读】

虽然此患者的主诉症状为阵发性发热汗出，但应该属于自汗的范畴。由于其自汗为发热汗出，很容易让一些医生误解为所谓的阴虚发热，如果按此治疗，必然是不对证的，自然也就不能达到理想的效果。没有效果倒是其次，就怕误治给人体带来后续的伤害，其后果是无法估量的。

再看其发热汗出的特点：饮食、二便尚可，其他无不适。《伤寒论·辨太阳病脉证并治》篇中有两个条文提到类似的症状。

1.《伤寒论》第 54 条："病人脏无他病，时发热自汗出而不愈者，此卫气不和也，先其时发汗则愈，宜桂枝汤。"

2.《伤寒论》第 53 条："病常自汗出者，此为荣气和，荣气和者，外不谐，以卫气不共荣气谐和故尔。以荣行脉中，卫行脉外，复发其汗，荣卫和则愈，宜桂枝汤。"

从这两个条文中看出，此自汗出的特点为"脏无他病"，此自汗出的原因为"荣卫不和"。

"脏无他病"指身体除了自汗出以外，没有其他任何不适；"荣卫不和"指自身气血运行不和谐了。那么，此自汗出的治疗经方就应该是鼎鼎有名的调节荣卫的桂枝汤了。

桂枝汤方由桂枝、白芍、炙甘草、生姜、大枣组成。其中，桂枝、白芍合用促进荣卫之气的运行，也就是促进周身气血的运行；生姜、大枣、炙甘草合用促进气血的生成，为荣卫之气的运行提供物质基础。

我们来看桂枝汤原方：桂枝三两（去皮），芍药三两，甘草二两（炙），生姜三两（切），大枣十二枚（擘）。上五味，哎咀，以水七升，微火煮取三升，去滓，适寒温，服一升。服已须臾，啜热稀粥一升余，以助药力，温覆令一时许，遍身漐漐，微似有汗者益佳，不可令如水流漓，病必不除。若一服汗出病差，停后服，不必尽剂。若不汗，更服，依前法。又不汗，后服小促其间，半日许，令三服尽。若病重者，一日一夜服。周时观之，服一剂尽，病证犹在者，更作服。若汗不出，乃服至二三剂。禁生冷、黏滑、肉面、五辛、酒酪、臭恶等物。

从桂枝汤的原方中，我们看到桂枝、芍药的用量相同，这一点非常关键。如果在使用的过程中，桂枝的量大于芍药，那作用就不是调和荣卫了，《伤寒论》中桂枝加桂汤是用于专门治疗奔豚的。《伤寒论》第117条："烧针令其汗，针处被寒，核起而赤者，必发奔豚。气从少腹上冲心者，灸其核上各一壮，与桂枝加桂汤更加桂二两也。"奔豚是从惊恐而来的，惊则气乱，所以桂枝加桂汤治气乱引起的奔豚。如果在使用的过程中，芍药的量大于桂枝，其作用也不是调和荣卫了，《伤寒论》中桂枝加芍药汤用于专门治疗太阴病的腹满时痛。《伤寒论》第279条："本太阳病，医反下之，因而腹满时痛者，属太阴也，桂枝加芍药汤主之。"因此，桂枝、芍药的用量必需谨慎。

还需注意的是桂枝汤的服用时机，在将要出汗之前先行服用。

桂枝汤的服用方法，需要用热粥来辅助，这一点是绝不容忽视的。服用桂枝汤时的注意事项还有，煎好的药汁分三次服用，服用桂枝汤后的最佳表现应是微微出汗，若第一次服用后就汗出而解，就不需要再服用剩下的药汁了；若未出汗，那就继续服用；若病情严重的，白天晚上都需服用，甚至服用两三剂，直到微微出汗为止。

服用桂枝汤期间的饮食禁忌也不能忽略，服用期间禁生冷、黏滑、肉面、五辛、酒酪、臭恶等物。可别小看这些细节，它能影响药效！

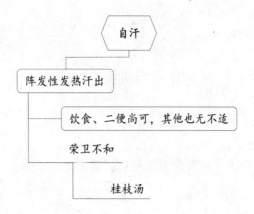

自汗

阵发性发热汗出

饮食、二便尚可，其他也无不适

荣卫不和

桂枝汤

【原文】

辨为荣卫不和，卫不护营之证。当调和荣卫阴阳，用发汗以止汗的方法。为疏桂枝汤：桂枝9克，白芍9克，生姜9克，炙甘草6克，大枣12枚，二剂。服药后，啜热稀粥，覆取微汗而病瘳。

【研读】

医案中的医生开出的就是桂枝汤，与我们的分析一致。

以上医案原文选自《刘渡舟验案精选》

一四 头痛（一）

【原文】

邓某，男，成年。初因受寒而起病，误服辛凉之剂，未效。病经十余日，头痛如斧劈，势不可忍，午后则恶寒体痛，脉沉弱无力，舌苔白滑而不渴饮。

【研读】

医案中患者的疾病由受寒而来，本来应该用辛温发表的汤方治疗，比如麻黄汤、桂枝汤等，却误用了辛凉之剂，也许是麻杏甘石汤、银翘散等，导致病情不但没有缓解，还加重了，其主要表现为：①头痛剧烈，午后恶寒体痛。②脉沉弱无力。③舌苔白滑而不渴饮。

先看第一组症状：头痛剧烈，午后恶寒体痛。这与太阳病的症状相似。《伤寒论》第1条："太阳之为病，脉浮，头项强痛而恶寒。"也就是说，如果患者头痛剧烈、恶寒、体痛，再加上脉浮，则为典型的太阳病证。

但如果患者的头痛剧烈伴有不大便，则不见得是太阳病证了《伤寒论》第56条："伤寒不大便六七日，头痛有热者，与承气汤。其小便清者，知不在里，仍在表也，当须发汗。若头痛者必衄。宜桂枝汤。"这个条文讲了伤于寒，头痛有热并伴有不大便者有寒热两种情况，一种为阳明燥热证，也就是胃、肠有热引起的；一种为太阳伤寒证，也就是膀胱、小肠有寒引起的。其二者的鉴别要点在于小便，小便清者为太阳伤寒证，小便黄者为阳明燥热证。

还有阳明寒燥证也有头痛的症状。《伤寒论》第197条："阳明病，反无汗，而小便利，二三日呕而咳，手足厥者，必苦头痛。若不咳不呕，手足不厥者，头不痛。"这就说明无论胃肠有热燥或寒燥之邪均能引起头痛，其鉴别在于手足是否厥冷，手足厥冷者为阳明寒燥之邪，相反，手足发热者为阳明热燥之邪。

如果患者的头痛伴有脉弦细，则又属少阳病证了。《伤寒论》第265条："伤寒脉弦细，头痛发热者，属少阳。"也就是说，如果患者头痛有热，伴有脉弦细，则又是病在胆有火了。

如果患者的头痛伴有干呕，吐涎沫，则又属厥阴寒实病证了。《伤寒论》第378条："干呕吐涎沫，头痛者，吴茱萸汤主之。"也就是说患者头痛有热，伴有干呕，吐涎沫，则又是病在肝有寒实了。

午后恶寒体痛的症状显然是寒证的表现，是寒在表（太阳），还是寒在里（少阴）呢？这就需要脉证辅助诊断了，脉浮为病在太阳之表，脉沉为病在少阴之里。如果午后为恶热体痛，则又是燥热之证了。

再看第二组症状：脉沉弱无力。这条阐明了患者为少阴病的脉象，也就是说其寒来自于少阴之里。再结合患者头痛，恶寒，体痛的症状来看，患者属太阳少阴合病，当用麻黄细辛附子汤或麻黄附子甘草汤或四逆汤。

《伤寒论》第301条："少阴病，始得之，反发热，脉沉者，麻黄细辛附子汤主之。"《伤寒论》第302条："少阴病，得之二三日，麻黄附子甘草汤微发汗。以二三日无里证，故发微汗也。"《伤寒论》第323条："少阴病，脉沉者，急温之，宜四逆汤。"

麻黄细辛附子汤证与麻黄附子甘草汤证的区别在于：麻黄细辛附子汤证为少阴病初起，太阳少阴合病偏于太阳病，所以有反发热的太阳病症状；麻黄附子甘草汤证为进入少阴病，太阳少阴合病偏于少阴病，所以微发汗也，当无反发热的症状。而四逆汤证只为少阴病证，不关乎太阳病证。

也就是说，若患者头痛恶寒体痛伴有发热、脉沉，则为麻黄细辛附子汤证；若患者头痛恶寒体痛伴有脉沉，无发热者，则为麻黄附子甘草汤证。

再结合第三组症状：舌苔白滑而不渴饮。此症状再次提示了患者的病证与热无关，那舌苔白滑而不渴饮是不是就为太阳或少阴之寒证呢？不见得，少阳病证也有苔白之象，少阳三焦乃决渎之官，水道出焉，三焦为水运行的通道，三焦水道不通则水饮不化，也有苔白之象。

一四 头痛（一）

综上所述，如果患者头痛剧烈，恶寒体痛，脉沉弱无力，伴有发热，则用麻黄细辛附子汤；如果患者头痛剧烈，恶寒体痛，脉沉弱无力无发热，则用麻黄附子甘草汤；若患者服用麻黄附子甘草汤无效，当用四逆汤急温之。

可惜医案中并未描写患者是否还有发热的症状，所以很难准确判断患者为麻黄细辛附子汤证还是麻黄附子甘草汤证。

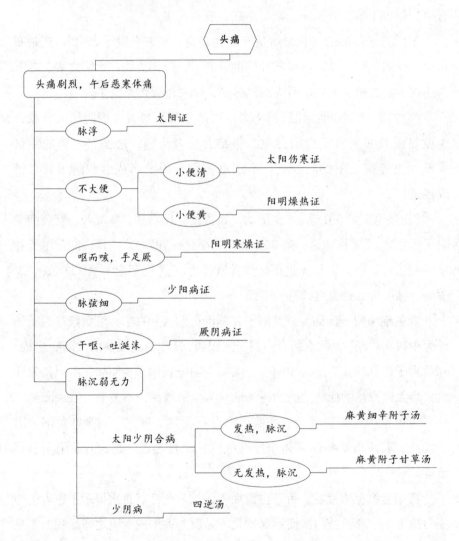

【原文】

此乃寒客少阴，阻碍清阳不升，复以辛凉耗其真阳，正虚阳弱，阴寒遏滞经脉。头为诸阳之会，今为阴邪上僭攻于头，阳不足以运行，邪正相争，遂成是状。以辅正除邪之法，加味麻黄细辛附子汤治之。附片100克，干姜36克，甘草6克，麻黄10克，细辛5克，羌活10克。服一剂，痛减其半，再剂霍然而愈。

【研读】

此医案医生辨证为寒客少阴，开出了所谓加味麻黄细辛附子汤，其实是四逆汤加麻黄、细辛、羌活。

从方子看，医生的辨治策略很圆滑，面面俱到，把四逆汤、麻黄细辛附子汤、麻黄附子甘草汤都融合在一个汤方里了，有点大炮打蚊子，狂轰乱炸的味道。这也从另一个侧面反应了其辨证施治不够精确。

既然患者因受寒发病，且有头痛、恶寒、体痛等太阳表证的表现，又无发热，当先用麻黄附子甘草汤微发汗，无效时再用四逆汤，这样更为稳妥，不至于造成患者的过度用药。

这样看来，头痛也不是个简单的病证，有寒引起的，有燥热引起的，有火引起的，太阳、阳明、少阳、厥阴、少阴均有头痛之症。

以上医案原文选自《吴佩衡医案》

一五 头痛（二）

【原文】

王某，女，成年。始因受寒起病，恶寒，咽痛不适，误服苦寒清热养阴之剂后转成危证。余诊视之，患者头痛如劈，恶寒发热，体痛。咽痛，水浆不能下咽，痰涎涝甚，咽部红肿起白泡而破烂。舌苔白滑，脉沉细而兼紧象。

【研读】

为什么不写一个准确的年龄呢？难道和发病原因一定没有任何关系？

这个患者的头痛也是因受寒发病，经误治后，病情加重转为危证。其当下主要表现为：①头痛如劈，恶寒发热，体痛。②咽痛，水浆不能下咽，痰涎涝甚，咽部红肿起白泡而破烂。③舌苔白滑，脉沉细而兼紧象。

第一组症状群与第三组症状群结合来看，第一组症状群（头痛如劈，恶寒发热，体痛）为太阳病证，第三组症状群（脉沉细而兼紧象）为少阴病证，所以患者应该为麻黄细辛附子汤证。《伤寒论》第 301 条："少阴病，始得之，反发热，脉沉者，麻黄细辛附子汤主之。"

再看患者的第二组症状群：咽痛，水浆不能下咽，痰涎涝甚，咽部红肿起白疱而破烂。《伤寒论》中把咽痛归为少阴病证，有半夏散及汤证，有甘草汤证，有甘草桔梗汤证，有苦酒汤证，有猪肤汤证。

《伤寒论》第 313 条："少阴病，咽中痛，半夏散及汤主之。"半夏散及汤为寒从外来进入少阴，致使咽喉寒饮不化，此咽痛与寒有关，为病在少阴之气。

《伤寒论》第 311 条："少阴病，二三日，咽痛者，可与甘草汤；不差者，与桔梗汤。"甘草汤证与桔梗汤证为热自内生，致使少阴有热，其咽痛为少阴君火本病，为病在少阴之火。

《伤寒论》第312条："少阴病，咽中伤，生疮，不能语言，声不出者，苦酒汤主之。"苦酒汤证也是热自内生，少阴君火本病，比甘草汤证及桔梗汤证严重，咽喉肿痛伴有溃烂，声不出，为病在少阴之血。

《伤寒论》第310条："少阴病，下痢咽痛，胸满心烦者，猪肤汤主之。"猪肤汤证也是少阴本病，为少阴肾水亏乏之象，少阴肾水亏乏不能上呈津液于咽，所以其下痢、咽痛并伴有胸满心烦，为病在少阴之水。

对于这个患者来说，似乎半夏散及汤证更为适合，因为患者的咽痛由外感风寒而来。若患者无头痛，恶寒，发热，体痛等太阳表证，只是受寒后咽痛并脉沉，则当用半夏散及汤；若患者有头痛，恶寒，发热，体痛等太阳表证且脉沉，就应该用麻黄细辛附子汤。

结合患者的当下情况判断，患者当用麻黄细辛附子汤。

麻黄细辛附子汤方：麻黄二两（去节），细辛二两，附子一枚（炮，去皮，破八片）。

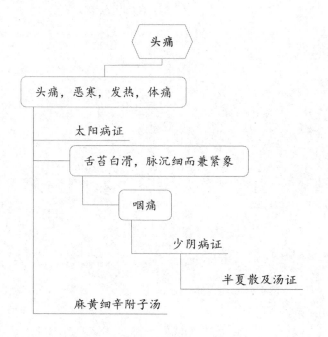

【原文】

不渴饮，此系寒入少阴，误用苦寒清热，致使阴邪夹寒水上逼，虚火上浮而成是状。取扶阳祛寒，引阳归舍之法，以加味麻黄细辛附子汤治之。附片40克，干姜26克，北细辛6克，麻黄5克，上肉桂6克（研末，泡水兑入），甘草6克。服一剂后寒热始退，咽部肿痛减去其半，再剂则痛去七八，三剂尽，诸症霍然而愈。

【研读】

对于此病案，医生开出的是所谓加味麻黄细辛附子汤，是四逆汤、麻黄细辛附子汤、麻黄附子甘草汤的合方，在此基础上又加了一味肉桂。笔者认为，此患者当先用麻黄细辛附子汤温散太阳之表与少阴之里的寒，若服用后还有咽痛一症，则再用半夏散及汤温散寒饮。这样的治疗比四逆汤加麻黄、肉桂、细辛更为稳妥且对证。

以上医案原文选自《吴佩衡医案》

一六　头痛（三）

【原文】

若华忽病头痛，干呕，服吴茱萸汤，痛益甚，眠则稍轻，坐则满头剧痛，咳嗽引腹中痛，按之，则益不可忍，身无热，脉微弱，但恶见火光，口中燥，不类阳明腑实证状。

【研读】

先回顾一下医案中的描述：患者（好像是中青年妇女）先是头痛，干呕，以为是吴茱萸汤证，服用吴茱萸汤后反而疼痛加重，睡眠时稍好些，坐着时则满头剧痛，还多了咳嗽的症状，咳嗽时牵连腹中痛，按之则痛不可忍为疼痛拒按。医生觉得这本应属阳明燥热证，但因身无热，脉微弱，又与阳明燥热证似乎略有不同。

概括起来，患者有三个主要的症状群：①头痛，干呕。②咳嗽引腹中痛，疼痛拒按。③身无热，脉微弱，但恶见火光，口中燥。

先看患者的第一组症状群：头痛，干呕。以此症状为主证的条文主要出现在阳明病与厥阴病篇中，阳明病热燥证及厥阴病寒实证，或者说胃肠热燥者与肝寒者均有此症状。吴茱萸汤证为厥阴肝寒证，承气汤证为阳明病热燥证。

吴茱萸汤证，也就是肝处于一个寒冷的冰冻状态，寒邪之气随肝木上逆引起头痛、干呕等。《伤寒论》第378条："干呕吐涎沫，头痛者，吴茱萸汤主之。"

承气汤证为阳明病热燥证，也就是胃肠处于一个热燥干枯的缺水状态，热燥之邪上逆出现头痛，谵语，呕不能食等。《伤寒论》第56条："伤寒不大便六七日，头痛有热者，与承气汤。其小便清者，知不在里，仍在表也，当须发汗。"这个条文告诉我们阳明之承气汤证也有头痛，以小便清否为其与太阳病之头痛的鉴别要点。

《伤寒论》第215条："阳明病，谵语有潮热，反不能食者，胃中必有燥屎五六枚也。"《伤寒论》第190条："阳明病，若能食，名中风；不能食，名中寒。"这两个条文告诉我们阳明病热燥证和阳明病寒燥证均有"不能食"的症状，其中阳明病热燥证"不能食"的原因在于胃中已有热燥之实。然其热燥程度不同，表现也不同，燥热程度严重时就不只是大伤胃肠津液了，而是伤及少阴肾水了，就会出现危证，反而表现出身无大热，目中不了了，脉微弱的症状，这时就应该赶紧用大承气汤下之。《伤寒论》第252条："伤寒六七日，目中不了了，睛不和，无表里证，大便难，身微热者，此为实也，急下之，宜大承气汤。"

这样看来，厥阴病寒实证与阳明病热燥证、阳明病寒燥证均有头痛、干呕、不大便的症状，患者之前服用了吴茱萸汤却使症状加重，说明此患者不是厥阴病寒实证。再看阳明病热燥证与阳明病寒燥证的鉴别要点又是什么呢？

其鉴别要点在于：一为按之腹痛缓解否。腹痛拒按为阳明病热燥证。《伤寒论》第255条："腹满不减，减不足言，当下之，宜大承气汤。"二为大便的状态。大便先硬后溏者，为阳明病寒燥证。《伤寒论》第191条："阳明病，若中寒者，不能食，小便不利，手足凉然汗出，此欲作固瘕，必大便初硬后溏。所以然者，以胃中冷，水谷不别故也。"

再结合第二组症状群：咳嗽引腹中痛，疼痛拒按。

一个疼痛拒按，显然道出了患者的病机所在，患者的头痛、干呕为阳明病热燥证。既然是阳明病热燥证，那就涉及三个承气汤了：调胃承气汤、大承气汤、小承气汤。究竟该用它们中哪一个呢？

最后再看患者的第三组症状群：身无热，脉微弱，但恶见火光，口中燥。

此证结合上述两个症状来判断，患者虽有头痛，干呕，腹痛拒按等阳明热燥之象，却无身热，汗自出，脉洪大等阳明热燥之证，反而表现出身无热，脉微弱之少阴之证，所以，患者应为少阴之危证，说明其热燥之气已伤及少阴肾水，当用大承气汤急下之。《伤寒论》第320条："少阴病，得之二三日，口燥咽干者，急下之，宜大承气汤。"《伤寒论》第281条："少阴之为病，脉微细，但欲寐也。"

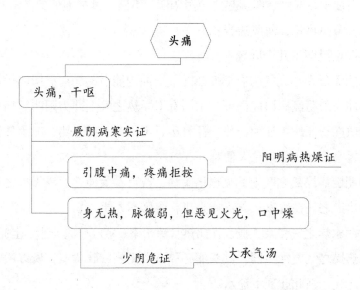

【原文】

盖病不专系肠中，而所重在脑，此张隐庵所谓阳明悍热之气上循入脑之证也。按即西医所谓脑膜炎之类。及其身无热，脉微弱之时，而急下之，所谓釜底抽薪也。若身有大热，脉大而实，然后论治，晚矣。生川军三钱，芒硝三钱，枳实四钱，厚朴一钱。若华女士服本方后约三小时，即下，所下非燥矢，盖水浊也，而恙乃悉除，不须再诊。

【研读】

在医案中，医生给了一个类似于脑膜炎的诊断，用的就是大承气汤，且一剂见效。但是，却没有解释为什么排出的大便不是燥矢，而是水浊。而在医案的描述中也未提及患者大便的情况。

我们看看清代名医曹颖甫对此医案的点评：

曹颖甫曰：阳明证之头痛，其始则在阙上，甚则满头皆痛，不独承气汤证有之，即白虎汤证亦有之。且阳明腑实证燥气上冲，多致脑中神经错乱，而见谵语头痛。或反在大便之后，无根之热毒上冒，如大便已，头卓然而痛，可证也。惟肠中有湿热蕴蒸，其气易于犯脑，为水气易于流动，正如汤沸于下，蒸气已腾于上，不似燥矢之凝结必待下后而气乃上冲也。此证但下浊水，即可证明湿热之蕴蒸阳明。不然，目中不了了，无表里证，大便难，身微热者，何以法当急下乎？

这段话说明了几个问题：

阳明无形燥热之气与有形燥热之气上冲均能引起头痛。阳明燥热无形之气上冲为阳明经病白虎汤证；阳明有形燥热之气上冲为阳明腑病三承气汤证。白虎汤证的主证为身热、汗自出、不恶寒、反恶热；三承气汤证的主证为胃家实也，也就是大便难。

阳明腑病燥热之气上冲见谵语头痛，或反在大便之后，无根之热毒上冒，为热燥之气在胃家，其头痛必伴有谵语不大便。

少阴水热之气侵及大肠，犹如热水沸于下，蒸气已腾于上。上犯于脑，与阳明热燥之气上冲不同，其头痛必伴有身无热、脉微弱，所以治宜泻少阴水热之气，因此此证下浊水。

这样看来，大承气汤不但运用于阳明热燥之证，也用于少阴水热之证，既攻燥屎，又泻热毒。

以上医案原文选自《经方实验录》

一七　前额痛

【原文】

张某，女，26 岁，北京市门头沟人。患者前额痛，兼见口噤拘急难开，吃饭不能张口，如果强张，则两侧颊车处肌肉酸痛难忍。迭用中西药治疗弗效。问其口渴否，病人答曰渴而思饮。且口中有臭味，舌苔干黄，切其脉则浮大而出。

【研读】

医案中的患者除了前额痛，还见口噤（张不开嘴）拘急难开，吃饭不能张口，应属痉病范畴。

《金匮要略·痉湿暍病脉证治》曰："病者身热足寒，颈项强急，恶寒时头热，面赤目赤，独头动摇，卒口噤，背反张者，痉病也。"

这个条文说的是，患者若出现身热脚冷，颈背部拘急强直，怕冷时头热，面红目红，独独头部动摇，突然张不开嘴，背部拘急向后仰者，为痉病。此乃风寒侵及太阳、阳明二经，也就是太阳阳明合病之证。恶寒、颈项强急、背部拘急向后仰为寒邪在太阳经；头热、面红目红、独头部动摇、张不开嘴为风邪在阳明经。

那么，痉病是怎么产生的呢？

"太阳病，发汗过多，因致痉。""夫风病，下之则痉，复发汗，必拘急。"从此看出，痉病由治疗不当引起，为发汗太过及不该攻下时攻下，致使津液缺失造成的。

《金匮要略·痉湿暍病脉证治》篇中还描述了痉病的三种状态：

1. 太阳病，其证备，身体强，几几然，脉反沉迟，此为痉，瓜蒌桂枝汤主之。

瓜蒌桂枝汤方：瓜蒌根二两，桂枝三两，芍药三两，甘草二两，生姜三两，大枣十二枚。上六味，以水九升，煮取三升，分温三服，微汗。汗不出，食顷，啜热粥发。

太阳病发热，恶寒，身体拘急不适，脉不浮反沉迟，为痉病，此为太阳经本身津液不足，治疗当以滋养津液为主，瓜蒌桂枝汤主之。

2. 太阳病，无汗而小便反少，气上冲胸，口噤不能语，欲作刚痉，葛根汤主之。

葛根汤方：葛根四两，麻黄三两（去节），桂枝、甘草、芍药各二两，生姜一两，大枣十二枚。上七味，以水一斗，先煮麻黄、葛根，减二升，去沫，内诸药，煮取三升，去滓，温服一升，覆取微似汗，不须啜粥，余如桂枝汤法将息及禁忌。

太阳病发热，恶寒，无汗而小便也少，气上冲胸，张不开嘴，欲得痉病，此为寒邪闭于太阳经，郁而生热，治疗当以宣发津液为主，葛根汤主之。

3. 痉为病，胸满，口噤，卧不着席，脚挛急，必断齿，可与大承气汤。

大承气汤方：大黄四两（酒洗），厚朴半斤（去皮），枳实五枚（炙），芒硝三合。上四味，以水一斗，先煮枳、朴，取五升，去滓，内大黄煮二升，去滓，内芒硝，更上微火一两沸，分温再服，得下，余勿服。

痉病，表现为胸满，张不开嘴，躺不了，脚拘急痉挛，牙关紧闭，为阳明经燥热之象，治疗当以泻阳明燥热为主，可与大承气汤。

这样看来，痉病邪在经脉，以项背强急、口噤不开、甚至角弓反张为主症，其病因病机在内为阳明津液不足或输布障碍，在外为风寒之邪侵袭太阳经脉及太阳经脉津液不足。

瓜蒌桂枝汤证为病在太阳经脉本身津液不足；葛根汤证为病在风寒之邪侵袭太阳经脉，致使太阳经脉津液郁而不宣；大承气汤证为病在阳明经脉，因燥热致使津液不足。

结合患者渴而思饮，且口中有臭味，舌苔干黄，且脉象浮大的症状来看，患者的痉病应属阳明经燥热之象。如果是病在太阳经脉则应该有恶寒、无汗或有汗、脉浮的表现。

然痉病在阳明也分两种，一种为燥热未成实，阳明经脉不利；一种为燥热成实，阳明经脉不利。

燥热未成实，阳明经脉不利，则只是恶热、口渴、脉洪大、口噤，无胃家实（腹胀、大便不通），治疗应为白虎加人参汤加葛根或白虎汤加葛根；燥热成实除了恶热、口渴、脉洪大、口噤外，还有胃家实（腹胀、大便不通），治疗应为大承气汤或小承气汤。

　　医案中描述的患者虽然判定为阳明燥热致使津液不足之证，但是无腹胀，无大便不通，所以应为白虎加人参汤加葛根或白虎汤加葛根。其中，白虎加人参汤（服桂枝汤，大汗出后，大烦，渴不解，脉洪大者，白虎加人参汤主之）与白虎汤（伤寒脉浮滑，此表有热、里有寒，白虎汤主之）二者的区别在于：白虎加人参汤证的津液不足重于白虎汤，且白虎加人参汤证为病已完全入阳明经，热只在阳明经；而白虎汤证为病从太阳经到阳明经的过程中，热在太阳经与阳明经。观患者只是口渴思饮，无大烦、渴不解，所以应为白虎汤加葛根证。

　　由此可见，患者的前额痛乃阳明经燥热之气上冲引起，所以辨证施治时不能总是盯着一个症状，需要其他症状来辅助诊断，这样才更全面，不容易误诊及误治。

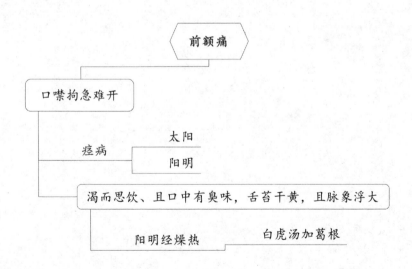

【原文】

　　此火邪客入阳明经络，津液被灼，经脉不利。为疏方：生石膏30克，知母9克，葛根15克，玉竹15克，麦冬15克，丹皮10克，白芍10克，钩藤 15 克。药服三剂，前额痛止。服至六剂，口之开合如常。九剂则诸症荡然而去。

【研读】

医案中医生开出的也是白虎汤加葛根，只是在此基础上又加了玉竹、麦冬、丹皮、白芍、钩藤。

玉竹、麦冬为清凉补水之药，作用于气分；丹皮、白芍属活血清热之药，作用于血分。若患者无燥热之气，单单缺乏津液，补水用玉竹、麦冬也无妨；若患者无燥热之气，只是血脉瘀滞，清热活血用丹皮、白芍也可。但患者的痉病为燥热之气引起，治疗当以泻燥热之气为主，若是补了，反而会壅滞热燥之气。再者，患者的痉病并无血脉瘀滞之象，无端地用丹皮、白芍清热活血，会不会造成过度用药呢？请大家临证要仔细思考。

以上医案原文选自《刘渡舟验案精选》

一八　偏头痛

【原文】

李某，男，38岁，住北京市朝阳区。患顽固性偏头痛二年，久治不愈。经友人介绍，延请刘老诊治。主诉：右侧头痛，常连及前额及眉棱骨。伴无汗恶寒，鼻流清涕，心烦，面赤，头目眩晕，睡眠不佳。诊察之时，见病人颈项转动不利，问之，乃答曰：颈项及后背常有拘急感，头痛甚时拘紧更重。舌淡苔白，脉浮略数。

【研读】

医案中患者的主要症状为顽固性偏头痛，其表现为右侧头痛，常连及前额及眉棱骨。如果单单看这些症状，很难判断其头痛的病机在哪里。

再看其伴有的其他症状，无汗恶寒，鼻流清涕，心烦，面赤，头目眩晕，睡眠不佳，这些症状既有表寒（无汗恶寒，鼻流清涕）的表现，又有里热（心烦，面赤）的表现，很像是太阳与阳明合病。《伤寒论》第32条："太阳与阳明合病者，必自下利，葛根汤主之。"《伤寒论》第33条："太阳与阳明合病，不下利但呕者，葛根加半夏汤主之。"可是病案里没有关于下利的具体描述。再结合其偏头痛的特点，又很容易让人认为其为病在少阳的小柴胡汤证。

看似无从下手，可是患者还有一个很重要的症状不能被忽视，就是颈项转动不利，颈项及后背常有拘急感，头痛甚时拘紧更重，且脉浮。这就是头痛的病机所在，此症状足以说明患者的头痛病在太阳经输不利。

《伤寒论》第1条："太阳之为病，脉浮，头项强痛而恶寒。"太阳病在外的表现就是头项强痛而恶寒。太阳病有两个方证涉及项背拘紧不适，葛根汤证及桂枝加葛根汤证。

《伤寒论》第31条："太阳病，项背强几几，无汗恶风，葛根汤主之。"太阳病，项背拘紧不适，无汗，恶风，为病在太阳经输不利，寒闭其邪在太阳经脉，导致经脉郁而生热，当用葛根汤升提津液、宣寒祛邪以疏太阳经脉。

葛根汤方：葛根四两，麻黄三两（去节），桂枝、甘草、芍药各二两，生姜一两，大枣十二枚。上七味，以水一斗，先煮麻黄、葛根，减二升，去沫，内诸药，煮取三升，去滓，温服一升，覆取微似汗，不须啜粥，余如桂枝汤法将息及禁忌。

《伤寒论》第14条："太阳病，项背强几几，反汗出恶风者，桂枝加葛根汤主之。"太阳病，项背拘紧不适，有汗恶风者，也为病在太阳经输不利，乃风闭其邪在太阳经脉，导致经脉郁而生热，所以当用桂枝加葛根汤升提津液、宣风祛邪以疏太阳经脉。

桂枝加葛根汤方：葛根四两，桂枝二两（去皮），芍药二两，甘草二两，生姜三两（切），大枣十二枚。上六味，以水一斗，先煮葛根减二升，去上沫，内诸药，煮取三升，去滓，温服一升。覆取微似汗，不须啜粥，余如桂枝汤法。

结合患者的头痛为项背拘紧不适，且无汗、恶寒，与葛根汤证相符，所以应该用葛根汤。

这里需要注意的是，如果患者头痛，颈项背部拘急，脉为沉迟者，则不能用葛根汤了，应该用瓜蒌桂枝汤了。《金匮要略·痉湿暍病脉证》："太阳病，其证备，身体强，几几然，脉反沉迟，此为痉，瓜蒌桂枝汤主之。"

【原文】

辨为寒邪客于太阳经脉，经气不利之候。治当发汗祛邪，通太阳之气。为疏葛根汤：麻黄4克，葛根18克，桂枝12克，白芍12克，炙甘草6克，生姜12克，大枣12枚。麻黄、葛根两药先煎，去上沫，服药后覆取微汗，避风寒。三剂药后，脊背有热感，继而身有小汗出，头痛、项急随之而减。原方再服，至十五剂，头痛、项急诸症皆愈。

【研读】

医案中医生开出的正是葛根汤方，与分析一致。

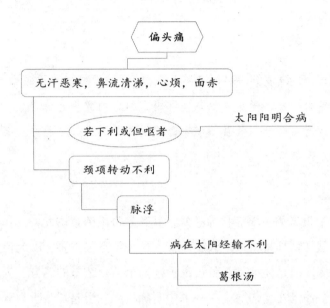

以上医案原文选自《刘渡舟验案精选》

一九　眩晕（一）

【原文】

李某，男，44岁。1994年3月7日初诊。患反复发作性眩晕已两年余。眩晕每因劳累诱发，先见左侧耳塞耳鸣，继之则觉天旋地转，目不敢睁，身不敢侧，恶心呕吐，痛苦不堪。每次发作必周身疲乏无力。某医院诊断为"美尼尔氏综合征"。观其舌苔白，脉弦无力。

【研读】

医案中患者的主要症状为眩晕，其眩晕每因劳累诱发，发作时也很有特点：先是耳塞耳鸣，继之天旋地转。这个特点很重要，因为治疗眩晕的汤方非常多，但是凭这一点就可以锁定两个治疗眩晕的汤方。为什么这么说呢？医圣仲景在《伤寒论》一书中明确指出，引起耳朵听力异常的原因有两个：

一为少阳（胆、三焦）中风。《伤寒论》第263条："少阳之为病，口苦，咽干，目眩也。"《伤寒论》第264条："少阳中风，两耳无所闻，目赤，胸中满而烦者，不可吐下，吐下则悸而惊。"此条讲的是，风邪郁于少阳（胆、三焦），少阳之上，火气治之，风邪与火气相扇，导致两耳听力异常，治疗当以和解为主，不可用吐下之法，若是用了吐下之法，则会大伤心阳引起悸而惊。

二为少阴（心、肾）正气虚。《伤寒论》第281条："少阴之为病，脉微细，但欲寐也。"《伤寒论》第75条："未持脉时，病人叉手自冒心，师因教试令咳，而不咳者，此必两耳聋无闻也。所以然者，以重发汗，虚故如此。"此条讲的是，医生看到病人双手交叉按在心前的部位时，便试探着跟他讲话，病人没有回应，这就说明两耳的听力出现了问题。其原因在于发汗太过伤了正气，正气虚导致听力异常。

从患者的症状来看，其并无少阳病证。且患者的发病原因又为劳累伤了正气诱发。结合患者的症状及发病原因来看,其耳鸣耳塞应该为少阴(心、肾)正气不足所致。

少阴(心、肾)正气不足又有两种表现,一个是心阳不足,一个是肾阳不足。《伤寒论》中治疗眩晕因心阳不足的汤方为苓桂术甘汤;治疗眩晕因肾阳不足的汤方为真武汤。

苓桂术甘汤证为心阳不足引起的水饮上冲而晕眩。《伤寒论》第67条:"伤寒若吐、若下后,心下逆满,气上冲胸,起则头眩,脉沉紧,发汗则动经,身为振振摇者,茯苓桂枝白术甘草汤主之。"此条说的是,伤寒吐,下后,伤了心脾之阳,心阳伤了无法镇制水饮,脾阳伤了无法运化水饮,导致心下水饮上泛引起"起则头眩,身为振振摇"。起则头眩为由躺而坐或由坐而立或离开原来的位置就晕眩,故予茯苓、白术以健脾驱水饮,桂枝、甘草以温养心阳,所谓病痰饮者,当以温药和之也。

苓桂术甘汤方:茯苓四两,桂枝三两,白术、炙甘草各二两。上四味,以水六升,煮取三升,分温三服。

再看真武汤证,《伤寒论》第82条:"太阳病发汗,汗出不解,其人仍发热,心下悸,头眩,身瞤动,振振欲擗地者,真武汤主之。"此条说的是因发汗过多,不但未能解太阳之邪,而反伤了少阴之气,于是身仍发热,而晕眩,心悸动,振振欲擗地等症状都出现了。真武汤证晕眩不是"起则晕眩",而是一直晕眩,其自我感觉的严重程度远远大于苓桂术甘汤证。这说明了什么? 这说明了真武汤证为少阴之肾气被伤。肾为人之根本,根本被伤,自然表现为"振振欲擗地",如同树木的根被伤后即将倒地的样子。少阴之肾气被伤,自然周身水邪泛滥,此眩晕也是水饮作怪。故用白术、茯苓之甘淡,以培土而行水;附子、生姜之辛,温肾阳而散水邪;芍药之酸,则入阴敛液,引泛滥之水,尽归大壑。

真武汤方:茯苓三两,芍药三两,白术二两,生姜三两,附子一枚(炮,去皮,破八片)。上五味,以水八升,煮取三升,去滓,温服七合,日三服。

结合患者脉象来看,患者的脉虽弦但无力,与苓桂术甘汤证的脉沉紧不同;结合患者的症状来看,患者晕眩非常厉害,天旋地转、身不能侧,与苓桂术甘汤证的"起则头眩"也不同。这样看来,对于这个患者,真武

一九 眩晕(一)

汤证更为贴切。

这里需要注意的有两点：

1. 这种晕眩的发作一般是一过性的，有的人晕眩一天后就好转，有的人晕眩五天后才好转。

2. 如果此患者的晕眩没有耳塞耳鸣的症状，则其晕眩又是另外一种辨证过程了。

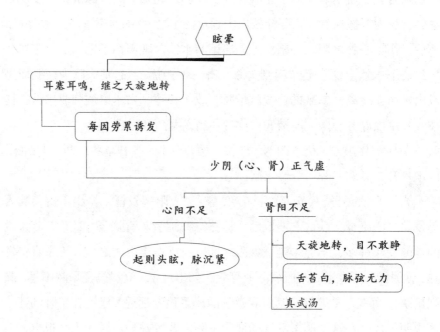

【原文】

此乃中气不足，清阳不能上升所致。治当补益中气，升发清阳，佐以化痰降浊。疏方：党参14克，黄芪16克，炙甘草10克，蔓荆子6克，白芍15克，葛根10克，黄柏3克，柴胡3克，升麻3克，陈皮10克，半夏12克，竹茹12克，白术6克，生姜3片、大枣12枚。服药五剂，眩晕大减，体力有增。又嘱服上方十剂，诸症悉除，从此未复发。

【研读】

医案中的医生辨证为患者中气不足，清阳不能上升。

何谓中气不足呢？顾名思义，中气不足乃中焦之气不足，中焦是化生气血很重要的场所，若是中焦之气不足则严重影响气血的运行及脾胃的功能。

经方中小建中汤为建中气之方，大建中汤也为建中气之方，黄芪建中汤也为建中气之方，理中汤为治理中气之方。

可是纵观《伤寒论》及《金匮要略》涉及中气不足的条文，均未见其有以眩晕恶心为主证的，可见，眩晕恶心并不是中气不足的主证。笔者认为，患者的眩晕恶心乃水饮上泛之证，治疗当以真武汤更为妥当。

以上医案原文选自《刘渡舟验案精选》

二○　眩晕（二）

【原文】

朱某，男，50岁。湖北潜江县人。头目冒眩，终日昏昏沉沉，如在云雾之中。两眼懒睁，双手颤抖，不能握笔写字。迭经中西医治疗，病无起色，颇以为苦。视其舌肥大异常，苔呈白滑而根部略腻；切其脉弦软。

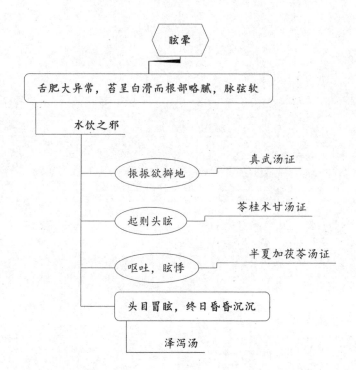

眩晕

舌肥大异常，苔呈白滑而根部略腻，脉弦软

水饮之邪

振振欲擗地　　　真武汤证

起则头眩　　　苓桂术甘汤证

呕吐，眩悸　　　半夏加茯苓汤证

头目冒眩，终日昏昏沉沉

泽泻汤

【研读】

医案中患者的晕眩不是一过性的，不是因为劳累后或有其他诱因才发作，是每天头晕目眩，而且非常严重。

单从患者的这些症状来看，很难判断患者头晕目眩的原因，如果结合其舌象（肥大异常）及脉象（弦软）后，可以初步断定其晕眩的原因来自于水饮。

《伤寒论》及《金匮要略》中涉及水饮引起的晕眩有几种情况：

一为心阳被伤，导致心下水气上泛。

《伤寒论》第 67 条："伤寒若吐、若下后，心下逆满，气上冲胸，起则头眩，脉沉紧，发汗则动经，身为振振摇者，茯苓桂枝白术甘草汤主之。"其心下水气上泛主要是源于心阳被伤，不足以镇制，治疗以通阳化气利水为主。

二为心下有支饮。

《金匮要略·痰饮咳嗽病脉证并治》曰："心下有支饮，其人苦冒眩，泽泻汤主之。"何谓支饮？支饮为四饮之一，因其像水之有派，木之有枝，邻于心下，偏结不散，故名之。其心下支饮上泛是源于脾土不固，水饮泛滥，治疗以健脾土泻水饮为主。

三为膈间有水。

《金匮要略·痰饮咳嗽病脉证并治》曰："卒呕吐，心下痞，膈间有水，眩悸者，小半夏加茯苓汤主之。"其膈间有水上泛乃心下水饮阻隔导致，治疗以散心下水饮为主。

四为肾气所伤导致水邪泛滥。

《伤寒论》第 82 条："太阳病发汗，汗出不解，其人仍发热，心下悸，头眩，身𫧐动，振振欲擗地者，真武汤主之。"其水邪泛滥是源于肾气不足，治疗以强肾气利水为主。

这四个治疗水饮引起晕眩的汤方，其治疗主证有很大差别：茯苓桂枝白术甘草汤证的主证为"心下逆满，气上冲胸，起则头眩，脉沉紧"；泽泻汤的主证为"其人苦冒眩"；半夏加茯苓汤证的主证为"卒呕吐，心下痞，膈间有水，眩悸者"；真武汤证的主证为"心下悸，头眩，身𫧐动，振振欲擗地者"。

其中泽泻汤的晕眩最难受最缠绵，一个"苦冒眩"从字面上道出了玄机。"苦"形容难受持久的程度，"冒眩"不同于普通之头目眩晕，

二〇 眩晕（二）

"冒"指头如物罩，神不清爽；"眩"指眼花缭乱，视物不清。再结合患者的症状，观其无"振振欲擗地"，也无"起则头眩"，更无"呕吐"，只是终日昏昏沉沉，与泽泻汤证相符。

泽泻汤：泽泻五两，白术二两。上二味，以水二升，煮取一升，分温再服。

【原文】

辨为"心下有支饮，其人苦冒眩"之证。疏《金匮》泽泻汤：泽泻24克，白术12克。服第一煎，未见任何反应。患者对家属说：此方药仅两味，吾早已虑其无效，今果然矣。孰料第二煎后，覆杯未久，顿觉周身与前胸后背溅溅汗出，以手试汗而黏，自觉头清目爽，身觉轻快之至。又服三剂，继出微汗少许，久困之疾从此而愈。

【研读】

医案中医生开出也是泽泻汤，患者见其只开了两味药而产生疑惑，竟然说"此方药仅两味，吾早已虑其无效，今果然矣"。没料到服用第二剂就见到了效果，可见经方的威力。

以上医案原文选自《刘渡舟验案精选》

二一 眩晕（三）

【原文】

本案病者，管妇，年三十余，其夫在上海大场蒔花为业。妇素有痰饮病，自少已然，每届冬令必发，剧时头眩冒，冒则呕吐，大便燥，小溲少，咳则胸满，不能平卧。

【研读】

这则医案中的患者，每年的冬季发痰饮病，发病时的主要症状有三：①剧时头眩冒，冒则呕吐（头晕伴呕吐）。②咳则胸满，不能平卧。③大便燥，小便少。

我们先看第一组症状：头晕伴呕吐。水饮病中以眩晕为主证的有五苓散证、苓桂术甘汤证、泽泻汤证、半夏加茯苓汤证、真武汤证。

《金匮要略·痰饮咳嗽病脉证并治》曰："假令瘦人脐下有悸，吐涎沫而癫眩，此水也，五苓散主之。"这里的五苓散证说的是水停于太阳膀胱，太阳膀胱之气不化水，反从脐下或者说从下焦上逆。所以治疗当以化太阳膀胱停水，通利三焦为主，五苓散重在治太阳膀胱停水不化。五苓散证眩晕的特点为吐涎沫而癫眩（眩晕昏乱之症），发作时表现为眩晕昏倒，言行失常，口吐白沫，似乎与癫痫病症状极为相似。

《伤寒论》第 67 条："伤寒若吐、若下后，心下逆满，气上冲胸，起则头眩，脉沉紧，发汗则动经，身为振振摇者，茯苓桂枝白术甘草汤主之。"苓桂术甘汤证为心下逆满，为水停于心下，关于心下的概念，在笔者的《走近伤寒论》一书中有详细的阐述，可作参考。发病的原因为误治（或吐或下）后伤了脾气，导致水阻于心下不化。上逆于胸。所以治疗以健脾化水为主，苓桂术甘汤重在治因脾气不足引起的心下停水。其眩晕的特点为起则头眩，也就是说保持一个姿势，头就不那么晕，只要起身或换个姿势就开始眩晕，与梅尼埃病相似。

《金匮要略·痰饮咳嗽病脉证并治》曰："心下有支饮，其人苦冒眩，泽泻汤主之。"泽泻汤证也为心下有支饮，其水饮之气上冲的程度明显重于苓桂术甘汤证，其主证就是眩晕，且眩晕的程度很重，没有缓解的时候，难以忍受。所以方中重用泽泻，意在引极上之水下泻。泽泻的作用有二：一能行在下之水，随泽气上升，五苓散、猪苓汤中的泽泻均为此作用；二能使在上之水，随气通调而下泻，泽泻汤的泽泻就是此作用。既能上泽又能下泻，故名泽泻。

《金匮要略·痰饮咳嗽病脉证并治》曰："卒呕吐，心下痞，膈间有水，眩悸者，小半夏加茯苓汤主之。"小半夏加茯苓汤证为气阻于心下（心下痞），导致水停于胃，而上冲于膈间，致膈间有水，所以治疗以降利胃中水饮为主。小半夏加茯苓汤证的眩晕必伴有突然呕吐且心悸的特点。

《伤寒论》第82条："太阳病发汗，汗出不解，其人仍发热，心下悸，头眩，身瞤动，振振欲擗地者，真武汤主之。"《伤寒论》第316条："少阴病，二三日不已，至四五日，腹痛，小便不利，四肢沉重疼痛，自下利者，此为有水气，其人或咳，或小便利，或下利，或呕者，真武汤主之。"真武汤证为少阴肾水之病，少阴肾气不足导致水饮泛滥，所以治疗在强少阴之肾气利水为主。其眩晕的特点为身体晃动不稳，总是要摔倒的样子，犹如一棵大树因根基不稳而摇摇晃晃。

遗憾的是，此医案并没有对患者的眩晕症状有更多详细的描述，所以单凭此症状很难准确辨证施治。

再看第二组症状：咳则胸满，不能平卧。这一条说明了患者的水饮病应属支饮。《金匮要略·痰饮咳嗽病脉证并治》曰："咳逆倚息，短气不得卧，其形如肿，谓之支饮。"与痰饮、悬饮、溢饮无关。支饮者，为水饮上冲之证。单看此症状，又与小青龙汤证极为相似。《金匮要略·痰饮咳嗽病脉证并治》曰："咳逆倚息不得卧，小青龙汤主之。"《伤寒论》第40条："伤寒表不解，心下有水气，干呕发热而咳，或渴，或利，或噎，或小便不利，少腹满，或喘者，小青龙汤主之。"小青龙汤证为外寒内动心下水饮之气上冲至肺，所以治疗以解表化饮为主。这样看来，若患者发病时眩晕呕吐，同时伴有咳则胸满，不能平卧，当为心下支饮所致。

泽泻汤证及小青龙汤证均为心下有支饮。小青龙汤证因外寒内动心下水饮之气上冲，泽泻汤则是心下水饮之气本自上冲，所以小青龙汤证还应伴有恶寒、发热等表证。可是这些细节医案中并未描述。

最后再看第三个症状：大便燥，小便少。这一条描述得很模糊，大便燥是大便难还是几天不大便？燥到什么程度？小便少是小便不顺畅吗？小便的颜色？小便少口渴吗？这些也都没有详细描述。

综合医案现有的描述来看，患者的症状似乎与泽泻汤证及小青龙汤证更为相似。若是患者的眩晕非常严重，无论怎样都不能缓解，咳而胸满不能平卧只是兼症，并无恶寒发热等症，那么就用泽泻汤治疗；若是患者咳而胸满，不能平卧，且怕冷发热，只是有些头晕，那么就用小青龙汤治疗。

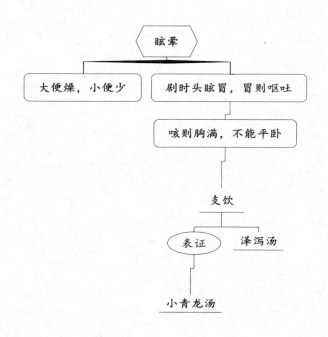

【原文】

师与泽泻汤（泽泻一两三钱，生白术六钱），妇服之一剂，既觉小溲畅行，而咳嗽大平。续服五剂，其冬竟得安度。明年春，天转寒，病又发。师仍与本方，泽泻加至二两，白术加至一两，又加苍术以助之，病愈。至其年冬，又发。宿疾之难除根，有如是者！

【研读】

医案中医生用的是泽泻汤，这就说明了此患者眩晕的程度非常严重，为支饮在心下，似与外寒无关。但从医案中的描述来看，患者每次发病于冬季，理应与外寒有关，如果真是这个的话，患者再伴有怕冷发热等表证，当属小青龙汤证了。这恐怕也是此病反复发作不能除根的原因吧。

再看医案中医生用的泽泻汤加减，在泽泻汤的基础上加了一味苍术，苍术乃燥湿要药，作用在脾，而患者的眩晕伴有呕吐，为心下水饮上逆。若其果真为泽泻汤证，加半夏则更为妥当。《金匮要略·痰饮咳嗽病脉证并治》云："支饮者，法当冒，冒者必呕，呕者复内半夏，以去其水。"

以上医案原文选自《经方实验录》

二二　耳鸣

【原文】

王某，男，53岁。1994年3月16日初诊。患者因恼怒，八天前突发右侧耳鸣。其声甚大，如闻潮汐，头部轰响，右侧颐部灼热而胀，吞咽时耳内捣捣作响，以致不闻外声。西医诊为"急性非化脓性中耳炎"与"传音性聋"。患者夜寐不安，晨起咳吐黏痰，两目多眵。舌红、苔白，脉弦滑小数。

【研读】

医案中对患者的症状描述得很形象，"如闻潮汐"，归纳一下其主要症状是突发耳鸣，甚至于因此听不到外界的声音。《伤寒论》中关于耳聋的条文有二：

1.《伤寒论》第264条："少阳中风，两耳无所闻，目赤，胸中满而烦者，不可吐下，吐下则悸而惊。"这个条文讲的是，此耳聋来自于少阳自身中风，少阳之上，火气治之，少阳（胆、三焦）火气受风上扰造成两耳无所闻、目赤、胸中满而烦。

人的情绪与五脏的关系密切，怒伤肝，怒气与肝胆之气相通，风气也通肝胆，因怒气伤了肝胆之气，肝胆之气自身弱了自然易中风。少阳之脉，起于目锐眦，其支从耳后入耳中，以下胸中，少阳受风邪，壅热于经，故耳聋目赤，胸中满而烦也。因不在表，故不可吐；也不在里，故不可下。吐则伤阳，阳虚而气弱则悸；下则伤阴，阴虚而火动则惊。此耳聋乃少阳自身风火相扇而致，治疗当和解，和解当用柴胡汤之类。

2.《伤寒论》第75条："未持脉时，病人叉手自冒心，师因教试令咳，而不咳者，此必两耳聋无闻也。所以然者，以重发汗，虚故如此。"这个条文讲的是，此耳聋来自于"重发汗"伤了少阴（心、肾）正气。为什么会直接伤到少阴呢？因为太阳与少阴成表里，重发汗自然会直接伤到少阴。少阴之上，热气治之，少阴正气虚了，自然一片阴寒闭塞之象，所以病人在上部叉手自冒心，心阳内虚，欲得外护。师因其在上呈现少阴正气不足之象，所以试试其耳朵有没有受影响，以求正气之虚实。若耳聋听不到，则知其发汗太过伤了少阴正气，少阴正气伤了，当与温养，温养观其症状，或桂枝甘草汤，或其他温养汤方。《灵枢·口问》篇说："上气不足，脑为之不满，耳为之苦鸣，头为之苦倾，目为之眩。"这条说明了在上气不足时，也会出现耳鸣。这里的上气不足也指的是正气不足。

医圣仲景在《伤寒论》一书中讲的这两个关于耳聋的条文说明了一个很重要的问题，就是影响耳朵听力的疾病主要来源于两大方面：一方面是少阳（胆、三焦）自身风火上扰，治疗以和解为主；一方面是少阴（心、肾）正气不足，治疗当以温养为主。

结合患者发病前的表现来看，患者因恼怒引起的听力异常，符合少阳中风，所以治疗当以柴胡汤类和解。

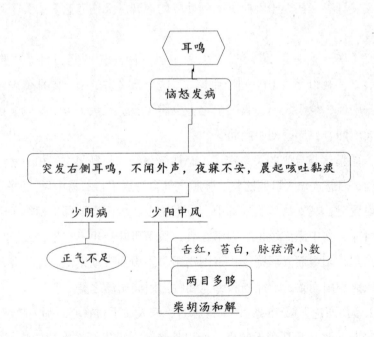

【原文】

　辨为肝胆火盛，循经上攻耳窍。治宜清泻肝胆，养阴通窍。疏方：连翘 10 克，柴胡 16 克，漏芦 10 克，白芷 8 克，玄参 15 克，丹皮 10 克，夏枯草 16 克，天花粉 10 克，黄连 8 克，黄芩 4 克，生石决明 30 克，牡蛎 30 克。服药三剂，耳鸣大减，能闻声音。七剂服完耳鸣自除，听力复聪。再以柔肝养心安神之剂，以善其后。

【研读】

　显然，医案中医生开出的是小柴胡汤的加减。方用柴胡、黄芩和解少阳；连翘、黄连、玄参、丹皮、天花粉清热敛火养津；又用夏枯草、生石决明、牡蛎潜少阳之火气；再用漏芦、白芷透窍散邪。

以上医案原文选自《刘渡舟验案精选》

二二　耳鸣

二三 牙痛

【原文】

郭某，女，38岁。牙疼龈肿，鼻腔及牙龈时常衄血，心烦，口干舌燥，欲思冷饮，小便黄，大便正常，舌红少苔而干，切其脉洪大。

【研读】

医案中患者目前的主要症状是牙龈肿疼，鼻腔及牙龈时常衄血。单看此症状很难判断其病机在哪里，必须结合其整体表现才可发现端倪。藉此也呼吁业内人士，在向公众推荐各类偏方时要慎重，中药在一定意义上来说是双面刃，误治比无效更可怕。如果没有经过辨证就用药，无异于一场以健康甚至生命为代价的赌博，也会让中医这门学问蒙羞。书归正传，此患者除了这些症状外，还伴有心烦，口干舌燥，欲思冷饮，小便黄，大便正常，舌红少苔而干，脉洪大。

心烦，口干舌燥，欲思冷饮，小便黄，大便正常，舌红少苔而干为一派热象，涉及《伤寒论》中两个方证：一为阳明病证的白虎加人参汤证。《伤寒论》第26条："服桂枝汤，大汗出后，大烦渴不解，脉洪大者，白虎加人参汤主之。"《伤寒论》第222条："若渴欲饮水，口干舌燥者，白虎加人参汤主之。"白虎加人参汤证为热在阳明胃家，也就是胃肠有燥热之气。二为少阴病证的黄连阿胶汤。《伤寒论》第303条："少阴病，得之二三日以上，心中烦，不得卧，黄连阿胶汤主之。"黄连阿胶汤证为热在少阴，也就是心有余热。

白虎加人参汤证的主要症状为大烦、渴不解、脉洪大，是胃肠燥热之气盛行导致其津液（水）缺乏；黄连阿胶汤证的主要症状为心中烦、不得卧，是心有余热导致少阴津液（血）不足。

白虎加人参汤证为阳明病证，其脉洪大；黄连阿胶汤证为少阴病证，其脉象也应符合少阴病证，应为脉微细数。《伤寒论》第281条："少阴之为病，脉微细，但欲寐也。"

结合患者的症状，患者无"不得卧"的表现，其脉象也不是脉微细数，是脉洪大，而脉洪大为阳明病证的脉象。阳明病证有心烦，有口干舌燥，有口渴欲饮，有小便黄，有脉洪大，与患者所表现出的症状相符，所以患者的牙疼龈肿、鼻腔及牙龈时常衄血是病在阳明，为白虎加人参汤证。也就是说，患者的这些症状来自于阳明胃肠燥热之气，治疗以白虎加人参汤清解胃肠燥热之气即可。

白虎加人参汤方：知母六两，石膏一斤（碎，绵裹），甘草二两（炙），粳米六合，人参二两。上五味，以水一斗煮米熟汤成，去滓，温服一升，日三服。

这里需要注意的是：如果患者在外的表现为热象，但其脉象却不是热象，这就是瘀血所为了，治疗当须祛瘀血为主，以抵当丸、抵当汤类治之。《金匮要略·惊悸吐衄下血胸满瘀血病脉证治》曰："病者如热状，烦满，口干燥而渴，其脉反无热，此为阴伏，是瘀血也，当下之。"如果患者牙疼龈肿、鼻腔及牙龈时常衄血伴有心下胀满的症状，这就是大黄黄连泻心汤证或泻心汤证了。《伤寒论》第154条："心下痞，按之濡，其脉关上浮者，大黄黄连泻心汤（大黄二两，黄连一两）主之。"《金匮要略·惊悸吐衄下血胸满瘀血病脉证治》曰："心气不足，吐血，衄血，泻心汤（大黄二两，黄连、黄芩各一两）主之。"

这样看来，牙龈肿痛或出血的原因很多，须辨证施治。

【原文】

此证为阳明胃经热盛，少阴阴虚不滋之候，治当清胃滋肾。处方：生石膏30克，知母10克，生地10克，麦冬12克，牛膝6克，丹皮10克。服两剂而诸症皆愈。

【研读】

医案中的医生辨证患者为阳明胃家热盛，少阴阴虚不滋之候。可是少阴阴虚不滋，或者说少阴肾水不足，或者说少阴心血亏乏，脉象当以微细

二三 牙痛

为主，不应出现洪大之象。且少阴肾水不足与少阴心血亏乏为虚热之证，而阳明胃家热盛为实热之证，其治疗与辨证岂不自相矛盾？

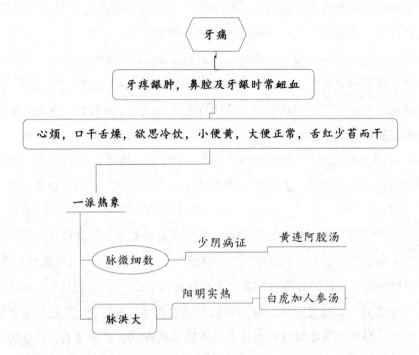

再看其开出的汤方乃白虎加人参汤的加减，在白虎加人参汤的基础上加了生地、麦冬、牛膝、丹皮，减了人参、粳米、甘草。白虎加人参汤本为阳明经实热治疗之方，其中的人参、粳米、甘草乃为阳明胃家滋水要药，不知为何减掉？其所加的生地、麦冬、牛膝、丹皮乃凉血补血要药，既然病在阳明，用白虎加人参汤泻阳明之热即可，为何还要加凉血补血之药呢？难道用这些药是为了"滋肾"？

若果真为少阴阴虚之候，有少阴肾水不足及少阴心血亏乏两种情况，少阴肾水不足当出现腰痛，小便不利，少腹拘急等症，用肾气丸岂不更为恰当？而少阴心血亏乏为心火不足以生血或心火太过，当出现脉结代，心动悸或心烦不寐等症，应该用炙甘草汤或黄连阿胶汤啊。所以说，若患者的牙痛的确是少阴阴虚不滋之候，当伴有心烦不寐或脉结代，心动悸等症，如若没有这些症状，当属于阳明实热证，用白虎加人参汤原方足矣。

以上医案原文选自《刘渡舟验案精选》

二四 鼻衄

【原文】

孙某，男，20 岁。1992 年 1 月 8 日就诊。患低热、鼻衄已四年之久，累服中西药治疗无效。患者每于午后寒热往来，其特征是：先是恶寒、头痛，继之发热，体温徘徊在 37 ~ 38℃，随之则鼻衄不止，衄后则头痛、发热随之减轻。面色萎黄，形体消瘦，纳差，口苦。问其二便尚可。舌边红，苔白腻，脉弦细。

【研读】

此患者的主要症状是鼻衄（流鼻血）四年之久，但针对这个症状累服中西药均无效。这就说明以往的治疗没有治到根本。鼻衄症状仅是身体生病时在外表现的一个象而已，或者说是标，而人体在外表现的象或标都有其根本原因，只有针对这个根本原因治疗，象或标才能消失，而治病求本恰恰就是中医治病的特点。

下面我们分析一下该患者流鼻血的根本在哪里。

先看患者流鼻血的特征：每天午后寒热往来，先是恶寒、头痛，继之发热，体温徘徊在 37℃ ~ 38℃，随之则鼻衄不止，衄后则头痛、发热随之减轻。也就是说，其流鼻血的时间为午后，伴有寒热往来，顺序是先恶寒、头痛、发热，之后才流鼻血不止，且流鼻血后头痛、发热随之减轻。患者还伴有纳差（胃口不好）、口苦、舌边红、苔白腻、脉弦细的症状。

归纳一下，患者的流鼻血有寒热往来、恶寒、头痛、发热、脉弦细的特点。《伤寒论》第 265 条："伤寒，脉弦细，头痛发热者，属少阳。"就是说，患者流鼻血的根源在少阳。少阳之上，火气治之，问题出在了火气，乃火气郁于少阳所致，气阻则火郁，非血热也。

那为什么流鼻血呢？因为火气郁于少阳，不能从汗而解，只能从血而解了，火气上逆从血而泄，所以患者才会出现流鼻血后头痛、发热的症状减轻的现象，与《伤寒论》第47条："太阳病，脉浮紧，发热，身无汗，自衄者，愈。"是同样的机理，也可以说此患者的流鼻血是泻少阳火气的一种方式。

既然病在少阳，当然要考虑用小柴胡汤了。《伤寒论》第230条："上焦得通，津液得下，胃气因和，身濈然汗出而解。"是以知柴胡证皆由于邪陷上焦致不通。上焦不通则气阻；血者，因气调而行，因气阻而郁，郁而生火；气阻则饮停，饮停也生火，火炎则或呕吐或流鼻血。半夏、生姜能降逆化饮，然不能彻火热；黄芩能彻火热，然不能通上焦；能通上焦者，柴胡也。往来寒热为小柴胡主证，柴胡为枢机之剂，凡风寒不全在表，未全入里者，皆可用。由此不难得出结论，该患者应该用小柴胡汤治疗。患者有微热，体温徘徊在37℃~38℃，若不渴（医案中没有相关描述），则用小柴胡汤去人参加桂。《伤寒论》第154条，小柴胡汤原方："柴胡半斤，黄芩三两，人参三两，炙甘草三两，生姜三两，半夏半升（洗），大枣十二枚（擘）。上七味，以水一斗二升，煮取六升，去滓，再煎取三升，温服一升，日三服。若不渴，外有微热者，去人参，加桂三两，温覆取微汗愈。"

使用柴胡时要注意两点：

1. 最好使用四川产的柴胡。

2. 阴虚发热（体内的津液已失或者说体内的水、血不足）或元气下脱致使虚火上炎（阴阳离决或者说水火不交）者，勿用柴胡。

【原文】

辨为少阳经郁热内伏，迫动营血，血热妄行之证。治宜和解少阳邪热，清火凉血止衄。柴胡15克，黄芩10克，水牛角15克，丹皮12克，白芍20克，生地30克。服七剂，寒热不发，鼻衄亦止。唯口苦、脉弦仍在。又与小柴胡汤加白芍、丹皮而愈。

【研读】

医生首诊开出的是犀角地黄汤与小柴胡汤的合方。可是犀角地黄汤治疗的病机为热在血脉，或者说血脉有热，而此患者的脉为弦细，舌虽红但有白苔且腻，为火气郁于少阳之象，与血热无关。这样看来，此患者流鼻血的根源在于火气郁于少阳，治疗当以疏解少阳火气为最佳。

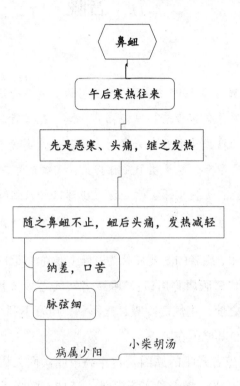

以上医案原文选自《刘渡舟验案精选》

二四 鼻衄

二五 音哑

【原文】

张某，女，36岁。1995年6月19日初诊。患音哑四年，迭用中西药治疗无效。患者系个体经商者，常年高声叫卖，兜售货品，口中干燥时而无暇饮水，渐至声音发生嘶哑。来诊时音哑较重，声音不响，说一句话很费力气。自觉咽喉不爽，连及项下血脉拘紧，气短乏力，咽干，口渴喜饮，痰中有时夹带血丝，大便偏干，舌质黯红少津，脉来细数。

【研读】

从医案中看出，患者的主要症状为音哑（喉咙沙哑）。喉为肺之内窍，主发声音也。清代名医唐容川曰："喉咙者，气之所以上下者也，肺之上管为喉咙，在咽之前，主气之呼吸，气不利，声音不利，病在喉也。"音哑就属声音不利，其原因在肺。

医案中描述患者音哑的原因是常年高声叫卖而无暇饮水造成的，也就是严重缺水的后果。患者除了音哑外，还伴有咽喉不爽，连及项下血脉拘紧，气短乏力，咽干，口渴喜饮，痰中有时挟带血丝，大便偏干的症状，这些症状均与肺痿相似。《金匮要略·肺痿肺痈咳嗽上气病脉证治》曰："问曰：热在上焦者，因咳为肺痿，肺痿之病，从何得之？师曰：或从汗出，或从呕吐，或从消渴，小便利数，或从便难，又被快药下利，重亡津液，故得之。"肺痿，痿同萎，就是肺的津液枯萎导致肺气不利的意思。这个枯萎从严重缺乏津液而来，与患者的发病原因相同；患者音哑的原因从消渴（口渴喜饮）而来，肺阴（津液）不足，喉失其濡，金燥不鸣，故致音哑。

《金匮要略·肺痿肺痈咳嗽上气病脉证治》曰："大（火）逆上气，咽喉不利，止逆下气者，麦门冬汤主之。"麦门冬汤由麦门冬、人参、半夏、粳米、炙甘草、大枣组成，麦门冬甘、微苦，微寒，归心、肺、胃经，为虚劳要药。其功在于提曳胃家阴精，润泽心肺，以通脉道，以下逆气，以除烦热。所以，这个患者应该先用麦门冬汤来清润肺阴，保肺气。麦门冬汤方：麦门冬七升，半夏一升，人参、甘草各二两，粳米三合，大枣十二枚。上六味，以水一斗二升，煮取六升，温服一升，日三夜一服。

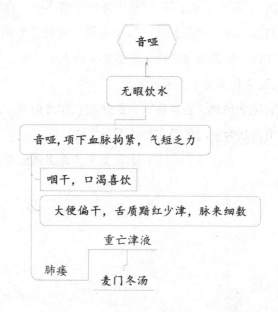

【原文】

此为久劳伤肺，肺之津亏火旺之候。治宜养阴补肺，润燥生津。选用补肺阿胶汤法：阿胶10克（烊化），马兜铃5克，牛蒡子6克，杏仁10克，粳米12克，生甘草5克。七剂。嘱其勿食辛辣食品。二诊：音哑明显好转，气力有增，大便正常。然仍感咽喉不舒，痰中带血丝。效不更方，继服五剂而病愈。

【研读】

医生在此医案中开出的处方并非是经方，而是钱乙治疗小儿肺虚气粗喘促的补肺阿胶散的化生。

钱乙，字仲阳，宋代著名的儿科专家，也是中国医学史上第一个儿科专家。他撰写的《小儿药证直诀》是我国现存的第一部儿科专著。在这部书中第一次系统地总结了对小儿的辨证施治法，使儿科自此发展成为独立的一门学科。后人视之为儿科的经典著作，把钱乙尊称为"儿科之圣""幼科之鼻祖"。

补肺阿胶散所谓的补肺，以泻肺热降逆气为补。其中的牛蒡子为散风除热解毒之要药，《本草正义》说："惟牛蒡则清泄之中，自能透发，且温热之病，大便自通，亦可少杀其势，故牛蒡最为麻疹之专药。"马兜铃也取其凉泻攻坚之性，且其偏寒之性，多服必令吐利不止也，气虚者慎用。《名医别录》云："凡非实火，未可妄投。"

而患者的音哑非风热，也非实火，是从重亡津液而来，治疗应该以补充津液为主，个人认为麦门冬汤实在是不二之选。

以上医案原文选自《刘渡舟验案精选》

二六 咳嗽

【原文】

常某，女，22岁，中国人民解放军学员。患者五岁（1961年）出麻疹时，曾合并肺炎。其后常吐浓痰，并转为咳血。1970年（14岁），经北京几家医院会诊，诊断为"支气管扩张"。先后在北京、上海、山西等地治疗，咳血疾病得到控制，但经常头痛，时发高热。医院多次建议手术治疗，患者家属未接受。病情逐渐加重，终于不能坚持学习，从某军医学校休学。1978年5月2日来诊。初诊头昏头痛，身热而不恶寒；手心灼热，汗出，心烦，渴喜凉饮。咳嗽，频频吐大量浓黄稠痰，便秘，睡眠不安。面红亮，双颧有明显黑斑，唇绛红，舌质鲜红，苔黄厚腻而紧密，脉洪数。

【研读】

从患者的既往病史来看，经过了数家医院的会诊和治疗，而且应该都是大牌的医院。所以我们在思考治疗方案时，很可能会掉入"支气管扩张"这个已被确诊的疾病名称的陷阱里，于是皆以治肺为主。岂不知中医治病重在辨证，有其证便用其方，与西医的疾病名称无关。当然，了解患者的既往病史对医生来说非常必要，也是很有意义的，可以从中看到疾病的演变过程及轻重缓急的程度，便于进行下一步的辨证施治。

从患者初诊的症状来看，主要表现在三个方面：①头昏头痛，身热而不恶寒，汗出，心烦，渴喜凉饮。②咳嗽，频频吐大量浓黄稠痰，便秘，手心灼热，睡眠不安。③面红亮，双颧有明显黑斑，唇绛红，舌质鲜红，苔黄厚腻，脉洪数。

通过患者表现出的这三个方面的症状，我们是否可以确定患者究竟病根在哪里呢？让我们仔细分析一下患者的症状。

先看第一个方面：头昏头痛，身热而不恶寒，汗出，心烦，渴喜凉饮。

这些症状与《伤寒论》描述的太阳病之温病，以及阳明病之外证都有类似。太阳病之温病的条文，《伤寒论》第6条："太阳病，发热而渴，不恶寒者，为温病。"再看阳明病之外证的条文，《伤寒论》第182条："问曰：阳明病外证云何？答曰：身热，汗自出，不恶寒，反恶热也。"

太阳病之温病与阳明病之外证这两个条文的辨证要点在哪里呢？

太阳病之温病是冬不藏精的后果，冬天不懂得保养好自己，该睡觉不睡觉，该休息不休息等，使对应冬天的肾水不能很好地完成其敛藏的工作，造成肾水亏乏的状态。肾水亏乏，自然制约不了心火，就像汽车的水箱缺水了，冷却系统不能正常工作，一踩油门，发动机的温度会快速上升一样。在人体，由于肾水的亏乏，体内寒热也必然失去平衡，所以，温病的人一般体内有伏热（潜伏之热）；因为肾水和心火均由少阴主管，所以此伏热潜在少阴。平时表现不明显，当遭遇风寒时，则出现外有寒内有热的情况，或者说太阳有寒少阴有热的格局，这时少阴之热就会随之从内而外驱赶外来的风寒之气，于是形成了太阳之温病"发热而渴，不恶寒"的外在表现。所以，温病必有发热的表现，必有口渴的表现，必有不怕冷的表现。

再看阳明病之外证。阳明病怎么来的？《伤寒论》第181条："问曰：何缘得阳明病？答曰：太阳病，若发汗，若下，若利小便，此亡津液，胃中干燥，因转属阳明。"条文讲得很清楚，阳明病从太阳病而来，阳明病为病在胃家，胃家指胃与大肠。风寒之邪原本在太阳或者说在体表，由于发汗太过，或者误用泻下的方法及利小便的方法，伤了胃家的津液，致使病邪由表及里，或者说从太阳到阳明，出现了热燥的局面。所以阳明病之外证必有身热、汗自出、不恶寒、反恶热的表现。

这样看来，太阳病之温病与阳明病之外证有两点不同：

1. 发热与身热。发热为太阳病的主要外在表现，必有发热，也就是体温偏高，不一定汗出；而身热为阳明病的主要外在表现，为肌肉蒸蒸发热汗出，却不一定体温升高。温病之发热而渴，为邪在皮毛，伏热在少阴；阳明病之身热、汗自出，为热邪在肌肉、在阳明，若是阳明病，则在内必有胃家实的表现，大便难或不大便。

2. 不恶寒与不恶寒反恶热。不恶寒只是不怕冷；不恶寒反恶热不但不怕冷，反而特别怕热，所以应该特别喜欢吃凉的东西。太阳病之温病只是不恶寒，为少阴有伏热，为虚热；阳明病之外证却是不恶寒反恶热，为阳明有燥热，为实热。结合医案中描述的患者身热而不恶寒，汗出，渴喜凉饮的症状来看，与阳明病之外证完全符合，显然第一个方面的症状提示其病在阳明。

再看患者症状的第二个方面：咳嗽，频频吐大量浓黄稠痰，便秘，手心灼热，睡眠不安。

肺痿之病与阳明病均有睡眠不安的表现。患者咳嗽、频频吐浓痰的症状与《金匮要略·肺痿肺痈咳嗽上气病脉证治》中描述的肺痿之病相似："曰：寸口脉数，其人咳，口中反有浊唾涎沫者何？师曰：为肺痿之病。"肺痿之病又是从何而得呢？《金匮要略·肺痿肺痈咳嗽上气病脉证治》曰："问曰，热在上焦者，因咳为肺痿。肺痿之病，从何得之？师曰：或从汗出，或从呕吐，或从消渴，小便利数，或从便难，又被快药下利，重亡津液，故得之。"由此看出，肺痿之病也是来自于亡津液，与阳明病的发病原因一样。

然而其病位及病的程度却不同：肺痿为热在上焦伤及肺气，影响了肺气宣发肃降的功能，致使肺气不能输布津液，因而咳且吐浓痰；阳明病为热在胃家，胃家之热上泛肺气也能致咳。相对而言，肺痿为虚证，脉象为数虚；阳明病为实证，脉象为洪数。肺痿为重亡津液，不但胃肠津液不足。上焦及肺的津液也不足，而阳明病仅是胃肠津液不足。所以肺痿的治疗以清润为主，阳明病的治疗却以泻热为主。

若是病在阳明，那必然有大便难或不大便的症状，此患者有便秘，可是医案中却没有详细描述便秘的具体表现，比如几日不大便？腹胀满、腹痛否？腹部按之痛还是不痛？谵语否？这些描述对于辨证来说非常重要，涉及其阳明病的轻重缓急及用药方向。

结合患者身热而不恶寒，汗出，渴喜凉饮的症状特点来看，患者第二个方面的症状还是指向病在阳明，而不是肺痿。

最后看患者初诊时症状表现的第三个方面：面红亮，双颧有明显黑斑，唇绛红，舌质鲜红，苔黄厚腻，脉洪数。结合患者前述两个方面的表现，充分说明患者的确为病在阳明。若是面红亮，但脉微细或数就不是阳明病了。从医案描述的患者初诊表现的这三个方面的症状来看，患者当下应该是病在阳明。

如果患者只是身热不恶寒，汗出，口渴喜冷饮，无谵语，且腹痛胀满不急迫等燥实症状，就说明邪在阳明以热为主，用白虎汤或白虎加人参汤即可。白虎汤与白虎加人参汤使用的病机在于发热与不发热，患者有发热，则用白虎汤；患者不发热，则用白虎加人参汤。如果患者身热不恶寒，汗出，口渴喜冷饮，有谵语，且腹痛胀满拒按及不大便多日，就说明邪在阳明以燥热为主。燥热在胃用调胃承气汤；燥热在大肠，根据轻重缓急选用大承气汤或小承气汤。遗憾的是，此医案对此并没有详细的描述，虽然说患者便秘，却并没有详细阐述便秘的具体症状，所以很难判断用哪个经方。

这里需要注意的是，如果患者有发热，身热汗出，口渴，不恶寒，却没有特别怕热的表现，那就不是阳明病之白虎汤证了，而应是太阳病之温病了，治疗也当以麻杏甘石汤为主了。所以是否怕热及发热，为太阳病之温病与阳明病之外证的鉴别要点。然而，此医案对此也无详细描述。

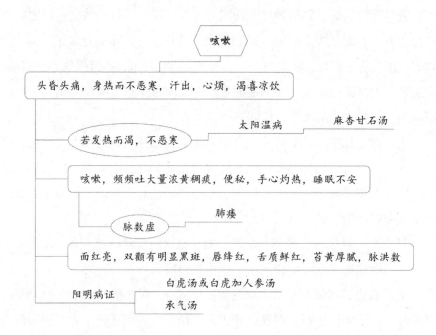

【原文】

此系温病伏邪外感所触发，并上犯肺经所致。法宜宣肺泄热，降逆止咳。以麻杏石甘汤加味主之。处方：麻黄 10 克，杏仁 24 克，石膏 60 克，甘草 18 克，葶苈子 10 克，川贝 15 克。服药十剂，咳嗽与浓痰减，手心灼热、头痛心烦、睡眠不宁等均有好转，面红亮亦稍退。

【研读】

由此看出，此医案医生辨证患者为太阳病之温病。这说明要么医案描述不详细，要么医生辨证不准确。再看患者二诊的描述。

【原文】

二诊：痰、咳、烦、热等虽有好转，但舌质仍鲜红，苔黄少津，便秘，时有发热。此郁热虽衰而津液未复。宜守原方，兼顾生津润燥以养阴。以麻杏甘石汤和竹叶石膏汤加减主之。处方：麻黄 10 克，杏仁 18 克，石膏 60 克，竹叶 10 克，麦冬 12 克，甘草 3 克，桑皮 15 克，川贝 15 克，黄芩 10 克，知母 12 克，荷叶 12 克。三剂。

三剂服用后，发热、便秘、头昏、咳吐浓痰等显著好转。原方损益又服十剂。

【研读】

医案中对患者二诊的描述太过简单了，患者既没有麻杏甘石汤证的具体表现，也没有竹叶石膏汤证的具体表现，却用了这两个汤方的合方。

麻杏甘石汤证的病机在于发热而口渴，不恶寒，其发热应该是持续的，所以治疗以清热解表为主；竹叶石膏汤证的病机在于虚羸少气，气逆欲吐，为病后肺胃之气调理之方，治疗以清热生津为主。《伤寒论》第 397 条："伤寒解后，虚羸少气，气逆欲吐，竹叶石膏汤主之。"根据医案中二诊的描述来看，似乎竹叶石膏汤证相对更符合些，但因没有气逆欲吐的描述，所以也无法确定。最后看医案中三诊的描述。

【原文】

三诊：舌质红、苔白润，偶尔尚吐浓痰。上述诸症悉减，两颧黑斑基本消退，病已显著好转。为祛多年余邪，宜养阴清肺，以善其后。自拟养阴清肺汤主之。处方：桑皮12克，杏仁12克，川贝10克，橘红10克，麦冬12克，白芍12克，银花10克，连翘10克，甘草3克。1979年2月25日追访患者，其家长告之，患者已于1978年复学，情况一直很好。

【研读】

三诊的描述就更为简单了，养阴清肺汤方也开得莫名其妙，若确是需要养阴清肺，竹叶石膏汤应为首选。

总之，《伤寒论》强调治病的根本大法为辨证施治，有其证才能用其方。若是证据不足，则很难判断其治疗是否正确。这个病人虽然吃了几十付中药，可是到底怎么好的是很难说的。如果这个病人不是二十几岁的自愈能力很强的年轻人，而是一个老态龙钟身体虚弱的人呢？

中医学应该是一个清晰、确切的逻辑体系，作为外在表现的每一个症状，都有其特定的内涵。中医的医案应该向西医学习，比如，对于西医来说，便秘是一个带有诊断性质的术语，就不应出现在症状描述中，而是应该描述如"大便困难，五天一次，便干硬"。而且相关于诊断或鉴别诊断的症状必须描述其有无及程度。类似于本篇这样的医案描述，其实对我们后来学习中医的人来说容易产生歧义，对于学习的意义不是很大。

以上医案原文选自《范中林六经辨证医案选》

二七 干咳而喘

【原文】

刘某，男，33 岁，内蒙古赤峰市人。1994 年 1 月 5 日初诊。感冒并发肺炎，口服"先锋四号"，肌注"青霉素"。身热虽退，但干咳少痰，气促作喘，胸闷。伴头痛，汗出恶风，背部发凉，周身骨节酸痛，阴囊湿冷。舌苔薄白，脉来浮弦。

【研读】

归纳医案，患者目前的主要症状有两个部分：①干咳少痰，气促作喘，胸闷。②伴头痛，汗出恶风，背部发凉，周身骨节酸疼，阴囊湿冷。患者的两个证候群来源于两个方面：外感和误治。本身患者的感冒应该是外感风寒而来，散风祛寒即可，却用了消炎药，也即灭火清热的药。

我们再看看来源于外感引起的咳喘有哪几种情况：有单纯外感风寒引起的咳喘，如麻黄汤证、桂枝加厚朴杏仁汤证；有外感风寒后郁而生热引起的咳喘，如汗出而喘、无大热的麻杏甘石汤证；有外感风寒后又内动水饮引起的咳喘，如小青龙汤证、越婢加半夏汤证、小青龙加石膏汤证、厚朴麻黄汤证。

从患者目前的两组主要症状来看，其咳喘有表证（头痛、汗出恶风等），而治疗咳喘有表证的经方有麻黄汤、桂枝加厚朴杏仁汤、麻杏甘石汤、小青龙汤、小青龙加石膏汤和厚朴麻黄汤。

我们逐个分析这几个经方：

麻黄汤治疗的咳喘应无汗，而患者的咳喘为有汗（汗出恶风）。

麻杏甘石汤治疗的咳喘为汗出而喘，但此汗出而喘为无大热，无大热说明其外感风寒已郁而生热了，虽然汗出而喘，但已无恶寒等表证了。而此患者的咳喘还有头痛、汗出恶风等表证。

小青龙汤、小青龙加石膏汤、厚朴麻黄汤治疗的咳喘为外感风寒后，内动水饮引起的咳喘，它们应该"咳逆倚息不得卧"。而患者无内动水饮的"咳逆倚息不得卧"的症状。

这样看来，只有桂枝加厚朴杏仁汤证最符合患者的症状了，其治疗的咳喘就兼有汗出恶风、头痛、周身疼痛等表证。

《伤寒论》第43条："太阳病，下之微喘者，表未解故也。桂枝加厚朴杏仁汤主之。"讲的就是桂枝加厚朴杏仁汤治疗的喘咳也有外感风寒后误下引起的。综合辨证分析，患者应为桂枝加厚朴杏仁汤证。

桂枝加厚朴杏仁汤方：桂枝、白芍、生姜各三两，炙甘草二两，大枣十二枚（擘开），厚朴二两，杏仁五十个（去皮尖）。煎法参照桂枝汤的煎煮方法。

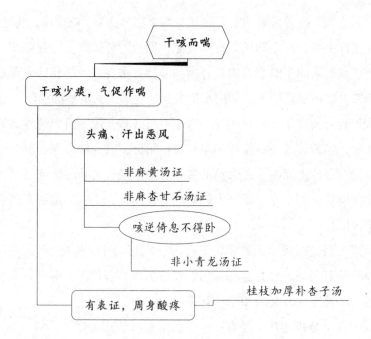

【原文】

　　证属太阳中风，寒邪迫肺，气逆作喘。法当解肌祛风，温肺理气止喘。桂枝 10 克，白芍 10 克，生姜 10 克，炙甘草 6 克，大枣 12 克，杏仁 10 克，厚朴 15 克。服药七剂，咳喘缓解，仍有汗出恶风，晨起吐稀白痰。上方桂枝、白芍、生姜增至 12 克。又服七剂，咳喘得平，诸症悉除。医院复查，肺炎完全消除。

【研读】

　　医案中，医生开出的正是桂枝加厚朴杏仁汤。

以上医案原文选自《刘渡舟验案精选》

二八　咳则左侧胸痛

【原文】

徐某，女。因咳嗽少痰，左侧胸痛，呼吸困难，发冷发热 6 天入院。入院前 3 天上述症状加剧。体检：营养、精神差。舌苔厚腻，脉弦滑。呼吸较急促。在左胸前第二肋间隙以下语颤消失，叩呈浊音，呼吸音消失。X 线透视积液上缘达前第二肋间，心脏稍向右移位。穿刺抽液 50 毫升，黄色半透明，李凡他氏试验（++），蛋白 5.5 克％，白细胞 255，淋巴 88％，中性 12％，未找到结核菌；血沉 40 毫米／小时。

【研读】

不知年龄。

看完这个医案，有两个问题值得我们去思考：

1. 中西医看待疾病的角度有怎样的差异。

2. 这个病案辨证是否有误，治疗是否准确，为什么会这样。

我们先谈谈中西医看待疾病的角度。西医很科学，更准确的说法是西医很科技，它基础于经典物理学、生物化学、生理学、解剖学、病理学……这些学科也是每一个学习西医的人必修的基础课。

在现代临床上，西医在诊疗疾病的过程中，主要借助于各种先进的检测手段及仪器设备，详细记录人体的各种数据，精细地分析出人体各种指标的变化，然后给出治疗方案。这个治疗方案也是完全针对"数据与指标"而设定的。让人不得不感叹高科技医学对人类的重要性。

然而，严格地说，各大医院里最先进的诊断设备，如B超、CT、核磁共振、生化仪等，全都是光、磁、电等物理或者化学或者生物学技术的进步，而不是医学理论本身的进步。如果说西医学也在不断修正改进的话，恰恰又说明了西医学存在着局限和谬误。

中医也是一门科学，它有十分清晰的脉络可寻，中国在两千多年前就已经形成了一套较完整的中医理论体系，而且很早就有了自己的药物学专著，确立了中医学辨证施治的理论体系与治疗原则。它以《黄帝内经》为宪法、为理论依据，以《伤寒论》的辨证思维逻辑为具体的诊治之法，条理清晰，思维缜密，治疗准确。在临床上中医生靠望、闻、问、切这四种方式获得病人的证候，进行辨证施治，拿出治疗方案，简便而且整体性更强。有人说，中医也有谬误，也需要发展和修正，可叹的是自《伤寒论》以后画龙点睛之作太少，而画蛇添足、狗尾续貂、滥竽充数之新说却时常可见。也有人说，中医的望、闻、问、切好难学，其实，这四种方式是打开人体奥妙的四扇窗，你只需打开其中一扇窗就可以看到奥妙了，也就是说，你只须先精确掌握其中一种方式即可。而这四种方式中，最简单的，最客观，也是最易掌握的就属"问"了。问诊是一门学问，通过问诊我们能够知道病人自身的所有症状，推演出到底在身体的什么地方，出了什么问题。仲景在《伤寒论》中的条文，大部分在讲这个——通过问诊，完全掌握病人所以不适的细节，再通过其他手段辅助进行辨证施治。

在西医看来是一样的病，中医的看法和用药会有多种可能。中医的辨证就是根据这些可能，结合症状，抽丝剥茧，找到根源，给出根本的解决方案。比如西医诊断是支气管炎，中医可能诊断是悬饮、支饮，也可能诊断为太阳伤寒。

中医科学也罢，西医科技也罢，让人们以较小的代价换来健康的身体，这才是研究一门学问的终极目的。总像瞎子摸象一般去争论，不去理解各自不同的角度，有什么意义呢？

言归正传，我们看看原文中对此医案的辨证。

【原文】

根据上述情况，合乎中医所说的悬饮，其病属实证。因此，以祛逐饮邪法，用十枣汤：大戟、芫花、甘遂各 0.9 克，研成极细粉末；肥大红枣 10 个（破），煎汁；在上午 10 时空腹吞服。药后 1 小时腹中雷鸣，约 2 小时左右即大便稀水 5 次。依法隔日 1 剂，投 3 剂后，体温正常，胸畅，胸痛减半，左前三肋以下仍呈浊音，呼吸音减低，X 线胸透复查示积液降至第三肋间以下。继服原方 4 剂，体征消失，血沉 5 毫米 / 小时，X 线胸透示积液完全吸收。住院 26 天，病愈出院。

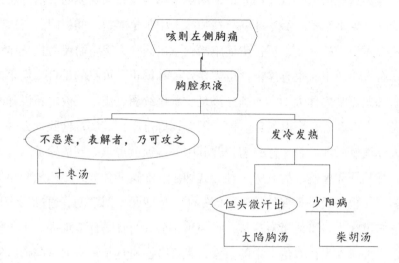

【研读】

此辨证仅靠患者咳嗽少痰、左侧胸痛、呼吸困难、发冷发热的症状，及西医的 X 线透视发现胸腔有积液等，就诊为悬饮，用十枣汤治疗，辨证依据太单薄，治疗也欠稳妥。太注重指标与数据，这也是为什么指标与数据虽然显示正常了，而病人 26 天后才出院的原因吧。

为什么这样说呢？其他症状先不说，就说西医诊断证据确凿的胸腔有积液吧，除了十枣汤证外，《伤寒论》及《金匮要略》中大陷胸汤证、大柴胡汤证、小柴胡汤证、小青龙汤证、葶苈大枣泻肺汤证等，都可能出现胸腔积液。如《伤寒论》第 136 条："伤寒十余日，热结在里，复往来寒热者，与大柴胡汤；但结胸，无大热者，此为水结在胸胁也，但头微汗出者，大陷胸汤主之。"

我们再看十枣汤证，《伤寒论》第 152 条："太阳中风，下利呕逆，表解者，乃可攻之。其人漐漐汗出，发作有时，头痛，心下痞硬满，引胁下痛，干呕短气，汗出不恶寒者，此表解里未和也，十枣汤主之。"从这段条文看出，使用十枣汤证的时机应为表证已解，才可攻下。而患者分明有发冷发热的表证，也就是寒热往来，而寒热往来又是少阳病的证候，如果是这样的话，是不是应该先用柴胡汤类呢？

清代医家曹颖甫曰："凡胸胁之病多系柴胡证，《伤寒论》太阳篇中指出，盖胸中属上焦，胁下则由中焦而达下焦，为下焦水道所从出，故胁下水道瘀塞即病悬饮内痛，而为十枣汤证。胸中水痰阻滞。上湿而下燥不和，则为大陷胸汤证。若胸中但有微薄水气，则宜小柴胡汤以汗之。胁下水气既除，转生燥热，则宜大柴胡汤以下之，可以观其通矣。"曹颖甫先生在这段话里提到了十枣汤、大陷胸汤、小柴胡汤和大柴胡汤，其关于胸胁类疾病的观点值得我们学习。

最重要的是，不论什么疾病，有其证才能用其方，这才是中医的逻辑，而不是凭借西医的一个"胸腔积液"的诊断，对应的就是中医的"悬饮"，就用十枣汤去治疗。

果真如此的话，把十枣汤改成胸腔积液汤岂不是更加干脆？

以上医案原文选自《伤寒名医验案精选》

二八 咳则左侧胸痛

二九　咳嗽多痰

【原文】

　　吴某，20 岁。咳嗽多痰，微有寒热，缠绵数月，形体日羸，举动气促，似疟非疟，似损非损。温凉补散杂投，渐至潮热，时忽畏寒，咳嗽食少，卧难熟睡。因见形神衰夺，知为内损，脉得缓中一止，直以结代之脉而取法焉。

【研读】

　　从医案不能看出患者是男是女。

　　医案中患者开始的主要症状为咳嗽多痰，微有寒热，可能是太阳中风或伤寒引起，解表即可。但结果缠绵了几个月不见好，身体也日渐消瘦羸弱，稍微活动一下就气喘吁吁。这期间"温凉补散杂投"，用了各种治疗方法，结果咳嗽不但不见好，还出现了"渐至潮热，时忽畏寒，咳嗽食少，卧难熟睡"且脉象结代的症状。一旦出现脉结代之象，就说明患者的身体状况危机四伏了。很明显，患者缠绵不见好的原因是被误治了。

　　从医案中患者的表面症状来看，似乎以咳嗽为主证，其实就当下来说，咳嗽也只是症状的一个分支而已，所以辨证时要抓主证，切不可纠结于此。

　　患者起初的咳嗽有痰，微有寒热，如果再加上脉浮，则可能是麻黄汤证或桂枝汤证；若发热而口渴，不恶寒，则也有可能是麻杏甘石汤证等。可惜医案中对此未曾有详细的描述。再有，此患者当下除了咳嗽外，还依次出现了两组重要的症状：一为形体日羸，举动气促，渐至潮热，若再加上欲吐的症状则是竹叶石膏汤证了。《伤寒论》第 397 条："伤寒解后，虚羸少气，气逆欲吐，竹叶石膏汤主之。"竹叶石膏汤证为肺胃虚热，可惜医案中对欲吐一症并未有描述。二为脉结代，这就提示心已大伤了，非炙甘草汤不能治了。《伤寒论》第 177 条："伤寒脉结代，心动悸，炙甘草汤主之。"这也说明了此患者目前的咳嗽已由表入里，伤及到心了。这也是太阳病到少阴病的演变过程，其演变的原因可能是误治！

既然患者已经出现了脉结代的症状，治疗应该先以救心为主，因为这已经危及到患者的生命了，患者随时都有可能"伤心欲绝"，所以治疗以先救命为主。用炙甘草汤救心于水火之中后，再根据患者后续的症状继续辨证施治。

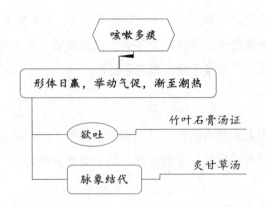

【原文】

此阳衰阴凝之象，荣卫虚弱之证。谛思结代之脉，仲景原有复脉汤法，方中地黄、阿胶、麦冬正滋肾之阴以保全；人参、桂枝、大枣、生姜、清酒，正益心之阳以复脉。用以治之，数月沉疴，一月而愈。

【研读】

很明显，医案中医生用的就是炙甘草汤，患者为炙甘草汤证。因为其辨证准确，所以"用以治之，数月沉疴，一月而愈"。这样看来，归根结底，辨证还是最关键的，不管什么疾病什么症状，有其证就定要用其方！

以上医案原文选自《伤寒名医验案精选》

三〇 咳吐浊痰

【原文】

门人卢扶摇之师曹殿光，芜湖人，年五十所，患痰饮宿疾，病逾十载，扶摇不能治，使来求诊。其症心下坚满，痛引胸胁，时复喘促，咳则连声不已，时时吐浊痰，稠凝非常，剧则不得卧。

【研读】

医案中的患者素来有痰饮，已经病了十几年了。何谓痰饮呢？痰和饮又有些不同，饮者，水也，黏稠者则为痰，清稀者则为饮，痰饮是饮病的其中一种。

《金匮要略·痰饮咳嗽病脉证并治》曰："问曰：夫饮有四，何谓也？师曰：有痰饮，有悬饮，有溢饮，有支饮。问曰：四饮何以为异？师曰：其人素盛今瘦，水走肠间，沥沥有声，谓之痰饮。饮后水流在胁下，咳唾引痛，谓之悬饮。饮水流行，归于四肢，当汗出而不汗出，身体痛重，谓之溢饮。咳逆倚息，短气不得卧，其形如肿，谓之支饮。"这段话是说，饮在人体有四种表现，分别为痰饮、悬饮、溢饮、支饮。病痰饮者，以前胖如今瘦，水饮在肠间，能听到沥沥声；病悬饮者，水饮流至胁下，咳唾时引胁下痛；病溢饮者，水饮在表，当汗出而不汗出，身体疼重；病支饮者，水饮从下往上冲逆，或者说从心下至肺，咳喘时坐着靠着会好些，气短不能平卧，还有肿的现象。

医案中的患者的主要症状有二：一为心下坚满，痛引胸胁，时复喘促；二为咳则连声不已，时时吐浊痰，稠凝非常，剧不得卧。

从第一组症状来看，与饮之悬饮症状相似，与十枣汤证相似。《伤寒论》第152条："太阳中风，下利呕逆，表解者，乃可攻之。其人漐漐汗出，发作有时，头痛，心下痞硬满，引胁下痛，干呕短气，汗出不恶寒者，此表解里未和也，以十枣汤主之。"《金匮要略·痰饮咳嗽病脉证并治》曰："病悬饮者，十枣汤主之。"又曰："咳家，其脉弦，为有水，十枣汤主之。"十枣汤证为水饮阻在心下流至胸胁，为悬饮。经常咳嗽的人如果脉弦，则为有水，十枣汤主之。但医案中对脉象没有任何的描述，所以很难确定患者的咳嗽是否因悬饮所致。

需要注意的是，医案中患者素来有痰饮的描述有误，是混淆了"饮"和"痰饮"的概念，若换成患者素来有饮则更为妥当。若是痰饮，应该有痰饮的症状才对，否则就是误导。

再看患者的第二组症状：咳则连声不已，时时吐浊痰，稠凝非常，剧不得卧。《金匮要略》中有三个方证与这一组症状有关，分别是：葶苈大枣泻肺汤证，小青龙汤证，皂荚丸证。

《金匮要略·痰饮咳嗽病脉证并治》："支饮不得息，葶苈大枣泻肺汤主之。"《金匮要略·肺痿肺痈咳嗽上气病脉证治》："肺痈喘不得卧，葶苈大枣泻肺汤主之。"葶苈大枣泻肺汤证为水饮自下而上聚集在肺，所以用葶苈利降肺中之水饮。

《金匮要略·痰饮咳嗽病脉证并治》："咳逆倚息不得卧，小青龙汤主之。"《伤寒论》第40条："伤寒表不解，心下有水气，干呕发热而咳，或渴，或利，或噎，或小便不利，少腹满，或喘者，小青龙汤主之。"小青龙汤证为外有寒内有水，或者说外寒动内饮，其饮为寒在心下，寒饮射肺，治疗以散外寒、温化内饮为主。

《金匮要略·肺痿肺痈咳嗽上气病脉证治》："咳逆上气，时时吐浊，但坐不得眠，皂荚丸主之。"皂荚丸证为肺有胶着黏痰，痰比饮更为黏稠，为水遇见了火化而为痰，所以用皂荚化肺中胶着黏痰。

第一组症状结合第二组症状来看，十枣汤证和皂荚丸证与患者似乎相对贴切些。

十枣汤证为悬饮，水饮阻在心下流至胸胁，所以其症状主要表现为"心下硬满，引胁下痛"。若咳，若脉弦，为有水，十枣汤主之。

皂荚丸证为支饮，水饮自下而上冲逆至肺遇见了火化为痰，致使肺有胶着黏痰阻滞，其症状主要表现为"咳逆上气，时时吐浊，但坐不得眠"。

　　这个患者治疗时应该结合脉象，若脉弦，可以先用十枣汤驱除水饮，水饮驱除后若还有"时时吐浊痰，稠凝非常，剧则不得卧"，则再用皂荚丸化肺中胶着黏痰；若脉不弦，则先用皂荚丸化肺中胶着黏痰，而后再进一步辨证施治。

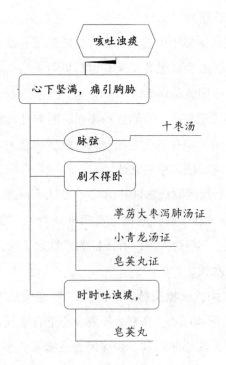

【原文】

　　余谓其喘咳属支饮，与《伤寒论》之心下有水气，《痰饮篇》之咳逆不得卧，证情相类。因投以小青龙汤，不效。更投以射干麻黄汤合小半夏汤，又不效。而咳逆反甚，心殊焦急。更思以十枣汤攻之，而十枣又为胸胁悬饮之方；思以葶苈大枣降之，而泻肺系为肺胀肺痈而设，皆非的对之剂，纵投之，徒伤元气，于病何补？因念其时吐痰浊，剧则不得卧，与《金匮》所载皂荚丸证，大旨相同。遂以皂荚炙末四两，以赤砂糖代枣和汤，与射干麻黄汤间服之。共八剂，痰除喘平，诸恙尽退。

【研读】

　　上述描述中看出，医案中的医生顾虑颇多，先是用了小青龙汤，不见效果。又用了射干麻黄汤合小半夏汤，不但没有效果，咳逆反而更加严重了。又想用十枣汤或葶苈大枣泻肺汤，但怕伤及患者的元气，没敢用。最后抓住患者的主要症状"时吐痰浊，剧则不得卧"用了皂荚丸，与射干麻黄汤间或服之，共八剂，痊愈。

由此看出，医案中的医生单凭患者"心下坚满，咳逆不得卧"就用了小青龙汤，用了小青龙汤无效后，又错用了射干麻黄汤合小半夏汤，结果症状反而加重。这一次又一次的误治说明该医生在辨证的时候，并没有完全按照《伤寒论》和《金匮要略》的逻辑去思考，不了解痰饮咳嗽的病机病位所在。若是完全依据经方的理论逻辑，也就不会出现错用汤方了。如此看来，错用还不如不用！误治还不如不治！

前面已经讲过小青龙汤证的病机病位了，就不再重复了。《金匮要略·肺痿肺痈咳嗽上气病脉证治》曰："咳而上气，喉中水鸡声，射干麻黄汤主之。"其为外寒导致水气郁于肺不降，水气上冲而有喉中水鸡声；所以，咳而喉中水鸡声为射干麻黄汤证的鉴别要点。很显然，医案中的患者并无此症状。

再看射干麻黄汤合小半夏汤的用法，就更是匪夷所思了。小半夏汤证的症状特点为呕反不渴。《金匮要略·痰饮咳嗽病脉证并治》曰："呕家本渴，渴者为欲解，今反不渴，心下有支饮故也，小半夏汤主之。"医案中的患者并没有呕反不渴的症状特点。

至于最后采取的皂荚丸与射干麻黄汤间或使用的方法，也是没有辨证依据的。皂荚丸证为肺中胶着黏痰阻滞，射干麻黄汤证为外寒致肺中水气上逆。肺中既然已经有胶着黏痰阻滞，怎么可能还有水气上逆呢？这样合方使用的意义又在哪里呢？对于患者来说算不算是过度治疗呢？

这个病人五十多岁，已经病了十多年了，如果是西医，估计要诊断为老年慢性支气管炎，但是也没有很好的治疗方法，一般以预防发作为主。但是每年冬天可能都要犯病，因为你只能预防病毒细菌，或者注意保暖等，谁也不能让寒冷的节气不影响人的健康，冬天是一定会来的。而中医只要辨证用药准确，完全有可能做到"诸恙尽退"。

西医进入中国百多年了，中医的支持者一直以此类病案沾沾自喜，并以为武器捍卫中医。依我看来，不过是坐井观天，夜郎自大而已。中国有一位曾学过西医的文化名人，曾经说"中医是有意无意的骗子"。那个年代也没有现在的电脑、手机之类的高科技，估计如果有人带一个穿越回去，也会被"专家"或"文化名人"封为"骗子"，因为这位文化名人不懂高科技。可是这个病案的治疗过程，确实让人很难相信中医。

可是不懂中医，或者在个案上用药有偏差，只能说那个文化名人或某个医生有不到之处，和中医这门学科是不是科学有什么关系呢？这个世界上，吃斋念佛最后却不能成佛的人比比皆是，这和佛法的对错有关系吗？

《伤寒论》成书距今已经两千多年了，后世的注释和演绎各种各样，到了正本清源与现代接轨的时候了。何谓正本清源？就是回到原著，站在那个时代，站在张仲景的角度思考问题。何谓与现代接轨？就是学习西医的长处，以现代语言和科技建立标准。中医应该有自己的生理学，表达生命的正常运作状态；应该有自己的病理学，说清楚疾病在哪里，是什么导致了症状；应该有自己的病理生理学，讲明白疾病的发生和演变过程。如果中医继续派系林立，各执己见，或者靠偏方打天下，那就还会被新的文化名人继续批判下去。

以上医案原文选自《经方实验录》

三一 咳喘（一）

【原文】

周某，女，57岁。1989年9月6日初诊。咳嗽二十余日，痰多而黏稠，汗出微喘。患者平素大便偏干，四五日一行。今者咳甚之时，反见大便失禁自遗。问小溲则称频数而黄。舌红，苔滑，脉来滑数。

【研读】

从医案描述中看出，患者目前的症状已不单单是咳嗽了，且痰多而黏稠了，还出现了汗出微喘及咳甚之时大便失禁自遗的症状。那么，这个喘及大便失禁从哪里而来呢？

若是单看汗出而喘，《伤寒论》中主要有四个条文涉及：

1.《伤寒论》第63条："发汗后，不可更行桂枝汤，汗出而喘，无大热者，可与麻黄杏仁甘草石膏汤。"此条文说的是，麻杏甘石汤证的汗出而喘为邪热在肺（邪气入侵之时，肺中已自蕴热，发汗之后，其邪不从汗而出于表者，必从内而并于肺）。

2.《伤寒论》第34条："太阳病，桂枝证，医反下之，利遂不止，脉促者，表未解也；喘而汗出者，葛根黄连黄芩汤主之。"此条文说的是，葛根黄连黄芩汤证的喘而汗出为邪热陷入胃肠，所以除了喘而汗出外，还有利遂不止的症状。

3.《伤寒论》第43条："太阳病，下之微喘者，表未解故也，桂枝加厚朴杏仁汤主之。"《伤寒论》第18条："喘家作桂枝汤，加厚朴杏仁佳。"这两个条文说的是，桂枝加厚朴杏仁汤证的汗出而喘为病邪仍在表（太阳病经误下，无结胸、下利诸变，但微喘，知其里未受病，而其表犹未解）。此病邪为风寒之邪，与热无关。

4.《伤寒论》第208条："阳明病，脉迟，虽汗出不恶寒者，其身必重，短气腹满而喘，有潮热者，此外欲解，可攻里也。手足濈然汗出者，此大便已硬也，大承气汤主之；若汗多，微发热恶寒者，外未解也，其热不潮，未可与承气汤；若腹大满不通者，可与小承气汤，微和胃气，勿令至大泻下。"此条文说的是，阳明病也有汗出而喘的症状，若此汗出而喘伴有腹满及潮热，且大便已硬，乃胃肠的实热已成，可以用大承气汤攻里；若汗多、发热、恶寒，说明表未解，不可用承气汤；若腹大满不通，也可先用小承气汤，注意不可泻下太过。

总结以上几个条文，发现汗出而喘的原因有四：

1. 表有热邪壅肺。

2. 热邪从表陷入胃肠。

3. 风寒之邪在表。

4. 燥热之邪在胃肠。

从患者小便频数而黄的症状来看，其病邪已入里，与表无关。《伤寒论》第 56 条："伤寒不大便六七日，头痛有热者，与承气汤。其小便清者，知不在里，仍在表也，当须发汗。若头痛者必衄，宜桂枝汤。"从这个条文推论出，若小便不清，知邪已不在表，入里也。说明此症状也不是风寒之邪在表，当排除桂枝加厚朴杏仁汤证。

再看，患者素来大便干，四五日一次，却没有腹部是否胀满、全身是否潮热的描述，姑且假设患者没有腹胀满、潮热的症状，那就应该排除阳明实证之燥热在胃肠的大、小承气汤证了。但如果患者大便秘结又伴有腹胀满、潮热等阳明燥实证的症状，那就是大、小承气汤证了，这一点需要注意。

结合患者小便的颜色（频数而黄）及脉象（脉来滑数）、舌象（舌红）来看，其病邪为热邪。这样看来，麻杏甘石汤证与葛根黄连黄芩汤证更接近患者的症状。然而，从患者咳甚则大便失禁自遗的症状来看，说明热邪已不单单是在肺了，而是下移波及到了大肠。《素问·咳论》指出："五脏之久咳，乃移于六腑……肺咳不已，则大肠受之，大肠咳状，咳而遗矢（古同"屎"，粪便）。"以此看出，葛根黄连黄芩汤证更符合患者的症状。

综合以上分析，此患者的治疗可以分为两个部分，先解决患者汗出微喘的问题，用葛根黄连黄芩汤化解热邪陷于大肠引起的喘而汗出兼大便失禁的症状；再解决患者咳嗽痰多黏稠的问题，若前方服用后，还有咳嗽等热邪在肺的症状，再用麻杏甘石汤化解。相反，如果没有咳嗽等热邪在肺的症状，则不能用麻杏甘石汤，需根据实际情况辨证后才能施治。

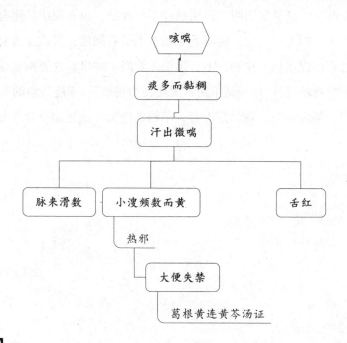

【原文】

证属热邪犯肺，肺与大肠相表里，下联于肠，迫其津液，使其传导失司，则见失禁之象。治以清热宣肺止咳为要。处方：麻黄5克，杏仁10克，炙甘草6克，生石膏30克，芦根30克，葶苈子10克，枇杷叶15克，竹茹15克，苡米30克。服药七剂，咳嗽之症大减，遗矢之症已愈，口又见干渴，大便转为秘结。乃与宣白承气汤：生石膏20克，杏仁10克，瓜蒌皮12克，大黄2克，甜葶苈10克，花粉10克，枇杷叶10克，浙贝10克。三剂而病愈。

【研读】

医案中医生开出的第一方是麻杏甘石汤，并在此基础上加了芦根、葶苈子、枇杷叶、竹茹、苡米。服用后又见口干渴，大便转为秘结，所以又

三
咳
喘
(一)

开了第二方宣白承气汤，此为《温病条文》中的方剂。

医案中，医生的辨证为热邪在肺，谓肺与大肠成表里，因此牵连到大肠，所以用的是麻杏甘石汤加减。可是如果热邪不下移，又是如何牵连到大肠的呢？这不是一句"肺与大肠相表里"就能解释得通的。再者，既然牵连到大肠，大肠又属阳明，说明热邪不单在肺，也在阳明。还有，患者素来大便干，四五日一次，说明其胃肠本来就有问题，所谓虚者邪凑之。而麻杏甘石汤仅治热邪在肺，不管阳明（胃肠）的事。这恐怕也是患者服用了麻杏甘石汤后，"口又见干渴，大便转为秘结"，未能痊愈的原因吧。

所以，笔者认为，就治疗而言，葛根黄连黄芩汤更加适合患者。

以上医案原文选自《刘渡舟验案精选》

三二 咳喘（二）

【原文】

柴某，男，53 岁。1994 年 12 月 3 日就诊。患咳喘十余年，冬重夏轻，经过许多大医院均诊为"慢性支气管炎"，或"慢支并发肺气肿"，选用中西药治疗而效果不显。就诊时，患者气喘憋闷，耸肩提肚，咳吐稀白之痰。每到夜晚则加重，不能平卧；晨起则吐痰盈杯盈碗。背部恶寒。视其面色黧黑，舌苔水滑，切其脉弦、寸有滑象。

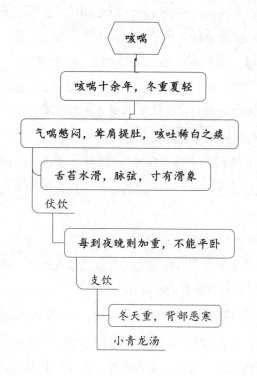

咳喘

咳喘十余年，冬重夏轻

气喘憋闷，耸肩提肚，咳吐稀白之痰

舌苔水滑，脉弦，寸有滑象

伏饮

每到夜晚则加重，不能平卧

支饮

冬天重，背部恶寒

小青龙汤

【研读】

患者的咳喘之症已经很久了，十余年，且冬天重、夏天轻，发作时气喘憋闷，耸肩提肚，咳吐稀白之痰，这说明了什么？

说明患者体内有伏饮。《金匮要略·痰饮咳嗽病脉证并治》曰："膈上病痰，满喘咳吐，发则寒热，背痛腰疼，目泣自出，其人振振身𥉋剧，必有伏饮。"饮为水饮，稀清者为饮，稠浊者为痰。伤饮之病，留而不去，为留饮；伏而难攻，为伏饮。伏饮者，乃留饮膈上，伏而不出，发作有时也。或于秋冬或感春风则病情加重，发作时必喘满咳吐痰盛，感受风寒则背痛腰疼，严重时则咳喘、目泣自出且振振身动（患者耸肩提肚）。

再结合患者面色黧黑、舌苔水滑、脉弦的症状，更加说明该患者的咳喘与水饮有关。这里需要注意的是，脉双弦者，寒也；脉偏弦者，饮也。但是，该医案未详细描述患者的脉象到底是脉双弦，还是脉偏弦。

《金匮要略·痰饮咳嗽病脉证并治》曰："问曰：夫饮有四，何谓也？师曰：有痰饮，有悬饮，有溢饮，有支饮。问曰：四饮何以为异？师曰：其人素盛今瘦，水走肠间，沥沥有声，谓之痰饮；饮后水流在胁下，咳唾引痛，谓之悬饮；饮水流行，归于四肢，当汗出而不汗出，身体疼重，谓之溢饮；咳逆倚息，短气不得卧，其形如肿，谓之支饮。"结合患者"每到夜晚则加重，不能平卧"的症状，知其咳喘当属支饮的范畴。而支饮在《金匮要略·痰饮咳嗽病脉证并治》中涉及的方证有：

1."支饮胸满者，厚朴大黄汤主之。"

此条文中的"胸满"应为"腹满"，厚朴大黄汤主治的支饮腹满乃饮在胃家也，所以此支饮必有大便不通的症状。而此医案并没有大、小便症状的描述。

2."支饮不得息，葶苈大枣泻肺汤主之。"

此条文讲的葶苈大枣泻肺汤主治的支饮乃饮在肺也，所以必有咳喘无法入眠的症状，与医案中患者的症状相似。然患者的脉象为弦，"肺饮不弦，但苦喘短气"，讲的是肺有水饮则脉象不弦，也就是说脉弦说明水饮不在肺。

3."膈间支饮，其人喘满，心下痞坚，面色黧黑，其脉沉紧，得之数十日，医吐下之不愈，木防己汤主之。虚者即愈，实者三日复发，复与不愈者，宜木防己汤去石膏加茯苓芒硝汤主之。"

此条文讲的木防己汤主治的支饮乃饮在膈间，其主要症状为心下痞坚，面色黧黑，其脉沉紧。与患者的面色黧黑的症状虽相似，不过患者的脉象为弦。

4. "心下有支饮，其人苦冒眩，泽泻汤主之。"

此条文讲的泽泻汤主治的支饮乃饮在心下，其主要症状必有头晕目眩，然此患者并无此症状。

5. "咳逆倚息，不得卧，小青龙汤主之"。

此条文讲的小青龙汤主治表寒不解，内动水气，遂为停饮作咳之证。水聚得寒为饮，水聚得热为痰。此支饮乃表之寒邪侵扰内之水气而成，内之水气为"心下有水气"。《伤寒论》第40条："伤寒表不解，心下有水气，干呕发热而咳，或渴，或利，或噎，或小便不利，少腹满，或喘者，小青龙汤主之。"

从以上这5个方证中看出，厚朴大黄汤证、葶苈大枣泻肺汤证、木防己汤证、泽泻汤证分别为胃家、肺、膈间、心下本身有饮，与寒无关。而小青龙汤证似乎更为合适，因患者有"背部恶寒"的表证，且发作是冬天重夏天轻，说明患者的饮跟外来之寒邪有关。以此辨证该患者目前为小青龙汤证。

这里需要注意两个问题：

1. 如果该患者的喘咳伴有烦燥的症状，则应该用小青龙加石膏汤。

《金匮要略·肺痿肺痈咳嗽上气病脉证治》曰："肺胀，咳而上气，烦燥而喘，脉浮者，心下有水，小青龙加石膏汤主之。"

2. 小青龙汤的药效发散力大，虚人误服，可能出现手足厥冷，气从少腹上冲胸咽，其面翕热如醉状等症状，如果出现了怎么办呢？

《金匮要略·痰饮咳嗽病脉证并治》有以下几段详解：

"青龙汤下已，多唾口燥，寸脉沉，尺脉微，手足厥逆，气从少腹上冲胸咽，手足痹，其面翕热如醉状，因复下流阴股，小便难，时复冒者，与茯苓桂枝五味甘草汤，治其气冲。"

"冲气即低，而反更咳、胸满者，用桂苓五味甘草汤去桂加干姜、细辛，以治其咳满。"

"咳满即止，而更复渴，冲气复发者，以细辛、干姜为热药也，服之当遂渴，而渴反止者，为支饮也；支饮者，法当冒，冒必呕，呕者复内

三 咳喘（二）

半夏，以去其水。"

"水去呕止，其人形肿者，加杏仁主之。其证应内麻黄，以其人遂痹，故不内之。若逆而内之者，必厥。所以然者，以其人血虚，麻黄发其阳故也。若面热如醉，此为胃热上冲熏其面，加大黄以利之。"

因此，服用小青龙汤应中病即止，不可久服。一旦病情缓解，即改用苓桂剂类以温化寒饮。此即《金匮要略·痰饮咳嗽病脉证并治》所说"病痰饮者，当以温药和之"的精神。

【原文】

断为寒饮内伏。上射于肺之证。为疏小青龙汤，内温肺胃以散水寒。麻黄9克，桂枝10克，干姜9克，五味子9克，细辛6克，半夏14克，白芍9克，炙甘草10克。服七剂而咳喘大减，吐痰减少，夜能卧寐，胸中觉畅。后以《金匮》之桂苓五味甘草汤加杏仁、半夏、干姜正邪并顾之法治疗而愈。

【研读】

该医生开出的正是小青龙汤方，后以桂苓五味甘草汤收尾。

以上医案原文选自《伤寒名医验案精选》

三三　咳喘（三）

【原文】

赵某，男，5岁半。1993年5月20日初诊。有过敏性哮喘史，每闻异味后先嚏后咳，继之则发气喘。近两个月病情加重，咳喘不能平卧。西医检查：两肺有哮鸣音，并伴有细小的湿啰音，血液白细胞及嗜酸性细胞均有增高，体温37.8℃。诊断：过敏性哮喘合并肺部感染。给予抗菌素及"扑尔敏""氨茶碱"等药治疗，然气喘不见缓解。喉中痰鸣，痰不易咳出。并伴有纳呆、胸闷、腹胀、烦燥不安、小便短赤、大便不调等症。舌质偏红，苔白厚腻，脉来滑数。

【研读】

从医案中看出，患者目前的主要症状为"咳喘不能平卧"，其喘的症状有三个特点：

1. 不能平卧。《金匮要略·痰饮咳嗽病脉证并治》："咳逆倚息，短气不得卧，其形如肿，谓之支饮。"由此看出，患者的喘且不能平卧与饮有关。《金匮要略·痰饮咳嗽病脉证并治》篇中还有两个具体的条文与之相关："支饮不得息，葶苈大枣泻肺汤主之。""咳逆倚息，不得卧，小青龙汤主之。"

2. 喉中痰鸣。肺中水饮之气上冲易导致喉中痰鸣。《金匮要略·肺痿肺痈咳嗽上气病脉证治》："咳而上气，喉中水鸡声，射干麻黄汤主之。"

3. 纳呆、腹胀、烦燥不安、小便短赤、大便不调，这些症状均与胃家有关。《金匮要略·痰饮咳嗽病脉证并治》曰："支饮胸满（指腹满）者，厚朴大黄汤主之。"

我们分析一下这些特点涉及的经方：

葶苈大枣泻肺汤主治的咳喘乃水饮在肺，与其他脏器无关。虽有咳喘不得卧，但没有喉中痰鸣音及胃家不适的症状。

小青龙汤的主治乃表寒不解、内动水气，遂为停饮作咳喘之证。虽也有咳喘不得卧，却还伴有表寒不解的表证，而患者无此表证。

厚朴大黄汤治疗的支饮咳喘为饮在胃家，与患者喘的特点之三相似。可是患者的喘不伴有喉中痰鸣音。

射干麻黄汤治疗咳而上气，与胃有停饮宿食，肺有痰饮引起的喘咳有关。胃有停饮宿食自然造成纳呆、腹胀、大便不调的症状；肺有痰饮自然有喉中痰鸣音及倚息不得卧的症状。所以射干麻黄汤治疗的喘咳既有倚息不得卧的特点，又有喉中痰鸣音的特点，还有纳呆、腹胀、大便不调等特点。

这样看来，射干麻黄汤证与患者的症状相符，若患者的咳喘除伴有烦燥不安、小便短赤、大便不调外，还有汗出、口渴饮冷，建议其用射干麻黄汤加石膏。

射干麻黄汤方：射干三两，麻黄、生姜各四两，细辛、紫菀、款冬花各三两，大枣七枚，半夏半升，五味半升。上九味，以水一斗二升，先煮麻黄两沸，去上沫，内诸药，煮取三升，分温三服。

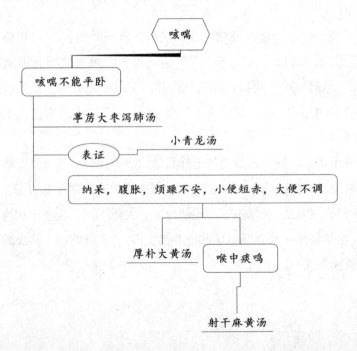

【原文】

辨为湿热羁肺，积而生痰，痰湿上痹，肺气不宣，因而发生喘咳。拟芳香化浊，清热利湿，宣肺平喘为急务。浙贝 12 克，菖蒲 10 克，射干 10 克，白蔻仁 10 克，茵陈 10 克，滑石 12 克，藿香 8 克，杏仁 10 克，苡米 12 克，黄芩 6 克，栀子 8 克，通草 10 克，桔梗 10 克，厚朴 12 克，前胡 10 克，紫菀 10 克。嘱服七剂。服药后，咳喘明显减轻，夜能安卧，胸满不发。再服七剂，咳止喘平，两肺哮鸣音及湿啰音全部消失，血象恢复正常，诸恙皆瘥。

【研读】

该医生开出的并非是经方，其用了 16 味药，而射干麻黄汤仅 9 味药。笔者认为，经方用药配伍更为精良，效果应该会更好。

以上医案原文选自《刘渡舟验案精选》

三三 咳喘 (三)

三四　咯血

【原文】

方某，女，39岁。患支气管扩张咯血十年，屡治不效。每至春天，咯血频发，吐痰黄稠，口不渴，时常胸胁疼痛，动则短气，情绪激动之时咯血每易发作。纳食、睡眠、二便尚可。颜面憔悴，舌质黯淡，无苔，脉弦细数。

【研读】

患者的主要症状为：咯血，吐痰，胸胁疼痛，口不渴，动则短气。其发作的季节为春天，且情绪激动时咯血每易发作。

从其主要症状来看，与肺痈相似。《金匮要略·肺痿肺痈咳嗽上气病脉证治》："问曰：热在上焦者，因咳为肺痿。肺痿之病，从何得之？师曰：或从汗出，或从呕吐，或从消渴，小便利数，或从便难，又被快药下利，重亡津液，故得之。曰：寸口脉数，其人咳，口中反有浊唾涎沫者何？师曰：为肺痿之病。若口中辟辟燥，咳即胸中隐隐痛，脉反滑数，此为肺痈，咳唾脓血。脉数虚者为肺痿，数实者为肺痈。"这一段话首先讲肺痿是热在上焦，从"重亡津液"得之；后讲了肺痿与肺痈的不同之处：寸口脉数虚，其人咳，口中反有浊唾涎沫为肺痿；若口中燥，咳即胸中隐隐痛，脉反滑数实者，为肺痈，肺痈必咳唾脓血。

以此看来，患者咯血、吐痰、胸胁疼痛的症状的确属肺痈，唯有口不渴似乎有些出入，然而条辨说的口中燥并不代表口渴，口中燥不口渴为有瘀血，口中干燥且口渴为胃家有燥热，有瘀血以祛瘀为主，有燥热以清热为主。

《金匮要略·肺痿肺痈咳嗽上气病脉证治》篇中提到的治疗肺痈的经方有三：

1. "肺痈喘不得卧，葶苈大枣泻肺汤主之。"

2. "咳而胸满，振寒，脉数，咽干不渴，时出浊唾腥臭，久久吐脓如米粥者，为肺痈，桔梗汤主之。"

3.《千金方》中的苇茎汤也用于治疗肺痈。"苇茎汤方，治咳有微热，烦满，胸中甲错，是为肺痈"。

这三个汤方分别用于治疗肺痈不同时期的症状：葶苈大枣泻肺汤治疗肺痈脓未成的时期，也就是水饮聚集的阶段；桔梗汤治疗肺痈脓成的时期，也就是水饮与火相聚为痰，脓成的阶段；苇茎汤治疗肺痈脓成血结的时期，脓成后痰血相结的阶段。

结合患者咯血的症状来看，患者目前的症状属肺痈脓成血结的时期，故应该用苇茎汤。汤方：苇茎二升，薏苡仁半升，桃仁五十枚，瓜瓣半升。上四味，以水一斗，先煮苇茎得五升，去滓，内诸药，煮取二升，服一升，再服，当吐如脓。

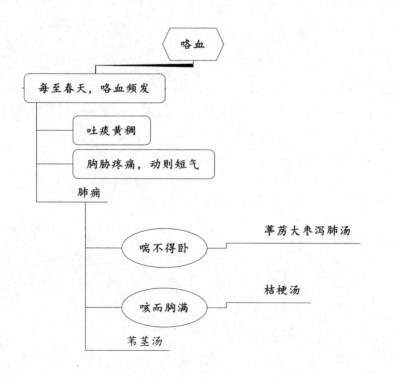

【原文】

根据脉症反映，属木火刑金，肝火犯肺。治以清金平木，疏方：青黛 6 克，蛤粉 6 克，花蕊石 12 克，鹅管石 12 克，侧柏炭 10 克，芦根 30 克，苡仁 30 克，冬瓜仁 30 克，桃仁 6 克，红花 6 克，川贝 6 克，马勃 6 克。以此为基本方加减，或佐清化痰热，或佐益气养阴，或佐健脾益肾。服药半年，诸症平稳。次年春天咯血未发。

【研读】

现代临床常用芦根代替苇茎，冬瓜子代替瓜瓣。所以从这个处方中看出，该医生开出的乃是苇茎汤的加减方。笔者认为，此方太过繁琐，有点儿拖家带口上战场的味道，单用苇茎汤效果可能更好。

以上医案原文选自《刘渡舟验案精选》

三五　胸痛

【原文】

　　杨某，女，70岁。1994年1月31日初诊。患者于两月前因冠心病大面积心肌梗死入某医院抢救。出院后，因气候突变，寒流袭来，又感胸部闷胀、气短、心前区隐隐作痛、两胁持痛不休、左手臂胀麻。伴有咳吐白浓痰、腹胀、大便干燥等症。患者精神紧张，夜寐易发惊悸。视其舌苔白腻，脉来沉弦而滑。

【研读】

　　从医案中看出，患者的主要症状是胸部闷胀、气短、心前区隐隐作痛、两胁持痛不休，其他还有腹胀、大便干燥、精神紧张、夜寐易发惊悸等。其主要症状与枳实薤白桂枝汤治疗的胸痹相似。

　　《金匮要略·胸痹心痛短气病脉证治》云："胸痹心中痞，留气结在胸，胸满，胁下逆抢心，枳实薤白桂枝汤主之，人参汤亦主之。"枳实薤白桂枝汤证的胸痹、胸部满胀、气结在胸，乃胁下胆气不足，胃之邪气上逆之故，因此其有胁下胀满的症状，治疗以祛邪为主；人参汤证的胸痹、胸部满胀、气结在胸，乃胁下肝气不足，脾之虚寒之气上逆导致，因此也有胁下胀满的症状，治疗以扶正气为主。

　　相对而言，枳实薤白桂枝汤（枳实、厚朴、薤白、桂枝、瓜蒌实）证为胸痹实证，人参汤（人参、甘草、干姜、白术）证为胸痹虚证。观其大便，枳实薤白桂枝汤证应大便不通畅；人参汤证应大便便溏或下利。

　　结合患者腹胀、大便干燥、舌苔白腻、脉象沉弦而滑来判断，患者的胸痹应为邪气阻于胁下，上冲于胸的胸痹实证，为枳实薤白桂枝汤证。如果患者服用了枳实薤白桂枝汤，胸痹症状缓解后，还有精神紧张、夜寐易发惊悸等症状，那么再进一步辨证施治。

枳实薤白桂枝汤方：枳实四枚，薤白半斤，桂枝一两，厚朴四两，瓜蒌实一枚（捣）。上五味，以水五升，先煮枳实、厚朴，取二升，去滓，内诸药，煮数沸，分温三服。

【原文】

脉证合参，辨为心阳痹阻，痰浊凝聚，心胸脉络不通则痛。治宜宣痹通阳，豁痰通络止痛。疏方：糖瓜蒌20克（先煎），薤白6克，半夏15克，旋覆花10克，红花10克，茜草10克，桂枝10克，丹参20克，郁金10克，木香10克，紫降香10克。服五剂后，胸满、胸痛大为缓解，咳痰减少，夜睡已能成寐。续服五剂，诸症皆安。

【研读】

以上看出，该医生开的汤方虽不是经方，但有瓜蒌、薤白、桂枝，是半个枳实薤白桂枝汤的加减。但我还是认为，枳实薤白桂枝汤原方更为精准。

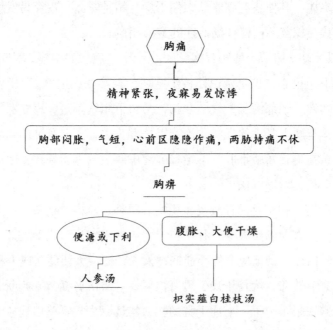

以上医案原文选自《刘渡舟验案精选》

三六 胸痹（一）

【原文】

杨某，年五十余。某年 2 月患胸痹心痛证，曾服桂附理中汤，重用党参、于术并加当归，服后病未见减。每于发作之时，心胸撮痛，有如气结在胸，甚则痛彻肩背，水米不进。痛急则面唇发青，冷汗淋漓，脉息迟弱，昏绝欲毙，危在旦夕。

【研读】

不知患者性别。从医案中看出，患者被诊患胸痹心痛证，其发作时的特点表现为：心胸撮痛，有如气结在胸，甚者痛彻肩背，水米不进；痛急则面唇发青，冷汗淋漓，脉息迟弱，昏绝欲毙，危在旦夕。

我们先看看胸痹心痛证的病因是什么：

《金匮要略·胸痹心痛短气病脉证治》云："师曰：夫脉当取太过不及，阳微阴弦，即胸痹而痛，所以然者，责其极虚也。今阳虚知在上焦，所以胸痹心痛者，以其阴弦故也。"阳微，阳不足也；阴弦，阴太过也。阳主开，阴主闭，阳虚而阴乘之，即胸痹而痛。痹者，闭也。夫上焦为阳之位，而微脉为虚之甚，故曰责其极虚。以虚阳而受阴邪之击，故为心痛。由此看来，胸痹是由上焦阳气虚、阴邪盛引起的。所以胸痹的治疗有两个方向：一为驱阴邪为主，如瓜蒌薤白白酒汤、瓜蒌薤白半夏汤、枳实薤白桂枝汤等；二为扶正气温阳为主，如人参汤、乌头赤石脂丸等。

《金匮要略·胸痹心痛短气病脉证治》中涉及心痛彻背的方证有三：瓜蒌薤白白酒汤证，瓜蒌薤白半夏汤证，乌头赤石脂丸证。

1. 瓜蒌薤白白酒汤证："胸痹之病，喘息咳唾，胸背痛，短气，寸口脉沉而迟，关上小紧数，瓜蒌薤白白酒汤主之。"

2. 瓜蒌薤白半夏汤证："胸痹不得卧，心痛彻背者，瓜蒌薤白半夏汤主之。"

瓜蒌薤白白酒汤证与瓜蒌薤白半夏汤证的区别在于，瓜蒌薤白白酒汤证只是上焦阴邪（水饮）盛，而瓜蒌薤白半夏汤证则是上焦及胃都有水饮。胃有水饮则水饮上逆，则胃不和，胃不和则不卧，因此，瓜蒌薤白半夏汤证比瓜蒌薤白白酒汤证多了胃中水饮上逆致不得卧之症，所以治疗上瓜蒌薤白半夏汤证在瓜蒌薤白白酒汤的基础上加了一味半夏祛胃中水饮。

3. 乌头赤石脂丸证："心痛彻背，背痛彻心，乌头赤石脂丸主之。"

以此看出，乌头赤石脂丸证比瓜蒌薤白白酒汤证、瓜蒌薤白半夏汤证多了一个背痛彻心的证候。为什么心痛会牵连背痛，背痛又牵连心痛呢？晚清著名医学家唐容川云："胸有大膈膜，发于背脊，连于肝系，由肝系背脊之间循肋骨尽处至于胸前。此膈之白膜下连油网，是为中下二焦。此膈之白膜，循腔子内上至肺系，以入心包，又后至于背脊之上，是为上焦。胸与背道路之相通者，皆在此膈膜内也。"这段话的意思是说，胸前有大膈膜，前连肝系，后连背脊，此膜上连肺系入心包，又后至于背脊之上，为上焦；此膜下连油网，为中下焦。其为胸与背的通道，也是肝系与背脊的相通之路。心痛彻背为上焦心肺阳虚，虚者邪凑，邪从胸前膈膜上入肺、心包至背脊，为病在膈膜与背脊之间，与肝系无关，故只是心痛牵连到背。背痛彻心则为痛从背脊发，由背而痛彻心前，背脊为太阳督脉所管辖，又前连肝系，肝与太阳之阳虚，邪从背脊直通肝系，乃能由背痛转至胸前，为病在肝系与背脊之间，而肝系又连胸前膈膜，胸前膈膜又上连心肺，所以有心痛彻背、背痛彻心之症。

这样看来，心痛彻背为病在上焦之心肺阳虚阴邪盛，所以治疗以驱阴邪为主，瓜蒌实驱膈膜之阴邪通膈膜，薤白散心肺之阴结；心痛彻背、背痛彻心为病在肝与太阳之阳虚，所以治疗以温阳扶正气为主，用附子振奋太阳之阳，用乌头振奋肝之阳，用蜀椒使振奋之阳直接快速作用于阴邪，用干姜守阳助阴邪外出，用赤石脂阻塞肝系与背脊的通道，使邪气无所逃窜，这是典型的团队作战——附子、乌头攘外以攻为主，干姜安内以守为主，所谓攘外必先安内；附子、乌头如同先锋，其作战的方向由中场的蜀椒指挥，干姜、赤石脂如同守门员与后卫。

瓜蒌薤白白酒汤证、瓜蒌薤白半夏汤证与乌头赤石脂丸证不同的地方在于：

1. 瓜蒌薤白白酒汤证与瓜蒌薤白半夏汤证只有心痛彻背之症，无背痛彻心之症；而乌头赤石脂丸证既有心痛彻背之症，也有背痛彻心之症。

2. 瓜蒌薤白白酒汤证与瓜蒌薤白半夏汤证为病在上焦或病在上焦及胃。上焦阳气虚、阴邪盛导致胸痹心痛彻背，治疗以驱阴邪为主；乌头赤石脂丸证不止病在上焦，还牵连肝肾，上焦之阳及肝肾之阳皆不足，所以有心痛彻背、背痛彻心之症，治疗以温阳扶正气为主。

由此可见，若患者发病时只是心痛彻背，用瓜蒌薤白白酒汤或瓜蒌薤白半夏汤治疗即可；若患者发病时心痛彻背且背痛彻心，则用乌头赤石脂丸治疗。

从患者胸痹心痛的症状来看，其发病时只是心痛彻背，可考虑用瓜蒌薤白白酒汤或瓜蒌薤白半夏汤；若患者还兼有不得卧的症状，则用瓜蒌薤白半夏汤。再结合其疼痛严重时出现面唇发青，冷汗淋漓，脉息迟弱，昏绝欲毙的亡阳之证，很显然为心肺亡阳之象，治疗当先以回阳救逆为主，酌情使用四逆汤；若还兼有背痛彻心，则为肝肾亡阳之象了，当用乌头赤石脂丸治之。

我们看看医案中的医生是如何辨证施治的。

【原文】

此乃土虚无以制水，阳衰不能镇阴，致下焦肝肾阴邪夹寒水上凌心肺之阳而成是状。然寒水已犯中官，骤以参术当归之峻补，有如高筑堤堰堵截水道，水邪无由所出之路，岸高浪急，阴气上游，势必凌心作痛。斯时不宜壅补过早，法当振奋心阳，使心气旺盛，则阴寒水邪自散矣。方用四逆汤合瓜蒌薤白汤加桂。天雄片100克，干姜30克，薤白10克，瓜蒌实10克，公丁10克，上肉桂10克（研末，泡水兑入），甘草5克。一剂痛减其半，二剂加茯苓30克以化气行水，则痛减七八分，三剂后胸痛若失。

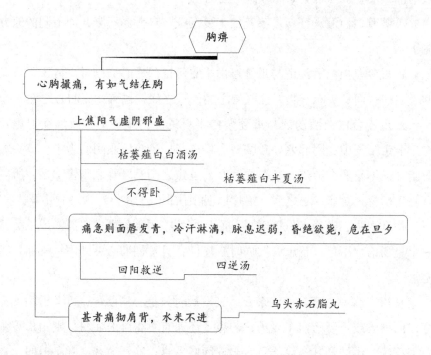

【研读】

当辨证为少阴心阳虚极不足以制水，致使水邪上泛于上焦，出现危证时，治疗当以四逆汤回阳救逆。虽然这个病例治疗以四逆汤合瓜蒌薤白加减，且效果不错，但其辨证却与治疗有些不符。

疑问一：既然辨证为土虚无以制水，阳衰不能镇阴，说明病在太阴脾土阳气不足，那之前曾服用桂附理中汤加减为何不愈？

疑问二：既然辨证为下焦肝肾阴邪夹寒水上凌心肺之阳而成是状，为何不用乌头赤石脂丸，而用四逆汤回阳救逆？

以上医案原文选自《吴佩衡医案》

三七　胸痹（二）

【原文】

顾某，男，年四旬，云南省鲁甸县人，住上海马斯南路息庐三号。肾气虚，脾湿素重，时值酷暑炎热季节，常食西瓜凉饮，夜卧贪凉，复受冷风所袭，遂致脘腹疼痛不止，痛极则彻及心胸腰背、水米不下，汗出淋漓，辗转反侧睡卧不安，时时呻吟。

【研读】

从医案中看出，患者因酷暑炎热季节常吃西瓜凉饮，再加上贪凉又感受冷风，所以先引起脘腹疼痛不止，后痛极则彻及心胸腰背，且水米不下，汗出淋漓，辗转反侧，睡卧不安。

先看脘腹疼痛，既然患者的脘腹疼痛不止由贪凉及感受冷风而来，那患者是否有表证（发热恶寒等）？若无表证，其脘腹疼痛不止是否拒按？又或者是否按之石硬？其脘腹疼痛不止是否伴有下利？

若患者有表证，当先解表；若患者无表证，其脘腹疼痛不止拒按，且按之石硬，为实证，当用大陷胸汤；若患者无表证，不大便几日，脘腹疼痛拒按，为燥屎，当用大小承气汤；若其脘腹疼痛不止喜按，为虚证，如果再伴有下利等症，酌情当用人参汤；若其脘腹疼痛不止伴有寒热往来或呕不止等，那就是小柴胡汤证或大柴胡汤证了。遗憾的是，医案中对此均未详细描述，只是说脘腹疼痛不止。

再看胸痹，患者的胸痹因脘腹疼痛剧烈时上逆心胸而来，《金匮要略·胸痹心痛短气病脉证治》中枳实薤白桂枝汤证及人参汤证均涉及此证。"胸痹心中痞，留气气结在胸，胸满，胁下逆抢心，枳实薤白桂枝汤主之，人参汤亦主之。"

胁下膈膜为上焦与中下焦的界限，也是一切浊气的屏障，胁下膈膜下连中下焦之油网，与肝、胆、脾、胃、大肠、小肠、膀胱、肾等脏腑相通，胁下为足厥阴肝经及足少阳胆经循行的路线，也是肝胆管辖的区域，肝气、胆气皆通胁下膈膜，肝胆之气不足则邪气随之上逆。枳实薤白桂枝汤证的胸痹为胁下胆气不足，邪气上冲结于胸中；胆气入胃化谷，胆气不足则胃中不消化的食物产生的浊气上逆，循膈膜上至胸中，所以治疗以增强胆气的疏泄能力为主。人参汤证的胸痹为胁下肝气不足致使寒气上逆，循膈膜入胸中，见肝之病，知肝传脾，当先实脾，所以治疗以健脾土为主。

这样看来，枳实薤白桂枝汤与人参汤皆有腹痛的证候，枳实薤白桂枝汤证的腹痛必伴有胃肠宿食或宿便，大便为不利；人参汤证的腹痛必伴有脾气不足喜按，大便溏泻，大便为下利。

因患者脘腹疼痛不止不知是寒、是热、是实、是虚，也不知道大便的情况，所以在这里很难判断患者的胸痹应为人参汤证还是枳实薤白桂枝汤证。

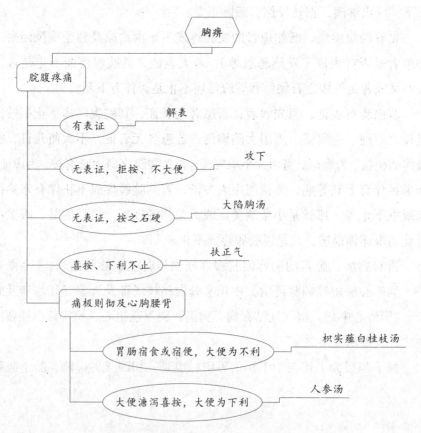

【原文】

此乃肝肾之阴夹寒水脾湿凝聚三焦,凌心犯胃,阳不足以运行,而成是状。先以上肉桂10克研末泡水与服之。服后旋即呕吐涎沫碗许,此为寒湿外除佳兆。继以吴萸四逆汤加味治之。附片100克,干姜30克。上肉桂10克(研末,泡水兑入),公丁6克,白胡椒6克(捣末,分次吞服),吴萸10克,甘草10克。服一剂,涌吐酸苦涎水两大碗,痛减其半。再服一剂,又吐涎水两大碗,其痛大减,遂得安卧。次晚续诊,脉已一息四至,汗止厥回,诸痛俱瘥。继以桂附理中汤二剂调理而愈。

【研读】

因医案描述不尽详细,所以很难判断其辨证及治疗的准确性。

以上医案原文选自《吴佩衡医案》

三八　胸痹（三）

【原文】

张某之妻，年三十余岁，四川省会理县人。1924 年 6 月患病，请西医治疗，病情日剧，就诊于余。余视之，舌苔白滑兼灰黑色，脉细迟欲绝，十余日来饮食不进，微喜滚饮，虽恶寒但不见发热，心痛彻背。时时感觉腹中有气上冲心胸，心中慌跳，复见呕吐，触之，腹内有癥坚痞块，痛不可当。缘由前医曾予腹部注射某药一针，其后针处硬结突起，继而扩展大如碗口。

【研读】

"请西医治疗，病情日剧"，不讲症状的演变，不应该如此武断地下结论。从医案中看出，患者目前有两组主要的症状：①舌苔白滑兼灰黑色，脉细迟欲绝，十余日来饮食不进，虽恶寒但不见发热，心痛彻背；②时时感觉腹中气上冲胸，心中慌跳，复见呕吐，触之，腹内有癥坚痞块。

先看第一组症状：舌苔白滑兼灰黑色，脉细迟欲绝，十余日来饮食不进，虽恶寒但不见发热，心痛彻背。这显然是一派阴寒之象。上焦阴寒盛、阳气虚致胸痹心痛彻背。此类胸痹一般从两个方面治疗：一个方面用驱阴邪为主的瓜蒌薤白白酒汤等，一个方面用扶正气的四逆汤等。

从脉象上来看，瓜蒌薤白白酒汤证的脉象为寸口脉沉而迟，但关上小紧数，此乃阴寒盛的脉象，当以驱阴寒为主。然而患者目前的脉象为脉细迟欲绝，为欲亡阳之象，所以治疗当以四逆汤回阳救逆。

再看第二组症状：时时感觉腹中气上冲胸，心中慌跳，复见呕吐，触之，腹内有癥坚痞块。然腹内癥坚痞块缘由腹部曾被注射某药一针，其后针处硬结突起，继而扩展大如碗口。从其缘由看出，腹中气上冲胸的气乃外来寒气从针孔入内致使寒气上逆，乃欲作奔豚之象。《金匮要略·奔豚气病脉证治》云："发汗后，烧针令其汗，针处被寒，核起而赤者，必发奔豚，气从少腹上至心。灸其核上各一壮，与桂枝加桂汤主之。"桂枝加桂汤证为外来寒气入内引起的奔豚之象，所以治疗以桂枝汤驱外来之寒邪，加肉桂以降寒气上冲。若患者本身就有寒，或者说其寒自生（寒在少阴），再加上外来寒邪侵入，治疗当以扶正气为主，四逆汤加桂则更为适合了。

若患者因腹中寒。上冲皮起，出见有头足。上下痛而不可近，且呕不能食，心胸大寒痛，则又是大建中汤证了。大建中汤证也有心胸大寒痛，也有呕不能食，也有腹中痞块痛不可近，但其痞块不是固定腹中一个位置，而是上下游移的，且非常急迫，所以用大建中汤大温大补。

大建中汤与乌头赤石脂丸在用药思路上一致，有攻有守，攘外且安内。乌头赤石脂丸由乌头、附子、干姜、蜀椒、赤石脂打成粉用蜜制成丸剂，大建中汤由蜀椒、干姜、人参，再加胶饴组成。乌头赤石脂丸以振奋少阴、厥阴的阳气为主，大建中汤以振奋少阳的阳气为主。

这样看来，若患者目前胸痹的症状为心痛彻背、背痛彻心，应为乌头赤石脂丸证；若其目前胸痹的症状只是心痛彻背，再结合其脉细迟欲绝，则当为四逆汤证了。因其有气上冲的症状，所以治疗时在此基础上加一味肉桂。也就是说，若患者胸痹只是心痛彻背，无背痛彻心，那就考虑用四逆汤加桂、蜀椒。

【原文】

此乃肝肾阴邪为患，复因针处被寒，阴寒挟水邪上逆，凌心犯胃，如不急为驱除，绥则必殆无救。遂拟四逆苓桂丁椒汤治之。附片130克，干姜60克，茯苓26克，公丁13克。上肉桂13克（研末，泡水兑入），白胡椒6克（捣末，分次冲服），甘草6克。服一剂则痛减其半，再剂则诸症渐退，痛止七八，稍进饮食。唯呕吐未止，此乃肝肾阴寒之邪未净，拟乌梅丸方治之。附片130克，干姜60克，当归26克。上肉桂13克（研末，泡水兑入），黄连13克，黄柏13克，北细辛6克，潞党参16克，川椒6克（炒去汗），乌梅3枚。服一剂后，呕吐止。服二剂后，腹痛全瘳，腹内痞块渐散。继以回阳饮（即四逆汤加肉桂），兼吞服乌梅丸十余剂，始奏全功。

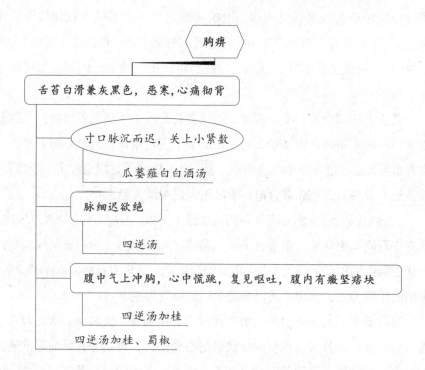

【研读】

以上看出，此医生先开出四逆汤的加减，在四逆汤的基础上加了公丁香、茯苓、白胡椒、肉桂。患者服用一剂则痛减其半，二剂便诸症渐退，唯呕吐未止，又用乌梅丸治之，呕吐止，腹痛全无，腹内痞块减散。后又用四逆汤加桂，兼吞服乌梅丸十余剂，始奏全功。

虽然病人最终痊愈了，但这样的治疗过程很难令人信服，为什么这样说呢，病人身体付出的代价太大，换句话来说，属过度治疗。那么，其治疗问题出在哪里呢？

问题就在其开出的第一方：四逆汤加公丁香、茯苓、白胡椒、肉桂。明明应该加蜀椒，却偏偏用了白胡椒。殊不知这一味药便决定了其治疗方向。白胡椒以辛温发散为主，重在驱寒外出；蜀椒则以辛温降逆为主，重在引火归原，火归则土安，土安则痛、呕止。所以，若是第一方四逆汤加公丁香、茯苓、蜀椒、肉桂，把白胡椒换成蜀椒，患者便不会再有呕吐的症状了，也不必再用乌梅丸了。

再说乌梅丸乃治疗厥阴病证之方，用它必须要有与之对应的症状。《伤寒论》第 326 条："厥阴之为病，消渴，气上撞心，心中疼热，饥而不欲食，食则吐蛔，下之利不止。"《伤寒论》第 338 条："伤寒脉微而厥，至七八日肤冷，其人燥无暂安时者，此为脏厥，非蛔厥也。蛔厥者，其人当吐蛔。今病者静，而复时烦者，此为脏寒，蛔上入其膈，故烦，须臾复止，得食而呕，又烦者，蛔闻食臭出，其人常自吐蛔。蛔厥者，乌梅丸主之，又主久利方。"这段话先是讲了脏厥与蛔厥的区别及各自的症状特点，脏厥为只是寒，为寒厥；蛔厥则为寒热交错，寒厥与热厥交替进行。乌梅丸用于治疗这种寒热交错的厥阴病证。

结合医案中患者的症状来看，应为少阴（心、肾）寒证，不应为厥阴寒热交错之证。再说患者明明为病在寒，与热无关，若是用四逆汤加减后反而出现了寒热交错的乌梅丸证，岂不是越治越重了？

用乌梅丸无疑为过度治疗！

以上医案原文选自《吴佩衡医案》

三八 胸痹 (三)

三九　胸痹（四）

【原文】

陆某，男，42岁。形体肥胖，患有冠心病、心肌梗死而住院，抢救治疗两月有余，未见功效。现症：心胸疼痛，心悸气短，多在夜晚发作。每当发作之时，自觉有气上冲咽喉，顿感气息窒塞，有时憋气而周身出冷汗，有死亡来临之感。颈旁之血脉又随气上冲，心悸而胀痛不休。视其舌水滑欲滴，切其脉沉弦，偶见结象。

【研读】

从医案中看出，患者的主要症状为心胸疼痛，心悸气短，多在夜晚发作，其发作的特点为自觉气上冲。从患者的症状来看，显然属于胸痹，而且这个胸痹是由气上冲造成的，不是心胸本身出了问题，所以辨证的重点是要找到气上冲的原因。

《伤寒论》和《金匮要略》中涉及气上冲的条文有：

1.《伤寒论》第166条："病如桂枝证，头不痛，项不强，寸脉微浮，胸中痞硬，气上冲咽喉，不得息者，此为胸有寒也，当吐之，宜瓜蒂散。"此条说的气上冲咽喉的原因为病在胸中，痰邪上逆。其发作特点是"胸中痞硬，气上冲咽喉不得息"，就是胸中胀满坚硬，基本不能呼吸。

瓜蒂散方：瓜蒂一分熬黄，赤小豆一分。上二味，各别捣筛，为散已，取一钱匕。以香豉一合，用热汤七合，煮作糜粥，去滓，取汁和散，温顿服之。不吐者，少少加，得快吐乃止。诸亡血虚家，不可与瓜蒂散。

2.《金匮要略·痉湿暍病脉证》："太阳病，无汗而小便反少，气上冲胸，口噤不得语，欲作刚痉，葛根汤主之。"此条说的气上冲胸为病在太阳阳明，无汗而小便反少指的是太阳病因发汗或误下导致胃中津液缺乏，胃中产生了郁热，郁热之邪上逆冲胸至口。其发作特点为张不开嘴，欲作刚痉。《金匮要略·痉湿暍病脉证》："病者身热足寒，颈项强急，恶寒，时头热，面赤，目赤，独头动摇，卒口噤，背反张，痉病也。"

葛根汤方：葛根四两，麻黄三两（去节），桂枝、甘草、芍药各二两，生姜一两，大枣十二枚。上七味，以水一斗，先煮麻黄、葛根，减二升，去沫，内诸药，煮取三升，去滓，温服一升，覆取微似汗，不须啜粥，余如桂枝汤法将息及禁忌。

3.《伤寒论》第117条："烧针令其汗，针处被寒，核起而赤者，必发奔豚，气从少腹上冲心者，灸其核各一壮，与桂枝加桂汤更加桂二两也。"此条说的气从少腹上冲心为奔豚病。奔豚病从受惊而来，《金匮要略·奔豚气病脉证并治》云："师曰：病有奔豚，有吐脓，有惊怖，有火邪，此四部病，皆从惊发得之。"惊则气乱，此为气乱上冲之病。

桂枝加桂汤方：桂枝五两，芍药、生姜各三两，甘草二两（炙），大枣十二枚。上五味，以水七升，微火煮取三升，去滓，服一升。

4.《伤寒论》第67条："伤寒若吐，若下后，心下逆满，气上冲胸，起则头眩，脉沉紧，发汗则动经，身为振振摇者，茯苓桂枝白术甘草汤主之。"此条说的气上冲胸是伤寒吐或下后伤了脾胃的阳气，致使心下水饮之气上冲于胸引起的。水饮之气上冲于胸就会有心悸、气短、胸满的症状，其特点是"起则头眩，脉沉紧，发汗则动经，身为振振摇"。

苓桂术甘汤方：茯苓、桂枝、白术各三两，甘草二两。上四味，以水六升，煮取三升，分温三服，小便则利。

从以上这四个条文中发现：瓜蒂散证虽有胸中胀满坚硬，基本不能呼吸的症状，但是其脉微浮，与患者脉沉弦不同；葛根汤证虽有气上冲胸，但其主要症状是口张不开，与患者症状不符；桂枝加桂汤证气上冲的特点是气从少腹上冲于心，与患者心悸胸痛气短的症状不符；茯苓桂枝白术甘草汤证为心下水饮上冲于胸，水气凌心，必然有心悸、气短、胸满等心脏不适的症状，与患者的症状相符，可是其有头晕目眩的症状，而医案中并未描述患者有无这个症状。

再者，医案中描述患者的脉象沉弦，偶尔出现结象，脉沉弦乃水饮之象；偶出现结脉则提示心脏本身的气血开始走向虚衰。如果患者平常出现此脉并伴有心动悸的症状，建议用炙甘草汤大补心脏的气血。
《伤寒论》第177条："伤寒脉结代，心动悸，炙甘草主之。"炙甘草汤方一名复脉汤：甘草四两（炙），生姜三两，桂枝三两，去皮人参二两，阿胶二两，麦冬半升去心，生地一斤，麻仁半升，大枣十二枚。上九味，以清酒七升，水八升，先煮八味，取三升，去滓，内胶，烊消尽，温服一升，日三服。

　　看看医案中的医生如何辨证施治。

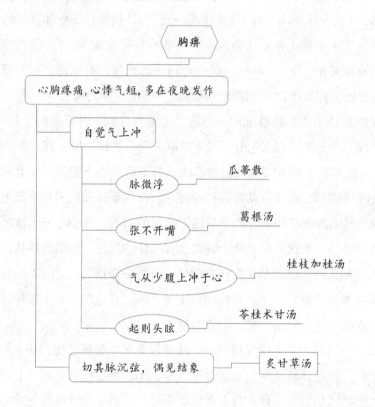

【原文】

　　辨为水气凌心，心阳受阻，血脉不利之水心病。处方：茯苓30克，桂枝12克，白术10克，炙甘草10克。此方服三剂，气冲得平，心神得安，心悸、胸痛及颈脉胀痛诸症明显减轻。但脉仍带结，犹显露出畏寒肢冷等阳虚见证。乃于上方加附子9克，肉桂6克以复心肾阳气。服三剂手足转温而不恶寒，然心悸气短犹未全瘳。再于上方中加党参、五味子各10克，以补心肺脉络之气。连服六剂，诸症皆瘥。

【研读】

此医案中，医生用的就是茯苓桂枝白术甘草汤。

可见，患者的确是心下水饮之气上冲于胸引起的胸痹。《金匮要略·痰饮咳嗽病脉证并治》："心下有痰饮，胸胁支满，目眩，苓桂术甘汤主之。"这说明了患者发病时或平常应有头晕目眩，水饮上泛的症状，正所谓有其证才能用其方。

这个医案说明了一个很重要的问题，就是胸痹胸痛涉及气从下至上冲至心胸的不止胁下逆抢心一种情况，除了枳实薤白桂枝汤证及人参汤证，还有苓桂术甘汤证。枳实薤白桂枝汤证和人参汤证为病在胁下肝胆之气不足；枳实薤白桂枝汤证为胃中不消化的浊气上逆至胸；人参汤证为脾中寒气上逆至胸；苓桂术甘汤证为病在脾胃之气被伤，致使心下水饮之气上逆冲心，然水饮之气上冲至胸，必伴有心悸气短等症。

以上医案原文选自《刘渡舟验案精选》

四〇　心悸（一）

【原文】

本年（二十五年）六月二十四日起，天时突转炎热，友人沈君瘦鹤于其夜进冰淇淋一客，兼受微风。次日，即病。头胀，恶风，汗出，抚其额，微冷，大便溏泄，复发心悸宿恙，脉遂有结代意。

【研读】

根据"友人"一词，猜测病人应该是中年男性。

从医案中看出，患者的发病原因是在一个天气炎热的晚上吃了一客冰激凌，又感受了微风，第二天就病了。其主要症状有三个方面：①头胀，恶风，汗出，大便溏泻；②复发心悸；③脉象结代。

第一组症状结合其发病原因，与桂枝汤证相符，为太阳中风。《伤寒论》第2条："太阳病，发热汗出，恶风，脉缓者，名为中风。"可是太阳中风似乎不应该有大便溏泻的症状，大便溏泻应为太阴病的证候，这时就需要结合其发病原因及脉象来判断了。患者的大便溏泻是由于之前吃了一客冰激凌，为邪从外入内，并不是太阴脾土本病，若此时患者的脉象浮或浮缓，则应为桂枝汤证。《伤寒论》第276条："太阴病，脉浮者，可发汗，宜桂枝汤。"不过这里需要注意的是，如果患者的头胀、汗出、恶风、下利伴有口渴，则又是葛根汤证了。《伤寒论》第32条："太阳与阳明合病者，必自下利，葛根汤主之。"医案对这方面的症状没有详细描述。

再看患者的第二组症状，复发心悸。小建中汤证和炙甘草汤证都有心悸的症状，且都与太阳病有关，乃邪从太阳侵入少阴之象。那二者又有什么不同呢？

《伤寒论》第102条："伤寒二三日，心中悸而烦者，小建中汤主之。"这个条文讲了两个方面的内容：

1. 讲了发病原因，为"伤寒二三日"，得了太阳伤寒以后发生的，心悸为伤于寒。也就是说，此心悸可能也是从感冒而来，而这个感冒从寒而来。至于"二三日"可以理解成发病时间，也可以理解成寒邪入里潜伏的时间。何谓太阳伤寒呢？《伤寒论》第3条："太阳病，或已发热，或未发热，必恶寒，体痛，呕逆，脉阴阳俱紧者，名曰伤寒。"以此看出，此病源于寒邪侵入太阳，"二三日"后引起"心中悸而烦"，所以其必伴有"恶寒"，或者说怕冷的症状。

2. 讲了发病特点，为"心中悸而烦"，感觉到心脏或血脉的跳动且伴有烦的症状。为什么会感觉到悸呢？前面讲过，悸来源于两大因素的影响，就是心火和肾水，此"心中悸且烦"指明了就是心悸，那么就是病在心火，因其先天体质或误治或后天的生活习惯，可能已经有了心火方面的问题，所以受寒后心火更弱。

心主血脉，又生血，心火弱了会引起两个方面的问题。一方面血脉运行的动力来源于心火，内有心火不足加上外有寒气侵入，血脉的运行必然不畅，这时，人体不得不加大心脏的动力输出以维持血脉的正常运行，于是就出现了心悸的症状。开车的人对这个现象会有体会，当车辆低速行驶时，变速器需要在低速挡，以保证牵引力，可是如果这时车子还在高速挡，那么就会出现发动机的抖动，心悸和发动机抖动的道理是一样的。再就是血液的生成依赖于心火，内有心火不足，外有寒气侵入，不但影响其生血的能力，还会寒闭其血，郁而生热，于是就有了心烦的症状。这就是"心中悸而烦"的由来，一为心火不足，二为寒闭其血，郁而生热。

那为什么有些人受寒后只是感冒发热，而有些人受寒后却出现了心悸的症状呢？其原因也有二：一是跟先天的体质或秉性有关。比如，此人先天心脏的状态不太好，所谓的先天心火不足，又或者此人素来体弱多病或情志不佳，得了伤寒感冒后就容易引发心脏或血脉方面的疾病。二是跟误治或后天的生活习惯有关，比如，此人曾误服用发汗的药导致出汗太过，伤了心火或心血，再受寒引发心脏或血脉方面的疾病；还有可能此人感冒发热后没有解表，反而用了清热或泻下的方法伤了心火或心血，再受寒引发心脏或血脉方面的疾病等。所以有些人得了伤寒感冒后，反而没有发热

四〇 心 悸（一）

等表证，而是寒气直接入里，太阳与少阴本为表里，入里即入少阴，少阴包括手少阴心经与足少阴肾经，心悸自然是指寒气直入手少阴心经到达心。

《伤寒论》第177条："伤寒脉结代，心动悸，炙甘草汤主之。"此条文中的心悸也由伤寒而来，与小建中汤证的证候不同有二：

1. 脉结代。脉跳动时有间歇，但止无定数者为"结"，多由邪气阻滞脉络所致，这里指被寒邪阻滞。脉有间歇，止有定数，即几跳一停者为"代"，多为脏器虚衰所致。这里是心的这个脏器虚衰所致，虚衰包括心火不足或者说心脏动力不够，还包括心血亏乏，心血亏乏则脉道枯涩。也就是说炙甘草汤证的脉象比较乱，脉象虽有间歇，一会儿跳几下停一下，一会儿有规律，一会儿又没有规律，外有寒气侵入，内有心火不足与心血亏乏，也可以说外有寒气阻滞，内有脉道固涩，造成脉结代。而小建中汤证，在内只是寒闭其血、郁而生热，没有脉道枯涩，所以没有此脉象。

2. 心动悸。比心悸多了一个"动"字，幅度大了，病的程度要严重一些，不但能自觉心跳，且跳动起来没有规则，一会儿很快一会儿很慢，一会儿有规律一会儿没有规律，尤其受寒后会加重。

此与小建中汤证的"心中悸而烦"不同，"心中悸而烦"是内有心火不足引起心中悸，外有寒闭其血、郁而生热引起心烦，虽也有自觉心跳，但不是那种不规则的乱跳且急迫情况。炙甘草汤证的"心动悸"，是外有寒气侵入，内有心火不足与心血亏乏引起的，其程度远比小建中汤证急迫且严重得多。

炙甘草汤证的"脉结代，心动悸"是心的功能下降到一定程度的表现，是伤"心"欲绝的象。小建中汤证只是自觉心跳且有些烦，不会马上对生命造成威胁；炙甘草汤证却不然，不但能自觉心跳，忽快忽慢，没有规律，而且非常急迫，如果没有及时处理，马上会对生命造成威胁，导致死亡。临床上最常见的心脏方面疾病之心律失常、房颤等，发作时与此症状非常相似。所以，小建中汤证与炙甘草汤证的鉴别要点在脉象，"脉结代，心动悸"则为炙甘草汤证。

最后再结合患者的第三组症状：脉结代。这一条就明确地告诉了我们答案，患者应为炙甘草汤证。

需要再次提醒的是，若是患者仅为头胀，汗出，怕风，大便溏泻且脉象浮或浮缓，则为桂枝汤证，为太阳病；如果患者的头胀、汗出、恶风、下利伴有口渴，则又是葛根汤证了，为太阳与阳明合病；若是患者除此之外复发了心悸脉结代的症状，则说明病邪已由太阳进入少阴了。

看看在医案中，医生如何辨证施治。

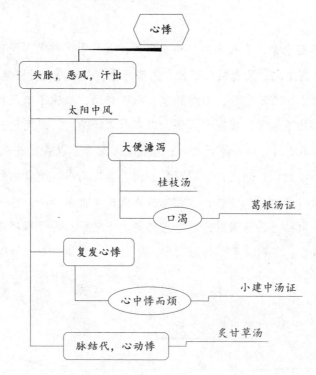

【原文】

然与桂枝、白芍、炙草各钱半，生姜一片，红枣六枚切。夜服此．又次早醒来，诸恙悉平。惟心悸未愈，乃以炙甘草汤四剂全瘥。

【研读】

由此可见，此医案中的医生先用桂枝汤解表，因心悸未愈，再用炙甘草汤。病人服用四剂炙甘草汤后痊愈。

看到这里，我不得不提出疑问：患者的症状如此明显地指向炙甘草汤证，为什么开始不直接用炙甘草汤呢？

以上医案原文选自《经方实验录》

四一 心悸(二)

【原文】

一人年五十余,中气本弱。至元庚辰,六月中病伤寒八九日。医见其热甚,以凉剂下之,又食梨三四枚,痛伤脾胃,四肢冷,时昏愦。罗诊之,其脉动而中止,有时自还,乃结脉也。心亦悸动,吃噫不绝,色变青黄,精神减少,目不欲开,独卧恶人语。以炙甘草汤治之。成无己云;补可去弱,人参大枣之甘,以补不足之气;桂枝生姜之辛,以益正气;五脏痿弱,荣卫涸流,湿剂所以润之,故用麻仁、阿胶、麦门冬、地黄之甘,润经养血,复脉通心是也。加桂枝、人参急扶正气;生地黄减半,恐伤阳气。服之,不效。罗再思,脉病对,莫非药陈腐而不效乎?再于市铺选尝气味厚者,再煎服之,其病减半,再服而愈。

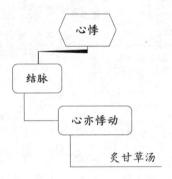

【研读】

不知患者性别。

此医案讲的是,一患者伤寒后被凉药误下,又吃了偏凉的梨,大伤了脾胃,还出现了结脉。一旦出现结脉就说明心也受伤了,心亦悸动,这就是炙甘草汤证了,于是用了炙甘草汤。结果患者服完之后没有任何的效果,这是为什么呢?这位罗医生思来想去,辨证准确,用方也无误,那肯定是药的质量出问题了，赶紧去药店亲自品尝药物的气味选购，选购完再煎煮让患者服用，患者服用后病证马上减缓，第二次服用就痊愈了。

这个医案说明了一个问题，就是中药材品质的重要性。现在市面上中药的品质鱼龙混杂，有些商家为了让药物变得"漂亮"，不择手段，各种"炮制"方法也是让人目不暇接，这也是中医现在面临的问题。

中药最讲究地道药材，古今医家都喜欢使用地道药材，在中医处方笺上，许多药名前标有"川""云""广"等产地，"川"即四川，"云"即云南，"广"即广东、广西。这些药物大多就是地道药材。地道药材是指在一特定自然条件、生态环境的地域内所产的药材，因生产较为集中，栽培技术、采收、加工也都有一定的讲究，以致较同种药材在其他地区所产者品质佳、疗效好。地道，也有说是道地，也即功效地道实在，确切可靠。

中药的生长环境比较复杂，因水土、气候、日照、生物分布都不完全相同，药物本身的质量，也即其治疗作用有着显著的差异。如白头翁就有十六种以上不同植物来源，正品应为毛茛科植物白头翁，其他属于石竹科及菊科的一些同名的白头翁的功效就明显弱些。又如不同品种大黄的泻下作用也有明显差异，掌叶、唐古特等正品大黄，具有明显的泻下作用，而一些混杂品次大黄，如华北、天山等大黄，其泻下作用就偏差了。另外，如中国长白山的野山参，相比中国东北各省与朝鲜、日本的园参，其生长环境不同，药理作用与临床疗效也都有明显出入。再比如我们熟知的产于浙江的贝母，叫浙贝母、大贝母或象贝母，长于清肺祛痰，以祛痰止咳为主；而产于四川的川贝母，长于润肺止咳，以润燥止咳为主；因其生长环境不同，治疗的功效差异性很大。

到目前为止，常常得到人们赞誉的道地药材有甘肃的当归，宁夏的枸杞子，四川的黄连、附子，内蒙古的甘草，吉林的人参，山西的黄芪、党参，河南怀庆的牛膝、地黄、山药、菊花，江苏的苍术，云南的茯苓、三七等。当然，道地药材毕竟数量有限，因此，在一般情况下我们也常用一些同名而产地不同的药物来代替。即便如此，我们也不能选用那些陈年的、腐朽的、经过特殊加工的药材。

以上医案原文选自《伤寒名医验案精选》

四二 心悸（三）

【原文】

赵某，女，54岁。发热已两月余，经中西药治疗，发热渐退，但从此出现心悸不安，每日发作数次之多。西医诊为"心房纤颤"，多方治疗，病情时好时坏，迁延不愈。患者为工薪阶层，不免债台高筑，生活拮据而令人忧愁，从此病情逐渐加重，精神抑郁，整日呆坐，两目直视，寝食俱废。主诉：心中悸动，失眠少寐，时发低热，月经量少，血色浅淡。视其舌淡而苔薄白，切其脉细缓无力。

【研读】

从医案中看出，患者主要的症状是心悸，西医诊断为心房纤颤，心房纤颤是最常见的心律失常之一，是心房呈无序激动和无效收缩的房性节律，是由心房主导折返环引起许多小折返环导致的房律紊乱。也就是说，此心悸发作时心跳呈紊乱的状态，这种心悸紊乱的状态如果发作时是急促的，那更准确的描述应该是心动悸，如果患者发作时心动悸并伴有脉结代则是炙甘草汤证了。《伤寒论》第177条："伤寒脉结代，心动悸，炙甘草汤主之。"

可是患者经多方治疗无效，导致病情迁延不愈，目前的症状为心中悸动，失眠少寐，时发低热，月经量少，血色浅淡。结合其年龄（54岁）来看，其主要症状为心悸、失眠。

我们先看心悸。患者的主诉为心中悸动，《伤寒论》中涉及心悸有两个汤方，小建中汤与炙甘草汤。小建中汤证的心悸伴有烦，病在血脉，乃血脉郁而生热。《伤寒论》第102条："伤寒二三日，心中悸而烦者，小建中汤主之。"炙甘草汤证的心悸伴有动（急促且不规律的颤动），病在心，乃心脏本身的气血极度亏乏。《伤寒论》第177条："伤寒脉结代，心动悸，炙甘草汤主之。"炙甘草汤证心悸的程度远比小建中汤证急迫且严重。

再看失眠。《伤寒论》与《金匮要略》中涉及失眠的汤方不少，有栀子豉汤，酸枣仁汤，黄连阿胶汤，猪苓汤等。

《伤寒论》第 76 条："发汗吐下后，虚烦不得眠，若剧者，必反覆颠倒，心中懊恼，栀子豉汤主之。"栀子豉汤证失眠的特点为虚烦不得眠，为发汗吐下后伤了心之阴液，致使心火不得降引起的虚烦不得眠。

《金匮要略·血痹虚劳病脉证并治》："劳之为病，其脉浮大，手足烦，春夏剧，秋冬瘥，阴寒精自出，酸削不能行。"又曰："夫男子平人，脉大为劳，极虚亦为劳。"再曰："虚劳虚烦不得眠，酸枣仁汤主之。"酸枣仁汤证失眠的特点也为虚烦不得眠，然其由虚劳而来，虚劳伤了肝之阴液。

《伤寒论》第 303 条："少阴病，得之二三日以上，心中烦，不得卧，黄连阿胶汤主之。"黄连阿胶汤证失眠的特点为心中烦、不得卧，为少阴之热象，热在心血。

《伤寒论》第 319 条："少阴病，下利六七日，咳而呕渴，心烦不得眠者，猪苓汤主之。"猪苓汤证的心烦失眠伴有咳而呕渴，为下利伤了少阴之肾水，也为少阴之热象，热在肾水。

从以上相关失眠的条文中可以看出，几乎所有的失眠都与烦有关，而以上所说的治疗心悸及失眠的汤方中，唯有小建中汤既治心悸又治烦，治烦自然治失眠，所以小建中汤治心悸且失眠。这也说明患者的心悸失眠乃血郁生热导致血虚、血脉不畅通不足以养心，治疗应以补血、通血脉为主，而补血、通血脉必建中焦之气。

《灵枢·营卫生会》曰："中焦亦并胃中，出上焦之后，此所受气者，泌糟粕，蒸津液，化其精微，上注于肺脉，乃化而为血，以奉生身。"中焦的主要功用有两个，一是助脾胃腐熟水谷以化生气血，二是助脾胃转输气血。建中汤建中焦之气，既能助气血的化生以补血，又能助气血的转输以通血脉，气血足了、通畅了，心脏的功能就恢复了，这就是心悸为什么要建中焦之气的原因。

小建中汤方：桂枝、炙甘草、生姜各三两，芍药六两，胶饴一升，大枣十二枚（擘）。上五味，以水六升，煮取三升，去滓，内胶饴，更上微火消解，温服一升，日三服。

四二 心悸（三）

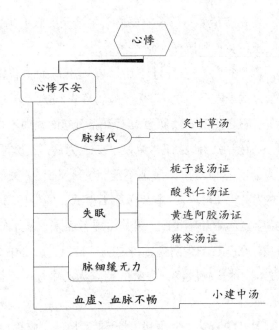

【原文】

辨为忧思伤脾，心脾气血不足之证。治当益气养血，补益心脾。此病进归脾汤加减为宜。红人参 8 克，白术 10 克，黄芪 10 克，炙甘草 10 克，当归 10 克，茯神 10 克，远志 10 克，酸枣仁 30 克，元肉 12 克，木香 3 克，夜交藤 15 克，白芍 15 克，生姜 5 片，大枣 3 枚。服药七剂，心悸大减，发作次数明显减少，夜间能睡眠。精神转佳，诸症亦随之好转。效不更方，又服十余剂，心悸不发，夜能安睡，逐渐康复。嘱其安静，将息调养。

【研读】

以上看出，该医生用的不是经方。此方没有体现出伤寒、金匮之章法，思路混杂，失眠开出了远志、夜交藤、酸枣仁，心悸开出了茯神，补血开出了当归、白芍、桂圆肉，补气健脾开出了黄芪、人参、白术，开方依据症状而来，完全忽略了产生症状的原因。

这算不算当代中医之怪现状呢？

以上医案原文选自《刘渡舟验案精选》

四三 心悸（四）

【原文】

张某，女，59岁。患风湿性心脏病。初冬感冒，发热恶寒，头痛无汗，胸胁发满，兼见心悸，时觉有气上冲于喉，更觉烦悸不安，倍感痛苦。脉来时止而有结象。

【研读】

从医案中看出，患者有风湿性心脏病的既往史，初冬感冒受寒后出现了三组主要症状：①发热恶寒，头痛无汗，胸胁发满。②心悸，时觉气上冲于喉，烦悸不安。③脉来时止而有结象。

第一组症状说明了寒邪已不在表，而在半表半里，或者说寒邪在少阳。《灵枢·经脉》："少阳之脉，其直者，从缺盆下腋，循胸过季胁故也。"《伤寒论》第96条："伤寒五六日中风，往来寒热，胸胁苦满，默默不欲饮食，心烦喜呕，或胸中烦而不呕，或渴，或腹中痛，或胁下痞硬，或心下悸，小便不利，或不渴，身有微热，或咳者，小柴胡汤主之。"《伤寒论》第101条："伤寒中风，有柴胡证，但见一证便是，不必悉具。"

小柴胡汤方：柴胡半斤，黄芩三两，人参三两，炙甘草三两，生姜三两，半夏半升（洗），大枣十二枚（擘）。上七味，以水一斗二升，煮取六升，去滓，再煎取三升，温服一升，日三服。

加减法：若胸中烦而不呕，去半夏、人参，加瓜蒌实一枚。若渴，去半夏，加人参，合前成四两半、瓜蒌根四两。若腹中痛者，去黄芩，加芍药三两。若胁下痞硬，去大枣，加牡蛎四两。若心下悸，小便不利者，去黄芩，加茯苓四两。若不渴，外有微热者，去人参，加桂三两，温覆取微汗愈。若咳者，去人参、大枣、生姜，加五味子半升，干姜二两。

第二组症状描述的心中悸烦不安，又与小建中汤证相符。《伤寒论》

第 102 条:"伤寒二三日,心中悸而烦者,小建中汤主之。"从此条中看出,小建中汤证的心中悸而烦也来自于受寒感冒,或者说来自于寒邪。寒伤心火则心悸;寒闭其血,血郁生热则烦。若是患者素来心火不足则易如此,所谓邪之所凑,其气必虚。

小建中汤方:桂枝、炙甘草、生姜各三两,芍药六两,胶饴一升,大枣十二枚(擘)。上五味,以水六升,煮取三升,去滓,内胶饴,更上微火消解,温服一升,日三服。

第三组症状描述的脉象(脉来时止而有结象)又与炙甘草汤证相似。《伤寒论》第 177 条:"伤寒脉结代,心动悸,炙甘草汤主之。"炙甘草汤证的心动悸也来自于受寒感冒,但炙甘草汤证的心动悸远比小建中汤证的心中烦而悸严重,炙甘草汤证为心血亏乏,治疗以大补心血为主;小建中汤证只是寒闭其血郁而生热,治疗以建中气通血脉为主。此医案中只是描述了患者心中烦悸不安的状态,说明还未达到炙甘草汤证的心动悸的状态。

综上所述,可以看出,小柴胡汤证、小建中汤证均有心烦、心悸的症状,但其病因不同,小柴胡汤证为气郁于三焦,小建中汤证为血郁而生热。小柴胡汤证为邪从外来,自身正气不虚;小建中汤证为自身正气不足,又感受外来之邪。

结合患者风湿性心脏病的既往史及年龄,恐其为虚劳之证,建议先用小建中汤补虚,如果不见好转,再用小柴胡汤疏解三焦之郁。这也是医圣张仲景的用药思路。《伤寒论》第 100 条:"伤寒,阳脉涩,阴脉弦,法当腹中急痛,先与小建中汤,不差者,小柴胡汤主之。"

看看医案中的医生如何辨证施治。

【原文】

此为少阳气机郁勃不舒,复感风寒,由于心阳坐镇无权,故见脉结而挟冲气上逆。此证原有风心病而又多郁,外感内伤相杂。治法,解少阳之邪,兼下上冲之气。处方:柴胡 12 克,黄芩 6 克,桂枝 10 克,半夏 9 克,生姜 9 克,大枣 5 枚、炙甘草 6 克。三剂后诸症皆安。

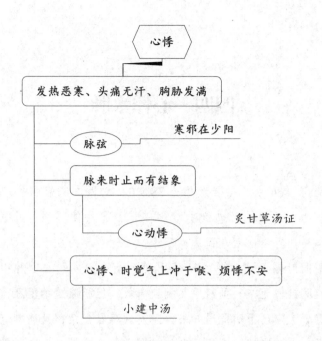

【研读】

医案中医生开出的是小柴胡汤，因身有微热，所以去人参，加了桂枝。柴胡汤方后注云："若不渴，外有微热者，去人参，加桂三两，温覆取微汗愈。"

笔者认为，根据患者的既往史、发病史及年龄来看，当先用小建中汤，如果不见好转，再用小柴胡汤，这样更为稳妥安全，这也符合医圣张仲景的用药思路。《伤寒论》第100条："伤寒，阳脉涩，阴脉弦，法当腹中急痛，先与小建中汤，不差者，小柴胡汤主之。"若患者的病不是在少阳三焦气郁，却用了小柴胡汤，那后果是不堪设想的，在上会引起"食谷则哕"，在下会引起"后必下重"。《伤寒论》第98条："得病六七日，脉迟浮弱，恶风寒，手足温，医二三下之，不能食，而胁下满痛，面目及身黄，颈项强，小便难者，与柴胡汤，后必下重，本渴饮水而呕者，柴胡汤不中与也，食谷者哕。"这段话讲的就是，虽有小柴胡汤证，但病在脾湿凝结及胃中水饮泛滥，治疗当以健脾祛湿及温化胃中水饮为主；误用了小柴胡汤，结果大伤脾胃之气。这也说明了用小柴胡汤有一定风险，需谨慎！

当遇到心中悸而烦或腹中急痛的症状，很难辨别是虚劳血郁还是少阳气郁时，可以先用小建中汤，如果不见好转，再用小柴胡汤。

以上医案原文选自《刘渡舟验案精选》

四四 心悸水肿

【原文】

刘某，男，64 岁。患者发热为 38.8℃，心悸，胸满憋气。经北京某大医院确诊为"结核性心包积液"。周身水肿，小便不利，虽服利尿药，仍然涓滴不利。听诊：心音遥远；叩诊：心浊音界向左下扩大。给予抗痨药物治疗，同时输入"白蛋白"。经治两周有余，发热与水肿稍有减轻，惟心包积液反有增无减。虽经穿刺抽液急救，但积液随抽随涨，反而使病情逐渐加重。医院已下病危通知书。经友人蒋君介绍，延请刘老会诊。其症低热不退，心悸胸满，小便不利，口渴欲饮，咳嗽泛恶，不欲饮食，心烦寐少，脉来弦细而数，舌红少苔。

【研读】

从医案中看出，患者目前的主要症状为低热不退、心悸胸满、小便不利、口渴欲饮、咳嗽泛恶、不欲饮食、心烦寐少、脉来弦细而数、舌红少苔。这些症状在《伤寒论》中有三个方证涉及：小柴胡汤证、五苓散证、猪苓汤证。

《伤寒论》第 96 条："伤寒五六日中风，往来寒热，胸胁苦满，默默不欲饮食，心烦喜呕，或胸中烦而不呕，或渴，或腹中痛，或胁下痞硬，或心下悸，小便不利，或不渴，身有微热，或咳者，小柴胡汤主之。"以此看出，小柴胡汤证涉及心下悸、胸满、口渴、心烦、不欲饮食、小便不利、身有微热、咳嗽等症状，根源是少阳三焦水道不利，为病在少阳。

小柴胡汤方：柴胡半斤，黄芩三两，人参三两，炙甘草三两，生姜三两，半夏半升（洗），大枣十二枚（擘）。上七味，以水一斗二升，煮取六升，去滓，再煎取三升，温服一升，日三服。

《伤寒论》第 71 条："太阳病，发汗后，大汗出，胃中干，烦燥不得眠，欲得饮水者,少少与饮之,令胃气和则愈。若脉浮,小便不利,微热消渴者,五苓散主之。"以此看出,五苓散证涉及低热、小便不利、口渴欲饮等症状,根源是太阳膀胱气化不利,为病在太阳。

五苓散方:猪苓十八铢(去皮),泽泻一两六铢,茯苓十八铢,桂枝半两(去皮),白术十八铢。以上五味为末,以白饮和,服方寸匕,日三服,多饮暖水,汗出愈。

《伤寒论》第223条:"若脉浮发热,渴欲饮水,小便不利者,猪苓汤主之。"《伤寒论》第319条:"少阴病,下利六七日,咳而呕渴,心烦不得眠者,猪苓汤主之。"以此看出,猪苓汤证涉及发热、口渴欲饮、小便不利、心烦少寐、咳而呕渴等症状,根源是少阴热化肾水不利,为病在少阴。

猪苓汤方:猪苓(去皮)、茯苓、阿胶、滑石(碎)、泽泻。上五味,各一两,以水四升,先煮四味,取二升,去滓,内阿胶,烊消,温服七合,日三服。

小柴胡汤证病在少阳三焦水道不利,火气郁(少阳之上,火气治之)为病机,病在半表半里,所以其特点为往来寒热,其治疗以和解为主;五苓散证病在太阳膀胱气化不利,寒水不化气(太阳之上,寒气治之)为病机,病在表,所以其特点为脉浮、发热、恶寒,其治疗以温阳化气利水为主;猪苓汤证病在少阴热化肾水不利,热水不利(少阴之上,热气治之)为病机,病在里,所以其特点为脉微细、但欲寐,其治疗以滋阴利水为主。结合患者心烦寐少、舌红少苔的症状来看,患者有少阴热化之象,所以应该为猪苓汤证。如果患者服用后还有其他症状,则需要进行下一步的辨证施治。

【原文】

辨为少阴阴虚,热与水结之证。治以养阴清热,利水疏结之法。乃用猪苓汤:猪苓20克,茯苓30克,泽泻20克,阿胶12克(烊化),滑石16克。服药至第三剂,则小便畅利,势如潲水,而心胸悸、满、憋闷等症,爽然而愈。刘老认为方已中鹄,不事更改,应守方再进,而毕其功于一役。服之二十余日,经检查,心包积液完全消尽,血压:120/75mmHg,心率70次/分,心音正常,水肿消退,病愈出院。

【研读】

医案中，医生开出的是猪苓汤。

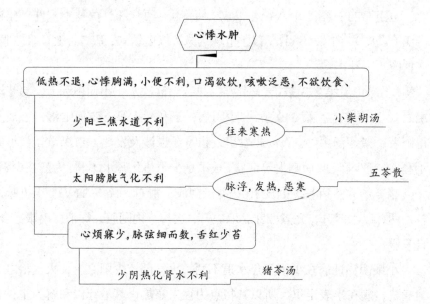

以上医案原文选自《刘渡舟验案精选》

四五　心动悸

【原文】

孙某，男，53 岁。1991 年 5 月 25 日初诊。患者有风湿性心脏病史。
近因外感风寒，病情加重。心动悸，胸憋喘促，咳吐泡沫状白痰，量多，
昼夜不能平卧，起则头眩。四末厥冷，腹胀，小便短少，腰以下肿，按之
凹陷不起。食少呕恶，大便干结。视其口唇青紫，面色黧黑，舌白滑，脉
结。西医诊为"风湿性心脏病，充血性心力衰竭，心功能Ⅳ级"。

【研读】

从医案中看出，患者所表现出的症状为临床上典型的风湿性心脏病。
风湿性心脏病是西医的疾病名词。患病初期常常无明显症状，后期则表现
为心慌气短、乏力、咳嗽、下肢水肿、咳粉红色泡沫痰等心功能失代偿的
表现，且多发于冬春季节及寒冷、潮湿和拥挤环境下。患者所呈现出的症
状虽然符合风湿性心脏病的表现，然而中医治病不是以病名为主的，讲究
的是辨证施治，这个"证"很重要。

我们看看患者的主要症状之一，心动悸。心动悸比心悸多了一个"动"
字，幅度大了，病的程度要严重得多，不但能自觉心跳，且跳动起来没有
规律，一会儿很快一会儿很慢，一会儿有规律一会儿没有规律，尤其受寒
后或劳累后会加重。

《伤寒论》第 177 条"伤寒脉结代，心动悸，炙甘草汤主之"，这条讲
的是受寒后出现脉结代、心动悸的症状，说明患者心脏的气血衰竭到一定
程度了，必须用炙甘草汤大补心脏的气血。结合医案中描述的患者受风寒
后症状加重，出现心动悸，且脉象为结的症状，提示患者心脏的气血衰竭
到一定程度了，必须先用炙甘草汤治疗。

再看看患者的主要症状之二：咳吐泡沫状白痰、量多，昼夜不能平卧，

起则头眩。

其中咳吐泡沫状白痰、量多，昼夜不能平卧为小青龙汤证。《金匮要略·痰饮咳嗽病脉证并治》："咳逆倚息不得卧，小青龙汤主之。"小青龙汤证是外感风寒内动水气引起的，这个水气为心下有水气。《伤寒论》第40条："伤寒表不解，心下有水气，干呕发热而咳，或渴，或利，或噎，或小便不利，少腹满，或喘者，小青龙汤主之"。

起则头眩则是苓桂术甘汤证。《伤寒论》第67条："伤寒若吐、若下后，心下逆满，气上冲胸，起则头眩，脉沉紧，发汗则动经，身为振振摇者，茯苓桂枝白术甘草汤主之。"苓桂术甘汤证是吐下后伤了脾气，不能及时温化水饮，导致心下水饮上冲于胸引起的，所以有胸满、气短、心悸的症状，其心悸不是心动悸。

最后看患者的主要症状之三：四末（四肢）厥冷，腹胀，小便短少，腰以下肿，按之凹陷不起。《金匮要略·水气病脉证并治》云："诸有水者，腰以下肿，当利小便；腰以上肿，当发汗乃愈。"此条文讲的是，水病有上下表里之分，腰以上肿者，水在外在表，当发汗；腰以下肿者，水在里在下，当利小便。以此得知，患者腰以下肿为水在下在里，当利小便。再结合其四肢厥冷、腹胀、小便短少，患者应为真武汤证。《伤寒论》第316条："少阴病，二三日不已，至四五日，腹痛，小便不利，四肢沉重疼痛，自下利者，此为有水气，其人或咳，或小便利，或下利，或呕者，真武汤主之。"《伤寒论》第82条："太阳病发汗，汗出不解，其人仍发热，心下悸，头眩，身瞤动，振振欲擗地者，真武汤主之。"真武汤证有心下悸、头晕、咳、呕、小便不利、四肢厥逆等症状。

综合分析，患者除了心动悸外，其他症状均是体内水气引起的，这个水气是肾气不足以化水引起的。所以，患者应为真武汤证。

真武汤方：茯苓三两，芍药三两，白术二两，生姜三两，附子一枚（炮，去皮，破八片）。上五味，以水八升，煮取三升，去滓，温服七合，日三服。

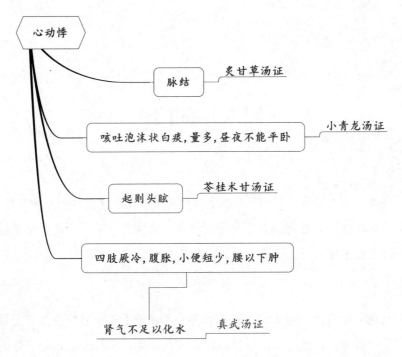

心动悸
├── 脉结 —— 炙甘草汤证
├── 咳吐泡沫状白痰,量多,昼夜不能平卧 —— 小青龙汤证
├── 起则头眩 —— 苓桂术甘汤证
└── 四肢厥冷,腹胀,小便短少,腰以下肿
        └── 肾气不足以化水 —— 真武汤证

【原文】

　　辨为心、脾、肾三脏阳虚阴盛而水寒不化之证,治当温阳利水。方用真武汤加味。附子10克,茯苓30克,生姜10克,白术10克,白芍10克,红人参6克,泽泻20克。服三剂后,小便增多,咳嗽锐减,心悸腿肿见轻。续用真武汤与苓桂术甘汤合方,温补心、脾、肾三脏,扶阳利水。附子12克,茯苓30克,生姜10克,白芍10克,白术12克,桂枝6克,炙甘草10克,党参15克,泽泻15克,干姜6克。服上方十余剂,小便自利,浮肿消退,心悸、胸闷等症已除,夜能平卧。唯觉口渴,转方用春泽汤:党参15克,桂枝15克,茯苓30克,猪苓20克,泽泻20克,白术10克。从此而病愈。

【研读】

　　从以上看,医生开出的第一方是真武汤;第二方根据症状在真武汤的基础上又做了加减,乃是真武汤与苓桂术甘汤合方;第三方又根据症状开出了五苓散加党参。这些汤方都以温阳利水为主,说明了医案中描述的患者"心动悸"的症状应该是"心悸"。若真的是"心动悸",再结合"脉结",那恐怕就得用炙甘草汤了。

　　　　　　　　　　以上医案原文选自《刘渡舟验案精选》

四六　心下悸

【原文】

阎某，男，26岁。患心下筑筑然动悸不安，腹诊有振水音与上腹悸动。三五日必发作一次腹泻，泻下如水，清冷无臭味，泻后心下之悸动减轻。问其饮食、小便尚可。舌苔白滑少津，脉象弦。

【研读】

从医案中看出，患者的主要症状为心下动悸不安，其特点是三五日必发作一次腹泻，泻后心下之悸动减轻。《伤寒论》中涉及治疗心下悸的汤方有小柴胡汤、桂枝甘草汤、真武汤、茯苓甘草汤。

《伤寒论》第96条："伤寒五六日中风，往来寒热，胸胁苦满，默默不欲饮食，心烦喜呕，或胸中烦而不呕，或渴，或腹中痛，或胁下痞硬，或心下悸，小便不利，或不渴，身有微热，或咳者，小柴胡汤主之。"小柴胡汤证中的心下悸为兼症，为"或心下悸"，其心下悸必定伴有少阳病之胸胁苦满、寒热往来、心烦喜呕等症。而患者无少阳病的证候。

《伤寒论》第64条："发汗过多，其人叉手自冒心，心下悸，欲得按者，桂枝甘草汤主之。"桂枝甘草汤证的心下悸为发汗过多伤了心阳，所以其心下悸有"其人叉手自冒心，欲得按"的特点。患者也无此症。

《伤寒论》第82条："太阳病发汗，汗出不解，其人仍发热，心下悸，头眩，身𥆧动，振振欲擗地者，真武汤主之。"真武汤证为发汗后伤了肾气，导致水邪上泛，其心下悸有头眩、身𥆧动，振振欲擗地的特点。患者也无此症。

《伤寒论》第356条："伤寒厥而心下悸，宜先治水，当服茯苓甘草汤，却治其厥。不尔，水渍入胃，必作利也。"《伤寒论》第73条："伤寒汗出而渴者，五苓散主之；不渴者，茯苓甘草汤主之。"茯苓甘草汤证为胃中停水导致的心下悸，此心下悸的特点为不渴、下利，因为"水渍入胃，必作利也"。茯苓甘草汤证与患者的症状完全相符，所以，胃中停水是患者的病机。

茯苓甘草汤方：茯苓二两，桂枝二两（去皮），生姜三两（切），甘草一两（炙）。上四味，以水四升，煮取二升，去滓，分温三服。

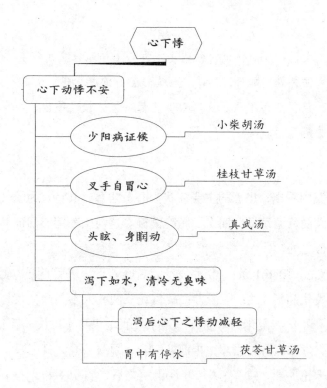

【原文】

辨为胃中停饮不化，与气相搏的水悸病证。若胃中水饮顺流而下趋于肠道，则作腹泻，泻后胃饮稍减，故心下悸动随之减轻。然去而旋生，转日又见悸动。当温中化饮为治。疏方：茯苓20克，生姜24克，桂枝10克，炙甘草6克。药服三剂，小便增多，而心下之悸明显减少。再进三剂，诸症得安。自此以后，未复发。

【研读】

医案中医生开出的也是茯苓甘草汤。

以上医案原文选自《刘渡舟验案精选》

四七　心下痞（一）

【原文】

　　潘某，女，49岁，湖北潜江人。主诉心下痞塞，噫气频作，呕吐酸苦，小便少而大便稀溏，每日三四次，肠鸣辘辘，饮食少思。望其人体质肥胖，面部水肿，色青黄而不泽。视其心下隆起一包，按之不痛，抬手即起。舌苔带水、脉滑无力。

【研读】

　　从医案中看出，患者的主要症状为心下痞塞，其特点为噫气频作、呕吐酸苦、大便稀溏每日三四次、肠鸣辘辘。这与生姜泻心汤证、旋覆代赭汤证有相似之处。

　　《伤寒论》第 161 条："伤寒发汗，若吐若下，解后心下痞硬，噫气不除者，旋覆代赭汤主之。"汤方：旋覆花三两，人参二两，炙甘草三两，生姜五两（切），半夏半升（洗），代赭石一两，大枣十二枚（擘）。上七味，以水一斗，煮取六升，去滓，再煎取三升，温服一升，日三服。

　　《伤寒论》第 157 条："伤寒汗出解之后，胃中不和，心下痞硬，干噫食臭，胁下有水气，腹中雷鸣，下利者，生姜泻心汤主之。"汤方：生姜四两（切），人参三两，半夏半升（洗），甘草三两（炙），黄芩三两，大枣十二枚（擘），黄连一两，干姜一两。上八味，以水一斗，煮取六升，去滓，再煮取三升，温服一升，日三服。

　　以此看出，旋覆代赭汤证和生姜泻心汤证都有噫气频作的症状，二者的区别在于，旋覆代赭汤证的"噫气不除"显然比生姜泻心汤证的"干噫食臭"要严重得多；与生姜泻心汤证相比，虽然都有心下痞硬，然而在上在下却并不相同，旋覆代赭汤证在上是"噫气不除"，生姜泻心汤证在上是"干噫食臭"，旋覆代赭汤证在下无症状，生姜泻心汤证在下有"雷鸣下利"的症状。生姜泻心汤证主要是心下水火无形之气相阻与胃有停水宿食引起的心下痞硬，属寒热错杂，所以在半夏泻心汤的基础上重用了生姜，以散停水消宿食；而旋覆代赭汤证则主要是胃有水饮引起的心下痞硬，与宿食无关，水聚者为饮，水饮比停水的程度要重，水饮上逆则噫气不除，水饮聚于胃则心下痞硬，只有用旋覆花、半夏、生姜行水饮下气，代赭石质重坠饮降气、人参、大枣、炙甘草扶正气以防病邪内入，才能完全消除噫气不除，心下痞硬的症状。

结合患者的症状来看，患者的心下痞塞、噫气频作，有呕吐酸苦，有肠鸣辘辘，有大便稀溏日行三四次，再加上心下虽隆起一包，但按之不痛，这是典型的寒热错杂之水火痞，完全符合生姜泻心汤证。

我们看看医案中的医生如何辨证施治。

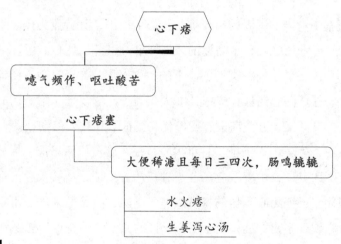

【原文】

辨为脾胃之气不和，以致升降失序，中挟水饮，而成水气之痞。气聚不散则心下隆起，然按之柔软无物，但气痞耳。遵仲景之法为疏生姜泻心汤加茯苓。生姜 12 克，干姜 3 克，黄连 6 克，黄芩 6 克，党参 9 克，半夏 10 克，炙甘草 6 克，大枣 12 枚、茯苓 20 克。连服八剂，则痞消，大便成形而愈。

【研读】

医案中医生开出的也是生姜泻心汤，只不过加了一味茯苓。

以上医案原文选自《刘渡舟验案精选》

四八 心下痞（二）

【原文】

王某，女，42 岁。1994 年 3 月 28 日初诊。患者心下痞满，按之不痛，不欲饮食，小便短赤，大便偏干，心烦，口干，头晕耳鸣。西医诊断为"自主神经功能紊乱"。其舌质红，苔白滑，脉来沉弦小数。

【研读】

从医案中看出，患者的主要症状为心下痞满，其特点为按之不痛，只此一点就与心下痛之大、小陷胸汤区别开了，患者只是心下痞。

《伤寒论》讲了三种类型的心下痞：水火痞，如半夏泻心汤证、生姜泻心汤证、甘草泻心汤证；火痞，如大黄黄连泻心汤证、附子泻心汤证；水痞，如十枣汤证、五苓散证、旋覆代赭汤证、桂枝人参汤证。

这其中，生姜泻心汤证、甘草泻心汤证、旋覆代赭汤证、桂枝人参汤证均为心下痞且硬；生姜泻心汤证、甘草泻心汤证、桂枝人参汤证均有下利；旋覆代赭汤证的心下痞的特点为噫气不除；五苓散证的心下痞的特点为渴而口燥烦，小便不利；附子泻心汤证的心下痞的特点为恶寒汗出。

而医案中描述的患者的症状只是心下痞满，无心下痞满且硬，无下利，无噫气不除，无渴而燥烦小便不利，无恶寒汗出。那就只剩下半夏泻心汤证与大黄黄连泻心汤证了。

半夏泻心汤证与大黄黄连泻心汤证都是以心下痞为主证，无心下痞硬，无下利，无噫气不除，无渴而燥烦小便不利，无恶寒汗出。所不同的是，半夏泻心汤证为水火痞，属寒热错杂；大黄黄连泻心汤证为火痞，单火热之气。结合患者的其他症状来看，其小便短赤、大便偏干、心烦、口干等症皆为火热之象，火为阳邪。上扰于心，则见心烦，下迫火府，则见小便短赤。至于舌脉之象，皆是一片火热之证，与寒无关。所以，患者应为大黄黄连泻心汤证。

大黄黄连泻心汤方：大黄二两，黄连一两。上二味，以麻沸汤二升渍之，须臾，绞去滓，分温再服。

这里需要注意的是，大黄黄连泻心汤开水冲泡片刻（5～7分钟）后去滓服用，不需要煎煮；若是煎煮，其性味疗效就改变了。还有，如果患者服用后还有头晕耳鸣等症状，则需要进行下一步的辨证施治。

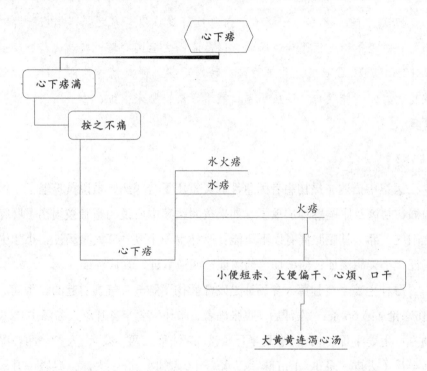

【原文】

此乃无形之邪热痞于心下之证，治当泄热消痞，当法《伤寒论》"大黄黄连泻心汤"之法：大黄3克，黄连10克。沸水浸泡片刻，去滓而饮。服三次后，则心下痞满诸症爽然而愈。

【研读】

医案中医生开出的也是大黄黄连泻心汤。

以上医案原文选自《刘渡舟验案精选》

四九 胁胀

【原文】

陈某，男，38岁。三年前，因急性肝炎重用苦寒之药，损伤肝脾之阳气。黄疸虽退，但腹痛、胁满，以及胀闷之症则有增无减。化验肝功：GPT250IU/L。近日来，头晕而痛，动则更甚，伴有精神抑郁不舒，腰膝酸软无力，心悸气短，四肢不温，懒于言语，脉来弦细，舌质黯淡，舌苔薄黄。

【研读】

医案中描述，最初患者因急性肝炎重用了苦寒药，虽说黄疸退了，但腹痛、胁满及胀闷感却加重了。如果按照医案中所说的患者被损伤了肝脾之阳气，那么其腹胀痛有以下可能：厚朴生姜半夏甘草人参汤证；小建中汤证；小柴胡汤证；桂枝加芍药汤证；四逆散证；真武汤证。

厚朴生姜半夏甘草人参汤证是发汗后伤了脾气，气虚引起的腹胀满。《伤寒论》第66条："发汗后，腹胀满者，厚朴生姜半夏甘草人参汤主之。"汤方：生姜半斤（切），半夏半斤（洗），甘草二两（炙），人参一两，厚朴半斤（去皮，炙）。上五味，以水一斗，煮取三升，去滓，温服一升，日三服。

小建中汤证与小柴胡汤证分别为血郁与气郁引起的腹痛。《伤寒论》第100条："伤寒，阳脉涩，阴脉弦，法当腹中急痛，先与小建中汤，不差者，小柴胡汤主之。"小建中汤证与桂枝加芍药汤证用药相似，小建中汤只是比桂枝加芍药汤多了一味药（饴糖），小建中汤治疗的腹痛特点是疼痛持续急迫，为腹中急痛，为血郁血虚，病在少阳三焦；桂枝加芍药汤治疗的腹痛只是有时痛，为腹满时痛，为血郁，病在太阴脾土。《伤寒论》第279条："本太阳病，医反下之，因而腹满时痛者，属太阴也，桂枝加芍药汤主之。"汤方：于桂枝汤方内，更加芍药三两。随前共六两，余依桂枝汤法。

四逆散证为少阴病之寒郁于内引起的腹痛。《伤寒论》第318条："少阴病，四逆，其人或咳，或悸，或小便不利，或腹中痛，或泄利下重者，四逆散主之。"小柴胡汤证与四逆散证均为郁之证，小柴胡汤证为郁在少阳，四逆散证为郁在少阴；小柴胡汤用于治疗阳微结，四逆散用来治疗纯阴结。其鉴别要点在哪里呢？《伤寒论》第148条："伤寒五六日，头汗出，微恶寒，手足冷，心下满，口不欲食，大便硬，脉细者，此为阳微结，必有表，复有里也。脉沉，亦在里也，汗出为阳微，假令纯阴结，不得复有外证，悉入在里，此为半在里半在外也。脉虽沉紧，不得为少阴病，所以然者，阴不得有汗，今头汗出，故知非少阴也，可与小柴胡汤。设不了了者，得屎而解。"这段话讲了阳微结与纯阴结均有微恶寒、手足冷、脉沉之症，其鉴别要点在于有汗无汗，阳微结为但头汗出，纯阴结为无汗。阳微结可用小柴胡汤，纯阴结则可用四逆散。小柴胡汤证与四逆散证也均有心悸、心烦、腹痛、四肢不温、郁郁寡欢等症。

真武汤证为少阴证之肾气不足，水不化气引起的腹痛。《伤寒论》第316条："少阴病，二三日不已，至四五日，腹痛，小便不利，四肢沉重疼痛，自下利者，此为有水气，其人或咳，或小便利，或下利，或呕者，真武汤主之。"真武汤证的腹痛必伴有四肢沉重疼痛、下利。

再看患者目前的症状：头晕而痛，动则更甚，伴有精神抑郁不舒，腰膝酸软无力，心悸气短，四肢不温，懒于言语，脉来弦细，舌质黯淡，舌苔薄黄。如果不看其脉象、舌象，其头晕而痛、动则更甚以头晕为主，则完全一派水饮上冲之象；若伴有四肢沉重、下利、小便不利或利，就与真武汤证相符了；若伴有心下逆满、起则头眩，又与苓桂术甘汤证相似了。可医案中并未描述患者的这些具体情况。

如果患者头晕而痛，以痛为主证，并且伴干呕、吐涎沫，则又与吴茱萸汤证相符了。《伤寒论》第378条："干呕吐涎沫，头痛者，吴茱萸汤主之。"可医案中也并未描述患者是否有这些症状。

如果患者脉弦细，头痛，伴有恶寒、发热的症状，则又与小柴胡汤证

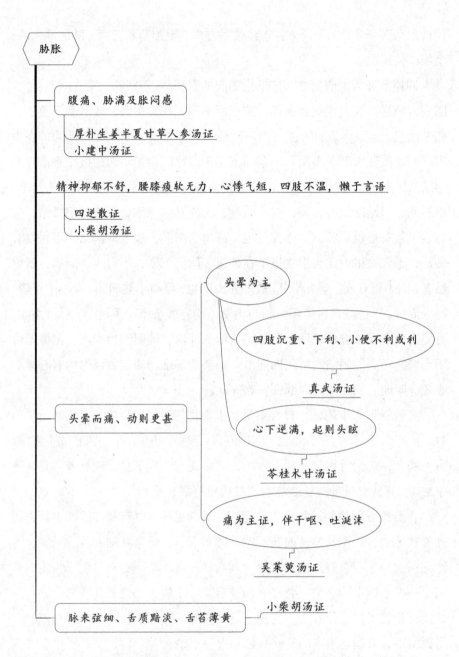

相符了。《伤寒论》第 265 条："伤寒，脉弦细，头痛发热者，属少阳。"医案中对此也未描述。

由此看出，患者的症状很多，虽然这样，也应找到一条发病的主干，抓住了这个主干，这些繁杂的症状也不过是主干上发出的枝枝叶叶罢了。

综上所述，由于医案中对患者的症状描述不够全面，所以很难辨证，无从下手。

【原文】

此证乃肝阳虚衰，疏泄不利，导致气血失和，脾肾两虚。治当温养肝气，疏肝通阳，兼扶脾肾之虚。方用：桂枝 14 克，当归 12 克，白芍 12 克，黄芪 30 克，淡吴茱萸 3 克，生姜 6 克，枳壳 12 克，川厚朴 12 克，仙灵脾 12 克，菟丝子 15 克。此方服至十剂，心悸气短、腰腿酸软等症明显好转。上方又加党参、白术等健脾之品，前后约服百余剂，体力恢复，查 GPT 降至正常范围，周身无有不适，病愈。

【研读】

因医案描述不全面，所以很难判断其用药的准确性。这样的医案从某种程度上来说，对学习中医没有任何的意义。

以上医案原文选自《刘渡舟验案精选》

四九 胁胀

五〇 两胁胀

【原文】

　　张君任夫，余至友也。先患左颊部漫肿而痛，痛牵耳际，牙内外缝出脓甚多。余曰：此骨槽风也。余尝以阳和汤治愈骨槽风病多人，惟张君之状稍异，大便闭而舌尖起刺，当先投以生石膏、凉膈散各五钱，后予提托而愈。越日，张君又来告曰：请恕烦扰，我尚有宿恙乞诊。曰：请详陈之。曰：恙起于半载之前，平日喜运动蹴球，恒至汗出浃背，率不易衣。嗣觉两胁作胀，按之痛。有时心悸而善畏，入夜，室中无灯炬，则惴惴勿敢入，头亦晕，搭车时尤甚。嗳气则胸膈稍舒。夜间不能平卧，平卧则气促，辗转不宁。当夜深人静之时，每觉两胁之里有水声辘辘然，振荡于其间。

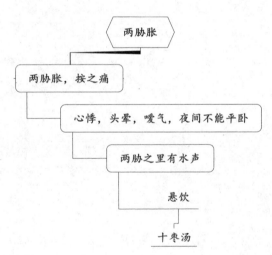

【研读】

　　先判断患者应该是中老年男性。

　　此医案讲了患者的两个方面的问题，在这里我们着重分析第二个方面的问题，也就是患者素来的不适，其表现有三个方面：①两胁胀，按之痛。

②心悸，头晕，嗳气，夜间不能平卧。③两胁之里有水声。

这三组表现都在提示患者体内有水饮，且水饮在两胁最明显，应为悬饮。《金匮要略·痰饮咳嗽病脉证并治》曰："饮后水流在胁下，咳唾引痛，谓之悬饮。"又曰："病悬饮者，十枣汤主之。"我们再看看《伤寒论》中涉及十枣汤证的条文。《伤寒论》第条："太阳中风，下利呕逆，表解者，乃可攻之。其人𣲍𣲍汗出，发作有时，头痛，心下痞硬满，引胁下痛，干呕短气，汗出不恶寒者，此表解里未和也，十枣汤主之。"此条文首先讲医圣仲景治病的原则，"太阳中风，下利，呕逆，表解者，乃可攻之"，说的是不论现在有什么症状，只有确定了表证已解，才能使用攻下的方法；这里下利、呕逆也是如此，必须表解了，乃可攻之。其次详细描述了表证已解，心下及胁下有水饮的证候。"其人𣲍𣲍汗出，发作有时，头痛，心下痞硬满，引胁下痛，干呕短气，汗出不恶寒者，此表解里未和也"，讲了两个部分的内容：

1. 水饮在表的证候。"其人𣲍𣲍汗出……汗出不恶寒"讲的是此人有汗，出汗有特点，遍身𣲍𣲍，微似有汗，发作有时间性，还有头痛，但不怕冷，强调了水饮在表与太阳表证之中风的区别，太阳表证之中风的证候为发热、汗出、恶风、头痛、恶寒，与水饮在表有不同之处，水饮在表虽也有汗出，但发作有时间性，如同海水有潮汐，涨潮或退潮一样，都有其规律性，而中风的汗出无规律性；其次，水饮在表，无太阳中风的发热及恶寒的症状。

2. 水饮在心下及胁下的证候。"心下痞硬满，引胁下痛，干呕短气"讲的是心下胀满且硬，牵连着胁下也痛，还伴有恶心气短。胁下是什么地方？水之道路也，胁下痛，水道不通嘛，进一步证明了此心下胀满且硬及胁下痛是水饮惹的祸，当用十枣汤驱逐心下及胁下的水饮。

这里需要提醒的是，若患者目前的症状伴有发热恶寒等表证，则应先解表，解表后再用十枣汤，这是不容忽视的治疗原则。

还需要注意的是，十枣汤证的脉象应为弦。《金匮要略·痰饮咳嗽病脉证并治》："咳家其脉弦，为有水，十枣汤主之。"

我们看看医案中医生的辨证施治过程，精彩绝伦。

【原文】

余曰：请止辞，我知之矣。是证非十枣汤不治，药值甚廉，而药力则甚剧。君欲服者，尚须商诸吾师也。君曰：然则先试以轻剂可乎？曰：诺。当疏厚朴、柴胡、藿、佩、半夏、广皮、车前子、茯苓、清水豆卷、白术等燥湿行气之药与之。计药一剂，值银八角余。服之，其效渺然。张君曰：然则惟有遵命偕谒尊师矣。

翌日，余径叩师门，则师诊视张君甫毕，并在立案矣。走笔疾书，方至脉来双弦之句。余问曰：先生，是何证也？曰：小柴胡也。予曰：不然，柴胡之力不胜，恐非十枣不效。先生搁笔沉思，急检《伤寒论》十枣汤条曰：太阳中风，下利呕逆，表解者，乃可攻之。若其人漐漐汗出，发作有时，头痛，心下痞而硬满，干呕，短气，汗出，不恶寒者，此表解里未和也，十枣汤主之。因问张君曰：君气短而干呕乎？曰：良然。师乃顾谓余曰：尔识证确，所言良是也。师乃续其案而书其方，即如上载者是。

又按《金匮》曰：脉沉而弦者，悬饮内痛。又曰：病悬饮者，十枣汤主之。余尝细按张君之脉，觉其滑之成分较多，弦则次之，沉则又次之。以三部言，则寸脉为尤显，与寸脉主上焦之说适合。以左右言，则左脉为较显，盖张君自言左胁之积水较右胁为剧也。

今当报告张君服汤后之情形。张君先购药，价仅八分，惊其值廉。乃煮大枣拾枚，得汤去滓，分之为二。入药末一半，略煎，成浆状物。其夜七时许，未进夜饭，先服药浆，随觉喉中辛辣，甚于胡椒。张君素能食椒，犹尚畏之，则药性之剧可知。并觉口干，心中烦，若发热然。九时起，喉哑不能作声，急欲大便，不能顷刻停留，所下非便，直水耳。其臭颇甚。于是略停，稍进夜饭，竟得安眠，非复平日之转侧不宁矣。夜二时起，又欲大便，所下臭水更多，又安眠。六时，又大便，所下臭水益增多。又睡至十时起床，昨夜之喉哑者，今乃愈矣。且不料干呕、嗳气、心悸、头晕诸恙均减，精神反佳。张君自知肋膜炎为难愈之疾，今竟得速效如此，乃不禁叹古方之神奇！次日中午，喉间完全复原。下午七时，夜膳如常。九时半，进药，枣汤即前日所留下者。药后，胃脘甚觉难堪，胃壁似有翻转之状，颇欲吐，一面心烦，觉热，喉哑，悉如昨日，但略差可。至深夜一时，即泄水，较第一夜尤多。翌晨，呕出饭食少许，并带痰水，又泄臭水，但不多矣。至午，喉又复原，能进中膳如常，嗳气大除，两胁之胀大减。惟两胁之上（乳偏下）反觉比平日为胀。张君自曰，此胁上之胀，必平日已有，只因胁下剧胀，故反勿觉。今胁下之胀除，改胁上反彰明耳。而胆量仍小，眼目模糊，反有增无减，但绝无痛苦而已。

吾人既知服后经验，试更细阅十枣汤之煎服法，两相参研，乃知煎服法虽仅寥寥二三行，而其中所蕴蓄之精义甚多。煎服法曰：右三味，捣筛，以水一升五合，先煮肥大枣十枚，取八合；去滓，内药末，强人服一钱匕，羸人服半钱，平旦温服之，不下者，明日更加半钱，得快下后，糜粥自养。观张君之第一口先药后饭而不呕，第二日之先饭后药而呕，可知也。先药后饭，较先饭后药为愈，亦安知平旦服之云者，不饭而服之也，较先药后饭为更愈乎。又云：快下后，糜粥自养。则其未下以前，不能进食可知。实则下后糜粥自养，较先后俱不饭者为尤佳，此其第一义也。

曰：不下者，明日更加半钱。而不言：不下，更作服。可知明日二字，大有深义，即明日平旦之省文。盖平旦之时，胃府在一夜休养之后，机能较为亢盛，故借其天时之利，以与此剧药周旋耳。且一日一服，不似其他汤药之可以多服，盖一以见药有大毒，不宜累进，一以为胃府休养地步，此其第二义也。

强人一钱匕，羸人则改半钱，斤斤较其药量，倍显慎重之意。何者？其义与上述者正同，此其第三义也。

十枣汤以十枣为君，亦安知十枣之功用为何如乎？东人曰：大枣甘草等药功用大同而小异，要为治挛急而已。说殊混统不可从。吾友吴君凝轩尝历考经方中大枣之功用，称其能保胃中之津液。今观十枣汤之下咽即起燥痛，则甘遂、大戟、芫花三者吸收水分之力巨可知，入胃之后，虽能逐水驱邪，然克伤津液，在所不免，故投十枣以卫之，方可正邪兼顾。又吴君谓十枣汤之服法，应每日用十枣煎汤，不可十枣分作两服，以弱保正之功，其说颇有见地。况旧说以枣为健脾之品，又曰脾能为胃行其津液。由此可知枣与胃液实有密切之关系。惟其语隐约，在可解不可解之间，今得吾友之说，乃益彰耳，此其第四义也。

甘遂、芫花、大戟为何作药末以加入，而不与大枣同煎，盖有深意。以余研究所得，凡药之欲其直接入肠胃起作用者，大都用散。薏苡附子败酱散，世人用之而不效，不知其所用者非散，乃药之汤耳。五苓散，世人用之又不效，谓其功不及车前子通草远甚，不知其所用者非散，亦药之汤耳。至于承气亦直接在肠中起作用，所以不用散而用汤者，盖肠胃不能吸收硝黄，用汤无异散也。其他诸方，用散效、用汤而不效者甚夥。虽然，甘遂等三药为末，入胃逐水，有此说在，又何能逐两胁间之积水乎？曰：水饮先既有道以入胁间，今自可循其道，追之使出，事实如此，理论当循事实行也，此其第五义也。

呜呼！仲圣之一方，寥寥二三行字，而其所蕴蓄之精义，竟至不可思议。凡此吾人所殚精竭虑，思议而后得之者，尚不知其是耶非耶？二诊四月六日两进十枣汤，胁下水气减去大半，惟胸中尚觉胀懑，背酸，行步则两胁尚痛，脉沉弦，水象也。下后，不宜再下，当从温化。

姜半夏五钱，北细辛二钱，干姜三钱，熟附块三钱，炙甘草五钱，菟丝子四钱，杜仲五钱，椒目三钱，防己四钱。

师谓十枣汤每用一剂已足，未可多进。所谓大毒治病，十去其四五是也。又谓甘遂、大戟皆性寒之品，故二诊例以温药和之。此方系从诸成方加减而得，不外从温化二字着想。惟据张君自言，服此方后，不甚适意。觉胁上反胀，背亦不舒，目中若受刺，大便亦闭结。按此或因张君本属热体，而药之温性太过欤？三诊四月八日，前因腰酸胁痛，用温化法，会天时阳气张发，腰胁虽定，而胸中胀懑，左胁微觉不舒。但脉之沉弦者渐转浮弦。病根渐除，惟大便颇艰，兼之热犯脑部，目脉为赤，当于胸胁着想，用大柴胡汤加厚朴、芒硝。

软柴胡三钱，淡黄芩三钱，制半夏三钱，生川军三钱后下，枳实三钱，厚朴二钱，芒硝钱半冲。

张君言：服药后，夜间畅下四五次，次日觉胁背均松，胸中转适，精神爽利。诸恙霍然。观此方，知师转笔之处，锐利无比。前后不过三剂，药费不过三元，而竟能治愈半载宿恙之胁膜炎病。呜呼，其亦神矣！

【研读】

从以上原文看出，医生详细描述了其辨证施治的过程、患者服药期间的反应及医生本人的感悟心得，特别强调了十枣汤的煎煮方法、服用时间、服用方法、服用后的保养及注意事项等。

讲得非常好，非常值得我们学习借鉴。

以上医案原文选自《经方实验录》

五〇 两胁胀

五一 胁痛

【原文】

王某，男，48岁，工人。食欲不振，肝区疼痛一年余。经传染病医院诊断为"无黄疸性肝炎"，屡用中西药物治疗，效果不明显。就诊时自觉胁痛隐隐，脘腹胀闷，神疲乏力，胃纳不佳，眠寐尚可，二便自调。舌色黯，舌苔根部黄腻。切脉弦细。

【研读】

从医案中看出，患者的主要症状为胁下隐隐作痛连及脘腹胀闷，且食欲不振，舌苔根部黄腻，睡眠、二便基本正常。这样看来，患者的病证与郁有关了。可是郁有郁在少阳的，有郁在少阴的，这个患者郁在哪里呢？

《伤寒论》第148条："伤寒五六日，头汗出，微恶寒，手足冷，心下满，口不欲食，大便硬，脉细者，此为阳微结，必有表，复有里也。脉沉，亦在里也，汗出为阳微，假令纯阴结，不得复有外证，悉入在里，此为半在里半在外也。脉虽沉紧，不得为少阴病，所以然者，阴不得有汗，今头汗出，故知非少阴也，可与小柴胡汤。设不了了者，得屎而解。"此条文讲了少阳病与少阴病的鉴别要点，少阳与少阴同为枢，少阳为三阳（太阳、阳明、少阳）之枢，少阴为三阴（太阴、少阴、厥阴）之枢。何为枢？枢为枢纽，为转换开关，如同门上的转轴。少阳为在外气血运行的转轴，少阴为在内水火运行的转轴。少阳与少阴之间也相互作用，少阴借助少阳疏泄的力量及通道运行；少阳依赖少阴储备的能量维持其运行。它们同为枢，在症状上必有相似之处，这个条文讲的就是这个相似之处的鉴别。

若是微恶寒，手足冷，心下（包括胁下及脘腹）满，口不欲食，大便硬，脉细，伴有头汗出，则为阳微结者，也就是少阳枢不利，可与小柴胡汤治疗。

若是微恶寒，手足冷，心下（包括胁下及脘腹）满，口不欲食，大便硬，脉细，没有头汗出，而是无汗，则为阴微结，也就是少阴枢不利，当用四逆散治疗。

阳微结与阴微结的鉴别要点就在于有无头汗出，头汗出为阳微结，为半表半里，因为阴证不应有汗。

从这个条文中也能看出，小柴胡汤证及四逆散证均有胁下不适及腹部胀满的症状，均为郁而不舒，只不过小柴胡汤证为少阳有郁，郁而无形；四逆散为少阴有郁，郁而有形，所以四逆散由柴胡、枳实、白芍、炙甘草组成。

所以，此医案中的患者如果无头汗出，其证应当为四逆散证。

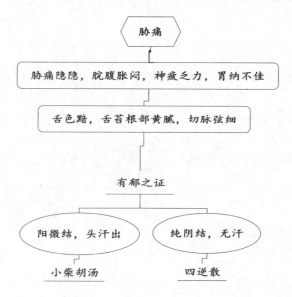

五一　胁痛

【原文】

辨为肝郁化热，日久入络。治宜轻宣郁热。佐以通络之法。疏方：柴胡 10 克，枳壳 10 克，白芍 10 克，甘草 6 克，栀子 10 克，菊花 10 克，桑叶 10 克，僵蚕 9 克，丝瓜络 12 克，佛手 6 克，苡仁 15 克，焦三仙 30 克。连服十五剂，纳谷渐香。续服十五剂而胁痛愈。前方加山药、黄精以养脾阴，巩固疗效。半年后复查，病告痊愈。

【研读】

医案中医生开出的是经方四逆散，只不过在此基础上做了加减。

这里需要思考的是，若就用经方四逆散，不做任何加减，疗效会不会更好呢?

以上医案原文选自《刘渡舟验案精选》

五二　右胁痛

【原文】

魏某，男，25 岁，原昆明市红十字会医院五官科主任。1958 年 12 月 30 日门诊。患肝炎已半年余，右胁内疼痛，双目白睛发黄，色晦暗，面色亦黄而带青色，大便时溏，小便短少，其色如茶，右胁肋下触之有硬块作痛，此乃肝脏肿大疼痛。脉缓弱，舌苔白而厚腻，舌质边夹青色。

【研读】

从医案中看出，患者目前有三组主要的症状：①右胁下疼痛，触之有硬块作痛。②发黄，双目白睛发黄，色晦暗，面色亦黄而带青色，小便短少且色如茶，大便时溏。③脉缓弱，舌苔白而厚腻，舌质边夹青色。

《伤寒论》中涉及胁下疼痛且发黄及脉弱的条文只有一个，第 98 条："得病六七日，脉迟浮弱，恶风寒，手足温。医二三下之，不能食，而胁下满痛，面目及身黄，颈项强，小便难者，与柴胡汤，后必下重。本渴饮水而呕者，柴胡汤不中与也，食谷者哕。"这个条文着重讲了少阳病及太阴病均有胁下痛且发黄的症状。得病一周后，病情演变为脉迟浮弱，恶风寒，手足温，本来太阳表证并未解，却认为病邪进入了阳明而用了泻下的方法，病情进而演变为不能食，胁下满痛，面目及身黄，颈项强，小便难等症；这时又以为病邪进入了少阳而用了柴胡汤类，结果出现了下重（下利脱肛现象），本渴饮水而呕者乃水饮在脾土的表现，水饮在脾土自然生湿，寒湿在太阴脾土当然不能用柴胡汤类，柴胡汤类的治疗以通利少阳三焦为主，病不在少阳三焦，反用了通利三焦之气的药，再加上脾土之气不固，就易出现驰纵不收的状态，所以必下重。若是用了柴胡汤类，还会严重伤及脾土之气出现食谷者哕（不能食）的危险状态。以上说明了两个问题：

1. 被误下后出现的不能食，胁下满痛，面目及身黄，颈项强，小便难的症状，乃误下后伤了太阴脾土，所以此胁下痛且发黄是由寒湿引起的。

2. 若是未经误下，没有出现太阴脾土寒湿的症状，那么少阳三焦不通利也会引起胁下痛且发黄的症状。

《伤寒论》中也的确有身目发黄由寒湿引起的条文，第259条："伤寒发汗已，身目为黄，所以然者，以寒湿在里不解故也。以为不可下也，于寒湿中求之。"结合患者双目白晴发黄，色晦暗，大便时溏，脉缓弱，舌苔白而厚腻的症状来看，患者的胁下痛及发黄应由寒湿引起。这也说明患者的胁下痛及发黄很有可能由误治而来。

既然判断患者的胁下痛及发黄由寒湿引起，治疗当以健脾土祛寒湿为主，当用理中汤加茵陈蒿。若恶寒严重，则在理中汤加茵陈蒿的基础上加炮附子，即附子理中汤加茵陈蒿；若下利恶寒脉沉，则用四逆汤加茵陈蒿。

这里需要注意的是，如果患者发黄如橘子色且小便不利，则又与湿热有关了。《伤寒论》第260条："伤寒七八日，身黄如橘子色，小便不利，腹微满者，茵陈蒿汤主之。"接下来，我们看看医案中的医生如何辨证施治。

【原文】

此系里寒内盛，土湿木郁，肝木不得温升所致。法当温化寒湿，舒肝达木以治之，拟方茵陈四逆汤加味。附片60克，干姜30克，佛手10克，败酱10克，苡仁20克，川椒3克（炒去汗）。上肉桂5克（研末，泡水兑入），茵陈10克，甘草5克。服三剂后，脉象沉弱而带弦长，厚腻舌苔已退其半，舌已转红，小便色转消，较前长，胁下疼痛大有缓减。继上方加减主之。附片100克，干姜80克，青皮10克，北细辛10克，茵陈15克，桂枝30克，茯苓30克。上肉桂6克（研末，泡水兑入），甘草6克，川椒6克（炒去汗）。三诊：服此方四剂后，胁痛肝大已减去十之六七，脉转和缓，舌质红活，苔薄白而润。面、目黄色退净，小便清长，饮食如常。继服下方八剂后，即告痊愈。附片100克，干姜40克，元胡10克，茯苓36克，广木香5克，肉桂10克（研末，泡水兑入），北细辛10克，甘草10克。

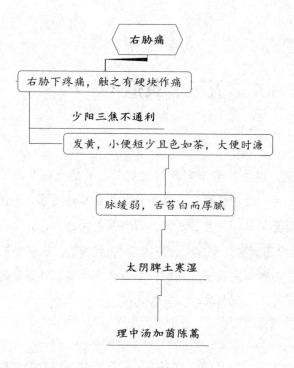

右胁痛

右胁下疼痛，触之有硬块作痛

少阳三焦不通利

发黄，小便短少且色如茶，大便时溏

脉缓弱，舌苔白而厚腻

太阴脾土寒湿

理中汤加茵陈蒿

【研读】

以上看出，此医生三次诊疗均用的四逆汤加减。

辨证与施治不相符：既然辨证为寒湿，治疗应以健脾土祛寒湿为主，却用了大剂量的四逆汤加减，而四逆汤证为病在少阴，乃回阳救逆之方，论理是有其证才能用其方。

以上医案原文选自《吴佩衡医案》

五三　黄疸（一）

【原文】

刘某，男，14 岁。春节期间过食肥甘，又感受时邪，因而发病。症见周身疲乏无力，心中懊憹，不欲饮食，并且时时泛恶，小便短黄，大便尚可。此病延至两日，则身目发黄，乃到某医院急诊，认为是"急性黄疸型肝炎"。给中药六包，嘱每日服一包。服至四包，症状略有减轻，而黄疸仍然不退，乃邀刘老诊治。此时，患童体疲殊甚，亦不能起立活动，右胁疼痛，饮食甚少，频频呕吐，舌苔黄腻，脉弦滑数。

【研读】

从医案中看出，患者的黄疸来源于过食肥甘。过食肥甘生热引起心中懊憹，不欲饮食，身目发黄。《金匮要略·黄疸病脉证并治》云："心中懊憹而热，不能食，时欲吐，名曰酒疸。"又云："谷疸之为病，寒热不食，食即头眩，心胸不安，久久发黄，为谷疸，茵陈蒿汤主之。"从患者的发病原因及症状来看，患者起初的黄疸应该是谷疸。且与"酒疸"的症状相似，酒疸是因酒生热引起的，《金匮要略·黄疸病脉证并治》云，"酒黄疸，心中懊憹或热痛，栀子大黄汤主之。"栀子大黄汤方：栀子十四枚，大黄二两，枳实五枚，豉一升。上四味，以水六升，煮取二升，分温三服。

那么，如何辨别患者是否酒疸呢？《金匮要略·黄疸病脉证并治》云："夫病酒黄疸，必小便不利，其候心中热，足下热，是其证也。"这条说的就是酒疸的症状除了小便不利外，还有心中热及足下热。

从患者的年龄及症状来看，应该不是酒疸，而是谷疸。所以，最初应该用茵陈蒿汤来治疗。但去医院服中药六包黄疸不退，病情开始变化了，又多了右胁疼痛、饮食甚少、频频呕吐的症状，似乎与小柴胡汤证有了几分相似。那么，可以用小柴胡汤吗？

《伤寒论》第98条云："得病六七日，脉迟浮弱，恶风寒，手足温，医二三下之，不能食，而胁下满痛，面目及身黄，颈项强，小便难者，与柴胡汤，后必下重，本渴饮水而呕者，柴胡汤不中与也，食谷者哕。"这段话说了使用小柴胡汤的两个禁忌：一为湿者不可用，湿者病在太阴脾土，用则大伤脾气而下利不止；二为水饮者不可用，这里的渴饮水而呕者为胃中停水，用则大伤胃气而食谷者哕。"然黄家所得，从湿得之"，患者本来就是由湿而来的黄疸，所以不可以用小柴胡汤。

综合分析，患者的黄疸从饮食而来，为谷疸，还应当用茵陈蒿汤。

茵陈蒿汤方：茵陈蒿六两，栀子十四枚（擘），大黄二两（去皮）。上三味，以水一斗二升，先煎茵陈减六升，内二味，煮取三升，去滓，分温三服。小便当利，屎如皂角汁状，色正赤。一宿腹减，黄从小便去也。

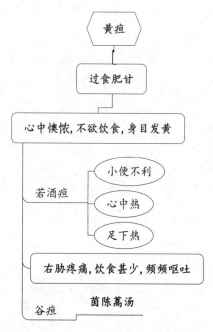

【原文】

辨为肝胆湿热蕴郁不解之证。看之似虚，实为湿毒所伤之甚。为疏：柴胡12克，黄芩8克，半夏10克，生姜10克，大黄6克，茵陈30克（先煎），生山栀10克。病家揽方而问刘老：病人虚弱已甚，应开补药为是，而用大黄何耶？刘老答曰：本非虚证，而体疲乏力者，为湿热所困，乃大实有羸状之候，待湿热一去，则诸症自减，如果误用补药，则必助邪为虐，后果将不堪设想。上方服三剂，即病愈大半。又服三剂，后改用茵陈五苓散利湿解毒，乃逐渐痊愈。

【研读】

以上看出，该医生先开出的是小柴胡汤与茵陈蒿汤的合方，这显然不符合仲景关于小柴胡汤的治疗禁忌，这种合方治疗也存在着一定的风险。笔者认为，当先用茵陈蒿汤治疗黄疸，若黄疸褪去还有小柴胡汤证，则再用小柴胡汤。至于后又开出第二方茵陈五苓散，也有其使用病机，病案中并未描述，特别是患者小便的情况。《金匮要略·黄疸病脉证并治》云："黄疸病，（小便不利），茵陈五苓散主之"。

以上医案原文选自《刘渡舟验案精选》

五四　黄疸（二）

【原文】

姜某，男，26岁。久居山洼之地，又值春雨连绵，雨渍衣湿，劳而汗出，内外交杂，遂成黄疸。前医用清热利湿退黄之剂，经治月余，毫无功效，几欲不支。就诊时，黄疸指数 85 单位，转氨酶高达 500 单位。察其全身色黄而黯，面色晦滞如垢。问其二便，大便溏，日行二三次，小便甚少。全身虚浮似肿，神疲短气，无汗而身凉。视舌质淡，苔白而腻，诊脉沉迟。

【研读】

根据医案描述患者的全身症状，全身色黄而黯，面色晦滞如垢，大便溏，日行二三次，小便甚少，全身虚浮似肿，神疲短气，无汗而身凉，舌质淡，苔白而腻，诊脉沉迟，初步可以判断，患者黄疸的原因不是湿热，而是寒湿。《伤寒论》第 259 条："伤寒发汗已，身目为黄，所以然者，以寒湿在里不解故也。以为不可下也，于寒湿中求之。"此条阐述了黄疸除了湿热外还有寒湿。也就是说，湿证引起的发黄有两大类：阴湿（寒湿）发黄和阳湿（湿热）发黄。阴湿（寒湿）发黄在外的表现为色黄而暗；阳湿（湿热）发黄在外的表现为色黄而明。

我们看看患者的寒湿中的寒出自哪里？患者大便溏，小便甚少。小便甚少就是小便不利，这就说明其寒出自下焦。《伤寒论》中治疗寒在下焦且小便不利的经方有二，五苓散与真武汤。

《伤寒论》第 71 条："太阳病，发汗后，胃中干，烦燥不得眠，欲得饮水者，少少与饮之，令胃气和则愈。若脉浮，小便不利，微热消渴者，五苓散主之。"五苓散方：猪苓十八铢（去皮），泽泻一两六铢，茯苓十八铢，桂枝半两（去皮），白术十八铢。上五味为末，以白饮和，服方寸匕，日三服，多因暖水，汗出愈。

《伤寒论》第316条："少阴病，二三日不已，至四五日，腹痛，小便不利，四肢沉重疼痛，自下利者，此为有水气，其人或咳，或小便利，或下利，或呕者，真武汤主之。"真武汤方：茯苓三两，芍药三两，白术二两，生姜三两，附子一枚（炮，去皮，破八片）。上五味，以水八升，煮取三升，去滓，温服七合，日三服。

五苓散证为寒在太阳，膀胱气化不利；真武汤证为寒在少阴，肾气不足，水邪泛滥。二者各有各的症状特点。结合患者全身虚浮似肿的症状来看，若无四肢沉重疼痛，则为五苓散加茵陈蒿了。《金匮要略·黄疸病脉证并治》"黄疸病，（小便不利），茵陈五苓散主之。"这条讲的就是寒湿黄疸病小便不利就用茵陈五苓散。

茵陈五苓散方：茵陈十分（末），五苓散五分。上二味和，先食饮服方寸匕，日三服。

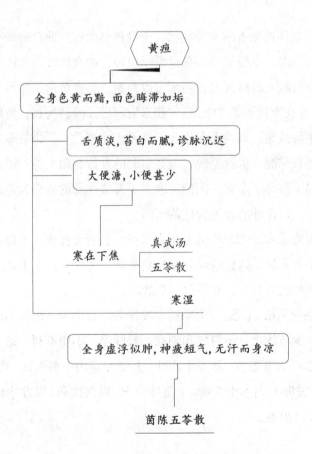

【原文】

　　脉证合参，辨为寒湿阴黄之证。治宜温阳化湿退黄。疏方：茵陈30克，茯苓15克，泽泻10克，白术15克，桂枝10克，猪苓10克，附子10克，干姜6克。初服日进两剂，三天后诸证好转；继则日服一剂，三周痊愈。化验检查，各项指标均为正常。

【研读】

　　该医生用的是茵陈五苓散加干姜、附子。干姜与附子组合为干姜附子汤，《伤寒论》中对干姜附子汤证有详细的描述。《伤寒论》第61条："下之后，复发汗，昼日烦燥，不得眠，夜而安静，不呕，不渴，无表证，脉沉微，身无大热者，干姜附子汤主之。"以此看出，医案中患者的脉沉迟与干姜附子汤证的脉沉微是有偏差的。就水而言，脉沉迟指在里之水流动缓慢，是因为有不通而阻滞；脉沉微则指在里之水流动缓慢，仅仅因为水的力量不够或者说水温太低。迟和微，一字之差却根源不同。茵陈五苓散是否应该加干姜、附子呢？

　　　　　　　　　　　以上医案原文选自《刘渡舟验案精选》

五五 腹水（一）

【原文】

丁某，男，43岁。胁痛三年，腹臟胀而满三月，经检查为肝硬化腹水，屡用利水诸法不效。就诊时见：腹大如鼓，短气撑急，肠鸣辘辘，肢冷便溏，小便短少，舌质淡，苔薄白，脉沉细。

【研读】

从医案中看出，患者虽腹部鼓胀（亦作"鼓涨"，鼓起涨大），被诊断为"肝硬化腹水"，但屡用利水的方法却没有效果。

《素问·腹中论》说："有病心腹满，旦食则不能暮食……名为鼓胀……治之以鸡矢醴，一剂知，二剂已。"鼓胀虽以心腹大满为主要表现，但其有不同的原因引起，所以治疗方法也各异。

以患者肢冷便溏、小便短少的症状来看，其腹中鼓胀因少阴水寒所为。若是太阴湿寒，则应有腹满而吐、自利益甚的症状。《伤寒论》第273条："太阴之为病，腹满而吐，食不下，自利益甚，时腹自痛。"而此患者只是肢冷便溏，小便短少，没有腹痛和自利。

既然是少阴寒水不化气引起的腹中鼓胀，那就涉及两个汤方，一为《伤寒论》中的真武汤，二为《金匮要略》中的桂枝去芍药加麻黄细辛附子汤。

《伤寒论》第316条："少阴病，二三日不已，至四五日，腹痛，小便不利，四肢沉重疼痛，自下利者，此为有水气。其人或咳，或小便利，或下利，或呕者，真武汤主之。"此条文说的是，真武汤治疗的少阴寒水乃寒水泛滥，病在水，所以治疗以温阳利水为主。真武汤方：茯苓三两，芍药三两，白术二两，生姜三两，附子一枚（炮，去皮，破八片）。上五味，以水八升，煮取三升，去滓，温服七合，日三服。

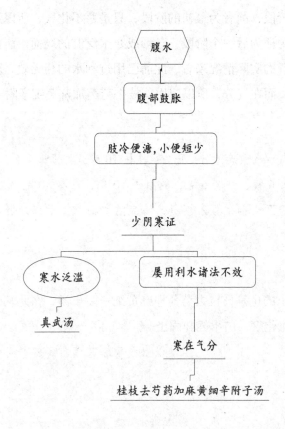

《金匮要略·水气病脉证并治》："师曰，寸口脉迟而涩，迟则为寒，涩为血不足。趺阳脉微而迟，微则为气，迟则为寒，寒气不足，则手足逆冷；手足逆冷，则荣卫不利；荣卫不利，则腹满胁鸣相逐；气转膀胱，荣卫俱劳，阳气不通即身冷，阴气不通即骨痛；阳前通则恶寒，阴前通则痹不仁；阴阳相得，其气乃行，大气一转，其气乃散；实则矢气，虚则遗尿，名曰气分。气分，心下坚，大如盘，边如旋杯，水饮所作。桂枝去芍加麻辛附子汤主之。"此条文讲的是，桂枝去芍药加麻黄细辛附子汤治疗的少阴寒水乃寒不化气，病在气分，所以治疗以温阳化气为主。桂枝去芍药加麻细辛附子汤方：桂枝三两，生姜三两，甘草二两，大枣十二枚，麻黄、细辛各二两，附子一枚（炮）。上七味，以水七升，煮麻黄，去上沫，内诸药，煮取二升，分温三服，当汗出，如虫行皮中，即愈。

桂枝去芍药加麻黄细辛附子汤证与真武汤证实际上是少阴寒水导致腹

中鼓胀的两个阶段，前者为最初的阶段，只是寒不化气，所以温阳化气就行；后者真武汤证为后一个阶段，已形成寒水泛滥的局面，所以温阳利水才行。结合患者的实际情况来看，此前已用过利水的药无效，就说明其腹中鼓胀不在水，而在气分，所以应用桂枝去芍药加麻黄细辛附子汤治疗。

【原文】

诊为阳虚气滞，血瘀水停。疏方：桂枝10克，生麻黄6克，生姜10克，甘草6克，大枣6枚、细辛6克，熟附子10克，丹参30克，白术10克，三棱6克。服药三十剂，腹水消退，诸症随之而减。后以疏肝健脾之法，做丸善后。

【研读】

该医生开出的也是桂枝去芍药加麻黄细辛附子汤，在此基础上又加了丹参、三棱活血化瘀，白术健脾固土。

以上医案原文选自《刘渡舟验案精选》

五六　腹水（二）

【原文】

胡某，男，53岁。因患肝硬化腹水鼓胀，住昆明某医院，于1958年12月12日邀余会诊。询及由来，病者始因患红白痢症一月余，继后渐感腹胀，逐渐发展而成腹水肿胀之证。余视之，面色黄暗，神情淡漠，卧床不起，腹部鼓胀膨隆，已有腹水内积，肝脏肿大，触之稍硬，小腹坠胀，小便短少，饮食不进。脉象缓弱，舌苔白滑，舌质含青色。

【研读】

从医案中看出，患者为水气病。《金匮要略·水气病脉证并治》篇专门讲了水气病，水气病有五种，有风水，有皮水，有正水，有石水，有黄汗。

《金匮要略·水气病脉证并治》："师曰：病有风水，有皮水，有正水，有石水，有黄汗。风水其脉自浮，外证骨节疼痛，恶风；皮水其脉亦浮，外证胕（浮肿）肿，按之没指，不恶风，其腹如鼓，不渴，当发其汗；正水其脉沉迟，外证自喘；石水其脉自沉，外证腹满不喘；黄汗其脉沉迟，身发热，胸满，四肢头面肿，久不愈，必致痈脓。"

风水，得之表有水气，又外感风邪，水为风激，因风而病水也。风邪在表故脉浮恶风而骨节疼痛也。

皮水，得之表有水气，水行皮中，内合肺气，故其脉亦浮；与风无关，故不恶风也。其腹如鼓，以其病在皮肤，而不及腑脏，故外有胀形，而内无满喘也。

正水，得之里有水气，水邪自盛也。水邪上泛上焦，故脉沉迟而喘。

石水，得之里有水气，水邪聚下而不行者也。下焦水盛不行而结于少腹，故脉沉腹满而不喘也。

黄汗，得之里有水气，表有伏邪，伏邪与水气相争在外则身发热，汗出沾表如柏汁，四肢肿；在上则胸满，头面肿；在下则两胫自冷等。

患者目前的主要症状有：面色黄暗，神情淡漠，卧床不起，腹部鼓胀膨隆，已有腹水内积，肝脏肿大，触之稍硬，小腹坠胀，小便短少，饮食不进，脉象缓弱，舌苔白滑，舌质含青色。从医案中描述的患者症状来看，患者的水气病应为石水之证。首先，患者的腹水之病无外证浮肿之症，只有里证腹满之症，那就排除了风水与皮水。再者，水气病腹满伴有自喘者为正水，水气病只是腹满为石水，医案中患者的腹水表现只有腹满无自喘，所以为石水之证。

石水之证应当以利小便为主，《金匮要略·水气病脉证并治》："诸有水者，腰以下肿，当利小便；腰以上肿，当发汗乃愈。"利小便可用五苓散或猪苓汤或真武汤。那么，该用哪个汤方呢？

再看患者腹水的由来，乃下利一个月后逐渐发展为腹水。下利多日必伤及脾肾之气，土克水，脾土之气伤自然不能制约水气，则腹满，肾水之气伤自然不能暖水化气，则小便难或不利，所以腹满、小便不利。那么，其治疗应当如何呢？

《金匮要略·水气病脉证并治》："问曰：病下利后，渴饮水，小便不利，腹满因肿者，何也？答曰：此法当病水，若小便自利及汗出者，自当愈。"此条文给出了因下利后引起的腹水的治疗方向，以温阳利小便为主。

五苓散及真武汤均有温阳利小便的作用，太阳膀胱寒水不气化为五苓散证，五苓散乃暖太阳膀胱寒水而利小便之方；少阴肾之寒水不化气为真武汤证，真武汤为暖少阴寒水而利小便之方。结合患者的发病原因来看，应为真武汤证。

【原文】

此系下痢日久脾肾阳虚，寒湿内停，肝气郁结而致肝脏肿大，肺肾气虚，不能行司通调水道、化气利水之职能，遂致寒水内停，日积月累而成

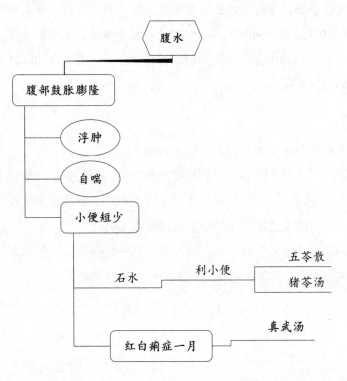

腹水鼓胀证。法当温中扶阳化气逐水，拟四逆五苓散加减主之。附片80克，干姜30克，上肉桂8克（研末，泡水兑入），败酱15克，猪苓15克，茯苓30克，甘草10克。同时以大戟、芫花、甘遂各等量，研末和匀（即十枣汤粉剂），日服6至10克。服后次日，畅泻稀水大便数次。泻后腹水大减，精神稍欠。又继服上方，扶阳温化逐水。

　　1959年1月二诊：服上方三剂后，腹水已消去一半多，体重减轻二十市斤。诊其脉来沉缓，右脉较弱，系脾湿阳虚脉象；左肝脉带弦，系肝寒郁结，寒水内停之象。舌质较转红润，白苔已退去其半。再照上方加减与服之。附片80克，干姜40克，川椒6克（炒去汗），上肉桂10克（研末，泡水兑入），吴萸10克，茯苓30克，苍术15克，公丁5克。如前法再服十枣汤粉剂二日。

　　三诊：服药后昨日又水泻十多次，吐一二次，腹水消去十分之八，体重又减轻十市斤。患者面色已转为红润，精神不减，舌苔退，舌质亦转红活。小便清长，饮食转佳，已能下床行动，自行至厕所大小便。唯口中干，但思热饮而不多，系泻水之后肾阳尚虚，津液不升所致。继以扶阳温化主之。附片80克，干姜40克，砂仁10克，枳壳8克，上肉桂8克（研末，泡水兑入），猪苓10克，茯苓30克。服此方十余剂后，腹水、肝肿全消，食量增加，即告痊愈。

【研读】

对此医案辨证施治的过程有两个疑问：

1. 既然考虑到了患者久利，伤了脾肾之阳，应为虚证，治疗当以扶正温阳为主，为何还要用驱水峻猛之剂十枣汤呢？十枣汤证为实证，虚证用十枣汤不怕泻水太过反而更加伤了患者的正气吗？

2. 用十枣汤必然要有十枣汤证，有其证才能用其方，然患者并无十枣汤证。这恐怕也是患者的疾病迟迟不能痊愈的原因吧？

以上医案原文选自《吴佩衡医案》

五七　腹水（三）

【原文】

　　沈某，男，三十岁，浙江人，云南省下关市某机关干部。患"慢性肾炎"已一年余，当地诊治无效。后因发生腹水肿胀，体虚弱极而转送昆明某医院治疗，住院一周多，其效不显，于1958年12月12日邀余前往会诊。患者面部浮肿，目下浮起如卧蚕，面色苍白晦滞，口唇青乌，欲寐无神，神情倦怠已极，腹内水鼓作胀，其状如匏，下肢浮肿，胫跗以下按之则凹陷而不易复起，身重卧床，难于转侧。问其所苦，但闻语声低弱，言及腹中撑胀，腰背酸胀痛楚不止，小腹亦坠胀作痛，口淡不思食，不渴饮，小便短少。察其舌脉，舌虽润而色淡夹青，苔滑而灰黑，脉象沉迟无力。

【研读】

　　从医案中看出，患者为水气病，目前主要表现在三个方面：①面部浮肿，目下浮起如卧蚕，面色苍白晦滞，口唇青乌。②下肢浮肿，胫跗以下，按之则凹陷而不易复起，身重卧床，难于转侧。③腹中撑胀，腰背酸胀痛楚不止，小腹亦坠胀作痛，口淡不思食，不渴饮，小便短少，脉象沉迟无力。

　　《金匮要略》中讲了水气病有风水、皮水、正水、石水、黄汗五种类型，这五种类型各有各的病机及症状特点。风水与皮水均病在表，其脉浮；正水、石水为病在里，其脉沉；黄汗为表有伏邪里有水气，其脉也沉。风水与皮水不同之处在于：风水在外有恶风、骨节疼痛之症，皮水在外有浮肿、按之没指、不恶风之症。正水与石水的不同之处在于：正水有喘，石水则腹满不喘。黄汗最大的特点为四肢头面肿，身发热，汗出黄如柏汁，两胫自冷。

从患者的这三组症状表现来看，若患者面目浮肿，目下浮起如卧蚕，按其手足陷而不起，且有恶风、骨节疼痛、脉浮者，为风水；若患者面目浮肿，目下浮起如卧蚕，按其手足陷而不起，不恶风、脉浮者，为皮水；若患者面目浮肿，目下浮起如卧蚕，按其手足陷而不起，脉沉且伴有喘者为正水；若患者面目浮肿，目下浮起如卧蚕，按其手足陷而不起，脉沉且伴有腹中撑胀，腰背酸胀痛楚不止，小腹亦坠胀作痛者为石水；若患者面目浮肿，目下浮起如卧蚕，按其手足陷而不起，脉沉且伴有身发热、汗出黄如柏汁、两胫自冷者为黄汗。

由此可见，患者应为石水。结合患者欲寐无神，不渴饮，小便短少，脉象沉迟无力的症状来看，患者应为少阴病之寒证，其石水之候乃少阴病之寒证引起，所以治疗当先以温阳利水为主，真武汤为最佳选择。《伤寒论》第316条："少阴病，二三日不已，至四五日，腹痛，小便不利，四肢沉重疼痛，自下利者，此为有水气。其人或咳，或小便利，或下利，或呕者，真武汤主之"。

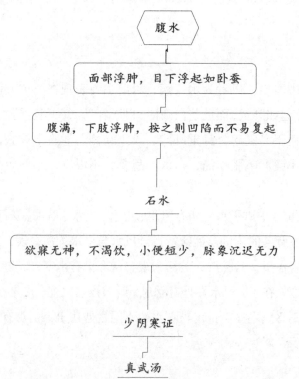

【原文】

此系脾肾阳虚，水寒土湿，寒水泛滥所致，法当扶阳温寒化气利水主之，方用四逆五苓散加减。附片100克，干姜40克，花椒7克（炒去汗），猪苓15克，茯苓30克，条桂15克。服四剂，小便遽转清长畅利，面足浮肿消退，腹水消去十之六七，体重减轻21市斤，腰背痛已大为减轻，仍有酸胀。稍能食，精神较增。舌苔灰黑已退，呈现白滑苔。脉转和缓，体尚弱。仍以扶阳温化主之。附片100克，干姜50克，吴萸10克，桂枝30克，苡仁10克，猪苓10克，茯苓30克。连服四剂，腹水消去十之七八，面色亦转好，精神、饮食较增，舌质青色已退，淡红而润，苔薄白滑，脉和缓有神根。大病悉退，阳神尚虚，余邪未净，唯有增强心肾之阳，不变温化之法，始能效奏全功，照上方加减治之。附片150克，干姜50克，上肉桂10克（研末，泡水兑入），砂仁10克，黑丑20克，茯苓50克，公丁10克。服四剂后，寒水邪阴消除殆尽，善后调理一周，病愈出院。

【研读】

既然辨证患者的水气病为"脾肾阳虚，水寒土湿，寒水泛滥所致"，又为何不直接用真武汤温阳利水呢？

以上医案原文选自《吴佩衡医案》

五八 呃逆

【原文】

黄某,女,二十五岁,归国华侨,云南某大学学生。患呃逆证已一年余,曾经多方治疗,效果不显。每于精神紧张之时,呃逆更甚。自觉胃中饱闷,时有逆气上冲,气冲有声,声短而频,不能自制。近来逐渐加剧,以致情绪不安,心情烦闷,睡眠差,影响听课学习。1964年夏,患者来中医学院就诊于余。呃逆频作,面色少华,舌淡质嫩,苔腻微黄,脉象沉缓而弦。

【研读】

从医案中看出,患者的主要症状为呃逆,其呃逆的特点为:自觉胃中饱闷,时有逆气上冲,气冲有声,声短而频,不能自制。

《伤寒论》中旋覆代赭汤证及生姜泻心汤证均涉及呃逆兼心下痞(胃中饱闷)。第161条:"伤寒发汗,若吐若下,解后心下痞硬,噫气不除者,旋覆代赭石汤主之。"第157条:"伤寒汗出解之后,胃中不和,心下痞硬,干噫食臭,胁下有水气,腹中雷鸣,下利者,生姜泻心汤主之。"旋覆代赭汤证的"噫气不除"显然比生姜泻心汤证的"干噫食臭"要严重得多。与生姜泻心汤证相比,虽然都有"心下痞硬",然而在上在下却并不相同:旋覆代赭汤证在上是"噫气不除",生姜泻心汤证在上是"干噫食臭";旋覆代赭汤证在下无症状,生姜泻心汤证在下有"雷鸣下利"的症状。生姜泻心汤证主要是心下水火无形之气相阻与胃有停水引起的心下痞硬,所以在半夏泻心汤的基础上重用了生姜,以散停水;而旋覆代赭汤证则主要是胃有水饮引起的心下痞硬。水聚者为饮,水饮比停水的程度要重,水饮上逆则"噫气不除",水饮聚于胃则心下痞硬,只有用旋覆花、半夏、生姜行水饮下气,代赭石质重坠饮降气,人参、大枣、炙甘草扶正气以防病邪内入，才能完全消除"噫气不除，心下痞硬"的证候。

再看旋覆代赭汤的用药思路，其证只是水饮痞，没有火热之气，所以不用黄芩、黄连；又因为此水饮在胃，只有上逆的症状，并无水气下趋导致的雷鸣下利，所以不用干姜。实际上，旋覆代赭汤是在生姜泻心汤的基础上多了旋覆花、代赭石，少了黄芩、黄连、干姜。

根据患者呃逆的症状来看，呃逆频作、胃中饱闷且无雷鸣下利，应为旋覆代赭汤证。

【原文】

《景岳全书》曰："致呃之由，总由气逆。"此系阳虚胃寒，中焦气机升降失调，寒气上逆，胃气不降所致。治宜温中降逆，调和气机，方用旋覆代赭汤加味。旋覆花9克，代赭石12克，法夏9克，明党参15克，砂仁9克，厚朴9克，生姜3片，大枣5枚，甘草6克。服二剂后，呃逆减少，间隔时间有所延长，脘闷气逆亦感减轻。患者自知服药有效，情绪亦好转，睡眠、饮食均有改善。脉沉缓，关部尚弦。腻苔已退，苔薄白而润。继以温中益气，和胃降逆治之。用前方，明党参增至30克，加入公丁3克，柿蒂6克。连服四剂，呃逆不再发作。

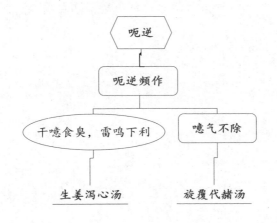

【研读】

以上看出，此医生虽然开出的也是旋覆代赭汤，但其用药的比例却与仲景原方大不相符：上方中旋覆花为9克，代赭石为12克，旋覆花的用量小于代赭石，用药比例为 3:4。而《伤寒论》原方中旋覆花为三两，代赭石为一两，旋覆花的用量大于代赭石，用药比例为 3:1。

旋覆花与其他花不同，它是由花梢的露水落入土中而另外生根的，如同体内的津液下行滋养五脏，再加上其色黄通于脾，其味咸入肾，恰合水随低洼而归壑，秉水性下行之义，所以重用旋覆花以行上逆水饮之气使之下行归位。恐旋覆花力量不够再佐以代赭石降敛逆气。仲景用药思路以旋覆花为主，代赭石为辅。在这里若果真用了仲景的原方会不会就可以达到一剂知二剂已的疗效呢？

旋覆代赭汤方：旋覆花三两，人参二两，炙甘草三两，生姜五两（切），半夏半升（洗），代赭石一两，大枣十二枚（擘）。上七味，以水一斗，煮取六升，去滓，再煎取三升，温服一升，日三服。

这个汤的煎煮方法也十分的重要，旋覆代赭汤煎煮两次后才能服用：先煎；煎后去滓再煎。这种去滓再煎的方法为和解之法，使药性相互充分融入，不伤及正气。医生开药时应当嘱咐患者煮药方法，如果忽略，则会大大降低其疗效。

以上医案原文选自《吴佩衡医案》

五九　咽喉有异物感

【原文】

王某，女，37 岁，住北京西城区。1994 年 8 月 29 日初诊。患者性格内向，素日寡言少语，喜独处而不善与人交往。因家庭琐事烦思忧虑，导致情绪不稳，时悲时恐，悲则欲哭，恐则如人将捕之状。更为痛苦者，自觉有一胶冻块物哽噎咽喉，吐之不出，咽之不下。心慌，胸闷，头目眩晕，失眠，食少，恶心呕吐，大便日行二次，舌苔白，脉沉弦而滑。

【研读】

从医案中看出，患者的主要症状为自觉有一胶冻块物哽噎咽喉，吐之不出，咽之不下，伴有心慌，胸闷，头目眩晕，失眠，食少，恶心呕吐，大便日行二次，舌苔白，脉沉弦而滑，为情志所致。

《医宗金鉴》云："咽中如有炙脔，谓咽中如有痰涎，如同炙肉，咯之不出，咽之不下者，即今之梅核气病也。"此病得于七情郁气，凝涎而生。

患者的主要症状与梅核气相符。梅核气是指咽喉中有异物感，但不影响进食为特征的病症，如梅核塞于咽喉，咯之不出，咽之不下，时发时止为其特征。西医称为咽异感症，又常被诊为咽部神经官能症，或称咽癔症、癔球。该病多发于壮年人，以女性居多。

《金匮要略·妇人杂病脉证并治》篇云："妇人咽中如有炙脔，半夏厚朴汤主之。"这条讲的是，妇人咽中如有异物，咯之不出，咽之不下者，就是半夏厚朴汤证，当用半夏厚朴汤治疗。

那么，这种异物怎么产生的呢？明·徐彬《金匮要略论注》云：气为积寒所伤，不与血和，血中之气溢而浮于咽中，得水湿之气而凝结难移。妇人血分受寒，多积冷结气，最易得此病，而男子间有之。药用半夏厚朴汤，半夏降逆气，厚朴兼散结，故主之；姜、苓宣至高之滞而下其湿；苏叶味辛气香，色紫性湿，能入阴和血而兼归气于血，则气与血和，不复上浮也。

清·陈元犀《金匮方歌括》云：盖妇人气郁居多，或偶感客邪，依痰凝结，窒塞咽中，如有炙脔状。后人以此汤变其分两，治胸腹满闷呕逆等症，名七气汤，以治七情之病。

以此看来，梅核气确是情志所致，所以女子多得。既然病从情志而来，自然影响其睡眠、饮食、胃口等，因此患者除了梅核气症状外，还伴有胸闷、失眠、食少、恶心呕吐等症。

综上所述，患者应为半夏厚朴汤证。汤方：半夏一升，厚朴三两，茯苓四两，生姜五两，干苏叶二两。上五味，以水七升，煮取四升，分温四服，日三夜一服。

这里需要注意的是，如果患者服用后还用其他症状，则需进行下一步的辨证施治。

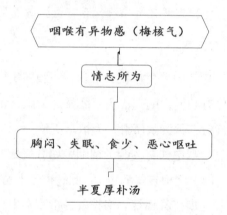

【原文】

辨为肝胆气机不疏，痰气交郁于上之"梅核气"病。治当疏肝解郁，化痰开结。方用柴胡半夏厚朴汤：柴胡16克，黄芩6克，半夏15克，生姜10克，党参8克，炙甘草8克，大枣7枚，厚朴14克，紫苏8克，茯苓20克。服药七剂，咽喉哽噎消失，情绪逐渐稳定，诸症渐愈。继服逍遥丸疏肝补血，以善其后。

【研读】

医案中医生开出的是半夏厚朴汤合小柴胡汤。笔者认为，当先用半夏厚朴汤更为稳妥，若服用了半夏厚朴汤后仍有恶心呕吐胸闷等症，再考虑用小柴胡汤也不迟。

以上医案原文选自《刘渡舟验案精选》

六〇　奔豚

【原文】

崔某，女，50 岁。患奔豚病半年余，每次发作自觉有一股气，先从足内踝开始，沿两股内侧向上冲动，至小腹则小腹鼓起如木棒状，胀坠不舒；至心胸则觉胸中憋闷难忍，心悸，气短，头部冷汗淋漓；至咽喉则呼吸困难，有窒息之感，精神极度紧张而恐惧欲死。稍顷气往下行，症状随之而减轻。如此每天发作三四次，患者苦不堪言。兼见腰部酸痛重着，带下清稀量多。望其面色青黄不泽，舌胖质嫩，苔白而润。切其脉来弦数，而按之无力。

【研读】

从医案中看出，患者的主要症状为奔豚。《金匮要略·奔豚气病脉证治》篇云："师曰：奔豚病，从少腹起。上冲咽喉，发作欲死，复还止，皆从惊恐得之。"这个条文讲了奔豚病的特点（气从少腹起，上冲咽喉，发作欲死，复还止），奔豚病的原因（从惊恐而来）。其特点与患者的症状相符，所以这个患者也为奔豚病证。

奔豚病乃气从少腹起。上冲咽喉。其上冲之气分水气和火气，也就是少阴肾水之气与少阳相火之气上冲。

少阳相火之气上冲引起的奔豚，特点为往来寒热、腹痛。《金匮要略·奔豚气病脉证治》："奔豚气上冲胸，腹痛，往来寒热，奔豚汤主之。"奔豚汤方：甘草、川芎、当归、黄芩、芍药各二两，半夏、生姜各四两，生葛五两，甘李根白皮一升。上九味，以水二斗，煮取五升，温服一升，日三夜一服。奔豚汤方为小柴胡汤去柴胡，加甘李根白皮、当归、川芎、白芍、生葛。

少阴肾水之气上冲引起的奔豚，特点为气从少腹上冲至心，《金匮要略·奔豚气病脉证治》曰："发汗后，烧针令其汗，针处被寒，核起而赤者，必发奔豚，气从少腹上至心，灸其核上各一壮，与桂枝加桂汤主之。"桂枝加桂汤方：桂枝五两，芍药、生姜各三两，甘草二两（炙），大枣十二枚。上五味，以水七升，微火煮取三升，去滓，服一升。桂枝加桂汤证为重发汗后伤了少阴（心）之气，导致水气上冲凌心。其方药在桂枝汤的基础上加了二两桂枝。

少阴肾水之气上冲欲发奔豚前有预兆，为脐下悸，《金匮要略·奔豚气病脉证治》曰："发汗后，脐下悸者，欲作奔豚，茯苓桂枝甘草大枣汤主之。"汤方：茯苓半斤，甘草二两，大枣十五枚，桂枝四两。上四味，以甘澜水一斗，先煮茯苓，减二升，内诸药，煮取三升，去滓，温服一升，日三服。甘澜水法：取水二斗，置大盆内，以杓扬之。上有珠子五六千颗相逐，取用之也。茯苓桂枝甘草大枣汤证为少阴肾水之气发生奔豚的前兆。

结合患者奔豚发作的特点来看，患者发作时无往来寒热，也无脐下悸，而是发作自觉有一股气，先从足内踝开始，沿两股内侧向上冲动，至小腹则小腹鼓起如木棒状，胀坠不舒；至心胸则觉胸中憋闷难忍，心悸，气短等。这与桂枝加桂汤证的"气从少腹上冲至心"相符，所以，患者应为桂枝加桂汤证。

这里需要注意的是，如果患者服用桂枝加桂汤后奔豚病证好转，但还有其他症状，如腰部酸痛重着，带下清稀，量多等，则需要进行下一步的辨证施治，可考虑肾着汤。《金匮要略·五脏风寒积聚病脉证并治》云："肾著之病，其人身体重，腰中冷，如坐水中，形如水状，反不渴，小便自利，饮食如故，病属下焦，身劳汗出，衣（一作表）里冷湿，久久得之，腰以下冷痛，腹重如带五千钱，甘姜苓术汤主之。"看看医案中医生的辨证施治过程。

【原文】

此为心阳虚衰于上，坐镇无权，而下焦之阴气乘虚上冲所致。治当温补心阳，下气降冲。方用：桂枝15克，白芍9克，生姜9克，炙甘草5克，大枣7枚。另服黑锡丹6克。共服五剂，冲气下降而病愈。

【研读】

医案中医生开出的也是桂枝加桂汤，又加了黑锡丹（黑锡硫黄川楝子胡芦巴木香炮附子肉豆蔻补骨脂沉香小茴香阳起石肉桂）。黑锡丹主治上实下虚，真元衰败，阳气耗损，阴气独盛。上喘气促，泄泻呕逆，自汗心忡，小便频数，一切虚寒。笔者认为，医生在这里开出黑锡丹，不如开四逆汤、肾着汤或真武汤精准。若患者的确为下焦虚寒，或者说少阴虚寒证，用四逆汤更为稳妥；若患者为少阴肾水泛滥，则当用肾着汤或真武汤了。

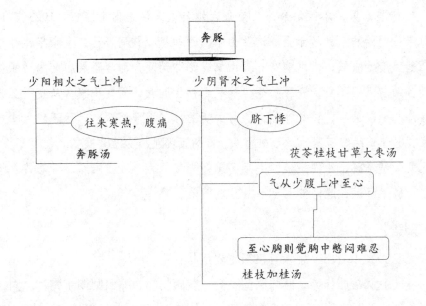

以上医案原文选自《刘渡舟验案精选》

六一　心胃痛

【原文】

徐某，男，年四旬余，云南省大姚县人，住滇南个旧市。1923 年 10 月来昆明治病，就诊于余。询及由来，悉知患心胃痛证已二十余年，经中西药物屡治未效，近则病情日见增剧，形体消瘦，面容不展。胸膈痞胀作痛，两胁满闷不舒，脘腹灼痛，痛极则彻于胸背，固定不移，从心下至脐腹隆起板硬如石，按之亦痛，腰背如负薄冰，饿憺而寒。时而泛酸上冲咽喉，呕吐黄绿酸苦涎水，心中嘈杂，知饥而不能食，唯喜烫饮，饮而不多。大便干结难解，小便短涩，手足不温，少气无力，入夜难寐。舌淡苔白滑腻，脉来沉迟，息间仅两至半，且短而弱。

【研读】

从医案中看出，患者有三组主要症状：

①胸膈痞胀作痛，两胁满闷不舒，脘腹灼痛，痛极则彻于胸背，固定不移，从心下至脐腹隆起板硬如石，按之亦痛，腰背如负薄冰，饿憺而寒。

②时而泛酸上冲咽喉，呕吐黄绿酸苦涎水，心中嘈杂，知饥而不能食，唯喜烫饮，饮而不多。

③大便干结难解、小便短涩，手足不温，少气无力，入夜难寐。舌淡苔白滑腻，脉来沉迟，息间仅两至半，且短而弱。

先看第一组症状：胸膈痞胀作痛，两胁满闷不舒，脘腹灼痛，痛极则彻于胸背，固定不移，从心下至脐腹隆起板硬如石，按之亦痛，腰背如负薄冰，饿憺而寒。可见，患者疼痛不适的范围十分广泛，从胸到两胁到脘腹，还牵连背部，且其痛极从心下至脐腹板硬如石、按之亦痛，这说明了三个问题：其胸中之阳不足导致心痛彻背；胁下之阳不足导致胁下邪气上冲至胸中，导致胸膈痞胀作痛、两胁满闷不舒；心下脘腹有实实在在的东西相阻，导致从心下至脐腹隆起板硬如石，按之亦痛。

心下痞且硬者有桂枝人参汤证、生姜泻心汤证、甘草泻心汤证，还有十枣汤证、旋覆代赭汤证；心下痛且硬者有大柴胡汤证、大陷胸汤证、小陷胸汤证。其中桂枝人参汤证、生姜泻心汤证、甘草泻心汤证均有下利的症状；十枣汤证有不恶寒的症状；旋覆代赭汤证有噫气不除的症状；大柴胡汤证有寒热往来兼心下急、呕不止、微微郁烦；小陷胸汤证为正在心下，按之则痛，脉浮滑；大陷胸汤证为心下至少腹硬满而痛、不可近，兼不大便五六日，舌上燥而渴，日晡所有小潮热，且脉沉而紧。

这样看来，只有大陷胸汤证为从心下至少腹硬满而痛，似乎与患者的症状相符。然大陷胸汤证为外邪因误治陷于胸中，导致热痰结心下，为实证，其症状为按之石硬，也就是表面上看不出来，按下去才能感受到坚硬如石。而患者为从心下至脘腹隆起板硬如石，请注意"隆起"二字，是表面上能够看得到的，能看到且按之亦痛，这就与大陷胸汤证大相径庭了。

《金匮要略》中有一个方证完全符合这种腹痛能看到隆起，而且按之亦痛。《金匮要略·腹满寒疝宿食病脉证治》："心胸中大寒痛，呕不能饮食，腹中寒，上冲皮起，出见有头足，上下痛而不可触近，大建中汤主之。"大建中汤证为整个三焦阴寒之气太盛，寒在上焦为心胸痛；寒在中焦为呕不能饮食；寒在下焦为腹痛，腹中寒气上冲皮起，出见有头足，上下痛而不可触近。所以，单看患者第一组证候似乎与大建中汤证相符。大建中汤证与大陷胸汤证的区别在于：大建中汤证为虚寒之证，大陷胸汤证为热实之证。

再看患者的第二组症状：时而泛酸上冲咽喉，呕吐黄绿酸苦涎水，心中嘈杂，知饥而不能食，唯喜烫饮，饮而不多。此呕吐的特点为呕而吐涎沫，且饥不能食，与乌梅丸证及吴茱萸汤证有些类似。

《伤寒论》第338条："伤寒脉微而厥，至七八日肤冷，其人躁无暂安时者，此为脏厥，非蛔厥也。蛔厥者，其人当吐蛔。今病者静，而复时烦者，此为脏寒，蛔上入其膈，故烦，须臾复止，得食而呕，又烦者，蛔闻食臭出，其人当自吐蛔。蛔厥者，乌梅丸主之，又主久利方。"《伤寒论》第243条："食谷欲呕，属阳明也，吴茱萸汤主之。得汤反剧者，属上焦也。"

《伤寒论》第 378 条："干呕吐涎沫，头痛者，吴茱萸汤主之。"

乌梅丸证为寒热错杂之证，热厥与寒厥交替相争，患者表现为时而寒厥之象，时而热厥之象，为厥阴肝木气血虚衰之证；吴茱萸汤证为寒实寒厥之证，只是寒，与热无关，为厥阴肝木寒证。乌梅丸证与吴茱萸汤证均有呕的特点，乌梅丸证为得食而呕，一吃就吐，吃东西就吐得厉害，其呕为热，有消渴之证；吴茱萸汤证为食谷欲呕，吃东西后想吐而不是马上吐，若吐，以吐涎沫为主，其呕为寒，无消渴之证。结合患者呕吐涎沫，喜烫饮，且饮不多的特点来看，其呕应为寒引起，当为吴茱萸汤证。

这样看来，患者不仅少阳三焦寒邪盛，其厥阴肝木也是寒的。少阳与厥阴互为表里，里伤了一定会影响到表，表伤了却未必及里。

再看患者的第三组症状：大便干结难解，小便短涩，手足不温，少气无力，入夜难寐；舌淡苔白滑腻，脉来沉迟，息间仅两至半，且短而弱。其手足不温及脉来沉迟短弱、舌淡苔白滑腻均提示患者为寒证，则其大便干结难解应为寒实之证。这里的入夜难寐，不是少阴热证，可能是因为这些身体的不适引起的。

这里需要注意的是，若患者不是大便干结难解，而是几日不大便，且腹痛拒按，再伴有潮热、谵语、小便短赤，则不是寒实之证，而是热燥之证了。

综合分析，患者应病在少阳三焦和厥阴肝木，当用吴茱萸汤或吴茱萸汤合大建中汤（干姜、蜀椒、人参、饴糖）。

【原文】

良由病久阳虚，真火内衰，阴寒内结，脾阳不运，无力以制水邪，肝郁不舒，挟寒水上逆犯胃凌心。阳虚为病之本，寒水泛溢为病之标，乃本虚标实之证，法当扶阳温散寒水之邪治之，先拟乌梅丸方一剂。附片 100 克，干姜 30 克，桂尖 30 克，细辛 10 克，黄连 10 克，焦柏 10 克，当归 25 克，川椒 3 克（炒去汗），党参 3 克，乌梅 2 枚。服上方，痛稍减，呕吐酸苦水已少。此病历经二十余载，根深蒂固，邪实而证顽矣，欲除病根，非大剂辛温连进，方能奏效。以余多年临床体验，此证每于服药之后，或见脘

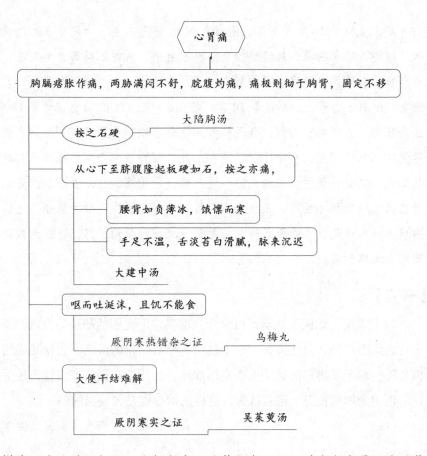

心胃痛

胸膈痞胀作痛，两胁满闷不舒，脘腹灼痛，痛极则彻于胸背，固定不移

按之石硬 ——— 大陷胸汤

从心下至脐腹隆起板硬如石，按之亦痛，

　　腰背如负薄冰，饿慄而寒

　　手足不温，舌淡苔白滑腻，脉来沉迟

　大建中汤

呕而吐涎沫，且饥不能食

　　厥阴寒热错杂之证 ——— 乌梅丸

大便干结难解

　　厥阴寒实之证 ——— 吴茱萸汤

腹增痛，或吐酸、便泻、小便色赤而浊等征象，可一时有所表露，此乃药与病相攻，驱邪之兆，若药能胜病，犹兵能胜敌，倘畏惧不专，虽欲善其事，而器不利也，何以克服！古云："若药不瞑眩，厥疾弗瘳。"余将此理告病者，务期早除痛苦，渠则严然信守，遂以吴萸四逆汤加味治之。附片150克，吴萸18克，干姜60克，上肉桂18克（研末，泡水兑入），公丁5克，茯苓30克，白胡椒3克（研末，兑服），甘草15克。服药后果如余言，一剂则痛反较增，二剂则腹中气动雷鸣，三剂则涌吐大作，吐出黄绿苦水盈盂，吐后胸胃痞胀舒缓，白滑苔渐退。更照原方附片量增至200克，每日一剂，连进十剂，愈服越见吐，痛不减反有所增之势，小便色赤，但较长，已十余日不大便，诊视则白滑苔已退尽，但舌本透白而无血色，脉转缓和稍有神，仍喜滚饮而畏寒。正邪交作，势均力敌。仍照前法，再进不怠。拟方白通汤加上肉桂。白附片300克，生盐附子150克，干姜150克，葱

白9茎，上肉桂10克（研末，泡水兑入）。连服二剂，大便始通，色黑如漆，腹痛，痞硬稍减，能略进饮食。再服数剂，大便则畅泻，色黑绿，臭不可当，脘腹疼痛及痞硬顿失其半，胃逆作酸已减少。此阴寒溃退，元阳渐复。照原方去葱白，加茯苓30克，砂仁15克，白术30克，甘草18克。连进数剂，大便由稀而溏，色渐转黄，饮食渐增，舌质已略显红润之色，脉沉细一息已四至，腹中痞硬已消去八九，唯胃脘中仍感灼辣疼痛，时而吐酸水一二口，复主以乌梅丸方。服三剂，吐止痛减，食量增加，背寒肢厥已回温。唯形体枯瘦，正气未充，精神尚差，胃中尚时而隐痛，继以桂附理中汤加口芪，并兼服乌梅丸，每日三丸。每服均见好，连服十数余剂而愈，体健如常。

【研读】

以上看出，该医生的辨证虽然十分准确，但先用的却是乌梅丸。既然患者的病因在寒，与热无关，根本就没有寒热错杂的病证，为何要先用乌梅丸呢？对于其再用的吴茱萸四逆汤加味，后用的白通汤加肉桂，最后用桂附理中汤加黄芪等，笔者认为，这样的治疗也是欠妥当的。

以上医案原文选自《吴佩衡医案》

六二 胃脘痛（一）

【原文】

徐某，男，40岁。患胃脘疼痛一年。其痛上抵心胸，脘腹自觉有一股凉气蹿动，有时则变为灼热之气由胃上冲咽喉。在某医院检查，诊为"慢性浅表性胃炎"，经服中西药，收效不明显。病人饮食日渐减少，腹部胀满，少寐，小便黄，大便不燥。视其舌质红绛，切其脉弦。

【研读】

从医案中看出，患者的主要症状就是胃脘痛，其痛的特点为上抵心胸，脘腹自觉有一股凉气蹿动，有时则变为灼热之气由胃上冲咽喉。此为寒热错杂之象，《伤寒论》中寒热错杂之象涉及胃脘痛、腹部胀满的有半夏泻心汤证、生姜泻心汤证、甘草泻心汤证、附子泻心汤证。

《伤寒论》第149条："伤寒五六日，呕而发热者，柴胡汤证具，而以他药下之，柴胡证仍在者，复与柴胡汤。此虽已下之，不为逆，必蒸蒸而振，却发热汗出而解。若心下满而硬痛者，此为结胸也，大陷胸汤主之，但满而不痛者，此为痞，柴胡不中与之，宜半夏泻心汤。"《伤寒论》第157条："伤寒汗出解之后，胃中不和，心下痞硬，干噫食臭，胁下有水气，腹中雷鸣，下利者，生姜泻心汤主之。"《伤寒论》第158条："伤寒中风，医反下之，其人下利日数十行，谷不化，腹中雷鸣，心下痞硬而满，干呕心烦不得安，医见心下痞，谓病不尽，复下之，其痞益甚，此非结热，但以胃中虚，客气上逆，故使硬也，甘草泻心汤主之"。

半夏泻心汤证、生姜泻心汤证、甘草泻心汤证相同的是都有心下痞（自觉胃脘胀痛不适）的症状，都是心下水火之气相阻成痞，其寒热错杂在心下。所不同的是甘草泻心汤证与生姜泻心汤证是心下痞硬，半夏泻心汤证只是心下痞。甘草泻心汤证与生姜泻心汤证都有雷鸣下利的症状，所不同的是，甘草泻心汤证还伴有谷不化（吃什么拉什么）的症状，且下利更加严重（下利日数十行）；显然甘草泻心汤证比生姜泻心汤证的雷鸣下利要严重得多，要急迫得多。另外，甘草泻心汤证与生姜泻心汤证虽均有在上的症状，所不同的是，甘草泻心汤证在上"干呕心烦不得安"，生姜泻心汤证在上"干噫食臭"。甘草泻心汤证的"干呕心烦不得安"说明有热邪干扰，此热邪从哪儿来的呢？是误下而来，误下后不但大伤了脾阳还伤了胃阴，或者说误下后胃里缺少津液——空了，空了之后，心下被阻的热气乘虚而入，所谓客气上逆，热邪乘胃，热则胀满，胃里胀满的程度可想而知，胀满而硬，即心下痞硬而满。而生姜泻心汤证的"干噫食臭"是胃里的停水宿食惹的祸，所谓胃中不和，其心下痞硬来源于胃里有了实实在在的东西，说的再直白些，甘草泻心汤证是胃里缺水，胃空了，于是心下被阻的热气乘虚而入了；生姜泻心汤证是胃里停水，胃实也。

半夏泻心汤证与生姜泻心汤证、甘草泻心汤证还有一个很重要的鉴别要点，就是腹诊：半夏泻心汤证只是心下痞，脘腹按下去软；生姜泻心汤证、甘草泻心汤证为心下痞硬，脘腹按下去硬。然医案中并没有描述患者腹诊的信息。

仅仅结合患者的症状来看，没有腹中雷鸣下利，应该不是生姜泻心汤证及甘草泻心汤证。看看半夏泻心汤方：黄芩三两，人参三两，甘草三两，黄连一两，半夏半升（洗），干姜三两，大枣十二枚。上七味，以水一斗，煮取六升，去滓，再煮取三升，温服一升，日三服。会不会就是半夏泻心汤证呢？

再看附子泻心汤证，《伤寒论》第155条："心下痞，而复恶寒汗出者，附子泻心汤主之。"附子泻心汤证为心下有热气相阻，外有太阳之阳不足，这个太阳之阳不足表现为恶寒汗出，为寒包热之象。附子泻心汤方：大黄二两，黄连一两，黄芩一两，附子一枚（炮，去皮，破，别煮取汁）。上四味，切三味，以麻沸汤二升渍之，须臾，绞去滓，内附子汁，分温三服。

半夏泻心汤证与附子泻心汤证相同之处在于，腹诊时按下去均为脘腹软而不硬。若患者的脘腹按下去为按之则痛，则又是小陷胸汤证了。可惜的是，此医案并无腹诊的描述，所以很难去辨证施治。

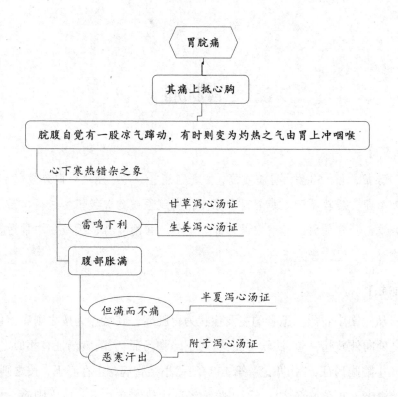

【原文】

　　此证为厥阴郁勃之气上冲于胃，胃气被阻，不得通降所致。拟寒热并用以调肝和胃。疏方：黄连6克，川楝子10克，乌梅12克，白芍15克，生姜10克，川椒9克，当归15克，陈皮10克，枳壳10克，香附15克，郁金12克。服药五剂，胃痛即止，气蹿症消失，食欲有所增加，腹部微有胀满。再于上方中加焦三仙30克，厚朴10克，连服三剂，诸症皆安。

【研读】

　　医案中医生辨证患者为厥阴病，开出的是乌梅丸的加减。《伤寒论》第326条："厥阴之为病，消渴，气上撞心，心中疼热，饥而不欲食，食则吐蛔，下之利不止。"因医案描述不全面，所以很难判断其辨证及治疗正确与否。

以上医案原文选自《刘渡舟验案精选》

六二　胃脘痛（一）

六三　胃脘痛（二）

【原文】

孙某，女，58岁。胃脘作痛，按之则痛甚，其疼痛之处向外鼓起一包，大如鸡卵，濡软不硬。患者恐为癌变，急到医院作X线钡餐透视，因须排队等候，心急如火，乃请中医治疗。切其脉弦滑有力，舌苔白中带滑。问其饮食、二便，皆为正常。

【研读】

从医案中看出，患者的主要症状为胃脘痛，其特点为按之则痛，且疼痛之处向外鼓起一包，濡软不硬。这与小陷胸汤证、大陷胸汤证有相似之处。

小陷胸汤证，《伤寒论》第138条："小结胸病，正在心下，按之则痛，脉浮滑者，小陷胸汤主之。"小陷胸汤证为热饮在心下，按之则痛，与患者胃脘痛、按之则痛甚的症状相符（详见《走近伤寒论》一书）。汤方：黄连一两，半夏半升（洗），瓜蒌实大者一枚。上三味，以水六升，先煮瓜蒌实，取三升，去滓，内诸药，煮取二升，去滓，分温三服。

大陷胸汤证，《伤寒论》第135条："伤寒六七日，结胸热实，脉沉而紧。心下痛，按之石硬者，大陷胸汤主之。"《伤寒论》第137条："太阳病，重发汗而复下之，不大便五六日，舌上燥而渴，日晡所小有潮热，从心下至少腹，硬满而痛，不可近者，大陷胸汤主之。"大陷胸汤证虽然也有心下痛，但其特点为按之石硬，且痛不可靠近，与患者心下痛，按之痛甚，及疼痛之处向外鼓起一包，濡软不硬之症不符。如果患者胃脘痛、痛不可按及按之石硬，则是大陷胸汤证了。大陷胸汤方：大黄六两，芒硝一升，甘遂一钱匕。上三味，水六升。先煮大黄取二升，去滓，内芒硝，煮一二沸，内甘遂末，温服一升，得快利，止后服。

大、小陷胸汤证都为胸中结邪，视结胸较轻者，为小结胸，其证正在心下，按之则痛，不似大结胸之心下至少腹硬满，而痛不可近也；其脉浮滑，不似大结胸之脉沉而紧也。是以黄连之下热，轻于大黄；半夏之破饮，缓于甘遂；瓜蒌之润利，和于芒硝；而其驱除胸中结邪之意，则又无不同也。

接下来，我们看看医案中的医生的辨证施治的过程。

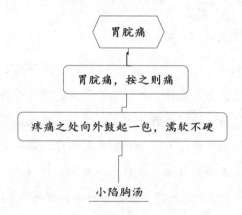

【原文】

辨为痰热内凝，脉络瘀滞之证，为疏小陷胸汤：糖瓜蒌30克，黄连9克，半夏10克。此方共服三剂，大便解下许多黄色黏液，胃脘之痛立止，鼓起之包遂消，病愈。

【研读】

医案中医生开出的也是小陷胸汤。若是开方时，按照仲景原方用药比例及用量，则效果更好。

以上医案原文选自《刘渡舟验案精选》

六四　腹胀

【原文】

刘某，男，54岁。患"乙型肝炎"，然其身体平稳而无所苦。最近突发腹胀，午后与夜晚必定发作。发时坐卧不安，痛苦万分。刘老会诊经其处，其家小恳请顺路一诊。患者一手指其腹曰：我无病可讲，就是夜晚腹胀，气聚于腹，不噫不出，憋人欲死。问其治疗，则称中西药服之无算，皆无效可言。问其大便则溏薄不成形，每日两三行。凡大便频数，则夜晚腹胀必然加剧。小便短少。右胁作痛，控引肩背酸楚不堪。切其脉弦而缓，视其舌淡嫩而苔白滑。

【研读】

从医案中看出，患者目前的主要症状之一是腹胀。然腹胀分虚实，《金匮要略·腹满寒疝宿食病脉证治》云："病者腹满，按之不痛为虚，痛者为实，可下之。"这条讲的是腹满虚实的鉴别，按之不痛者为虚，痛者为实。又云，"腹满时减，复如故，此为寒，当与温药。"这条讲的是腹满时好时不好为寒，应当给与温药治疗。从患者腹胀发作于午后与夜晚来看，属腹满时减，复如故，再结合患者的大便溏不成形，当属寒，应以温药治疗。

《伤寒论》中涉及因寒引起的腹胀的条文有二：

第66条："发汗后，腹胀满者，厚朴生姜半夏甘草人参汤主之。"汤方：生姜半斤（切），半夏半斤（洗），甘草二两（炙），人参一两，厚朴半斤（去皮，炙）。上五味，以水一斗，煮取三升，去滓，温服一升，日三服。此条讲的是发汗后伤了脾气，导致脾气滞而不行，故以人参、甘草、生姜扶脾气，厚朴、半夏行滞气，乃补泄兼行之法也。可见，厚朴生姜半夏甘草人参汤方证的腹胀主要来自于脾气滞而不行。

第 273 条："太阴之为病，腹满而吐，食不下，自利益甚，时腹自痛。若下之，必胸下结硬。"这条讲的是，太阴脾土本身出了问题，也就是脾土的正气不足了，脾气不足就会影响其升降的功能，其升降功能不能正常运行就会出现上有吐、中有食不下、下有腹满下利且时腹自痛的症状。此条文没有直接给出治疗方法，根据症状来看，当以理中丸或汤治疗。理中丸（汤）方：人参、炙甘草、白术、干姜各三两。上四味，捣筛，蜜和为丸，如鸡子黄大，以沸汤数合，和一丸，研碎，温服，日三至四次，夜二次。服后腹中未热，可加至三至四丸，然不及汤。汤法，以四物，依两数切，用水八升，煮取三升，去滓，温服一升，日三服。

厚朴生姜半夏甘草人参汤证与理中汤证虽然都有腹胀，但其原因却不同。厚朴生姜半夏甘草人参汤证是脾气滞，重点是腹胀满；理中汤证是脾气虚，除了腹胀满外，还有吐、下利。而患者的腹胀满只是大便溏不成形，每日两三行，还没有达到自利益甚、腹满而吐的程度。

再看患者的主要症状之二，小便短少，右胁作痛，控引肩背酸楚不堪。这与《伤寒论》中的柴胡桂枝干姜汤证相符，第 147 条："伤寒五六日，已发汗而复下之，胸胁满微结，小便不利，渴而不呕，但头汗出，往来寒热，心烦者，此为未解也，柴胡桂枝干姜汤主之。"汤方：柴胡半斤，桂枝三两，干姜二两，黄芩三两，瓜蒌根四两，牡蛎三两（熬），炙甘草二两，上七味，以水一斗二升，煮取六升，去滓，再煎取三升，温服一升，日三服。初服微烦，复服汗出愈。柴胡桂枝干姜汤证为少阳病向太阴病发展的病证，所以既有少阳病胸胁满的症状，也应有太阴病腹满的症状。这一点，从用药上也能看出来。但柴胡桂枝干姜汤证有其特殊的症状，就是寒热往来及但头汗出，这一点很重要。这是阳微结与纯阴结的鉴别要点，即少阳病与太阴病的鉴别要点。如果患者无汗，也无寒热往来，说明病已到太阴，那就不能用此汤方了。

这样看来，若患者除了这些症状外，还伴有但头汗出、寒热往来，那就用柴胡桂枝干姜汤；若没有但头汗出、寒热往来，则应先治太阴，根据其症状先用厚朴生姜半夏甘草人参汤，如效果不佳，再选用理中汤。缓解了腹胀满后，若再有胸胁满，再进行下一步的辨证施治。

六四 腹胀

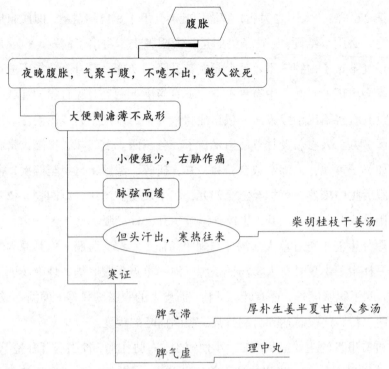

【原文】

仲景谓"太阴之为病，腹满，食不下，自利益甚"，故凡下利腹满不渴者，属太阴也。阴寒盛于夜晚，所以夜晚则发作。脉缓属太阴，而脉弦又属肝胆。胆脉行于两侧，故见胁痛控肩背也。然太阴病之腹满，临床不鲜见之，而如此证之严重，得非肝胆气机疏泄不利，六腑升降失司所致欤？刘老审证严密，瞻前顾后，肝脾并治，选用《伤寒论》的柴胡桂枝干姜汤。柴胡16克，桂枝10克，干姜12克，牡蛎30克（先煎）、花粉10克，黄芩4克，炙甘草10克。此方仅服一剂，则夜间腹胀减半。三剂后腹胀全消，而下利亦止。

【研读】

医案中医生开出的经方是柴胡桂枝干姜汤，且仅服一剂就效果明显，说明患者的病证在寒热往来之间，还不是纯粹的寒证。还说明医案中的描述遗漏了患者有寒热往来或但头汗出的证候。

以上医案原文选自《伤寒名医验案精选》

六五　腹痛（一）

【原文】

周某，女，65岁。1994年3月28日初诊。病人腹中绞痛，气蹿胁胀，肠鸣辘辘，恶心呕吐，痛则欲便，泻下急迫，便质清稀。某医院诊断为"肠功能紊乱"，服中西药，效果不显。病延二十余日，经人介绍，转请刘老诊治。其人身凉肢冷，畏寒喜暖，腹痛时则冷汗淋漓、心慌气短，舌淡而胖，苔腻而白，脉沉而缓。

【研读】

从医案中看出，患者的症状特点为腹中绞痛，气蹿胁胀，肠鸣辘辘，恶心呕吐，痛则欲便，泻下急迫，便质清稀。此症状特点与黄连汤证、生姜泻心汤证、附子粳米汤证均有相似之处。

先看黄连汤证，《伤寒论》第173条："伤寒胸中有热，胃中有邪气，腹中痛，欲呕吐者，黄连汤主之。"黄连汤证有腹中痛、欲呕吐的症状，其病机在胃，是胃中有邪气，此邪气为寒气，寒气在胃中阻碍了胃气的上下升降，则升降之机息。上下之道塞，造成了上热下寒之象。所谓阴不得升而独治其下，为下寒，腹中痛；阳不得降而独治于上，为胸中热，欲呕吐者是也。故以黄连之苦寒，治上热；桂枝之甘温，以去下寒；以人参、半夏、干姜、甘草、大枣，以助胃气而除邪气也。所以黄连汤证为胃中有寒气阻碍了其升降，造成上热下寒。黄连汤方：黄连、桂枝（去皮）、干姜、炙甘草各三两，人参二两，半夏半升（洗），大枣十二枚（擘）。上七味，以水一斗，煮取六升，去滓，温服一升，日三服，夜二服。

再看生姜泻心汤证，《伤寒论》第157条："伤寒汗出解之后，胃中不和，心下痞硬，干噫食臭，胁下有水气，腹中雷鸣，下利者，生姜泻心汤主之。"生姜泻心汤证有干噫食臭、腹中雷鸣下利的症状,其病机在心下,心下水火升降失调导致水气不升、火气上冲。水气不升则寒气下趋导致腹中雷鸣,下利;因胃中不和,胃中有不消化的食物,火气上冲则胃气上逆干噫食臭。此乃心下寒热错杂,所以用黄连、黄芩降火气,干姜、炙甘草、半夏、生姜、人参、大枣升水气和胃气。生姜泻心汤证为病在心下,寒热错杂。生姜泻心汤方:生姜四两(切),人参三两,半夏半升(洗),甘草三两(炙),黄芩三两,大枣十二枚(擘),黄连一两,干姜一两。上八味,以水一斗,煮取六升,去滓,再煮取三升,温服一升,日三服。

最后看附子粳米汤证,《金匮要略·腹满寒疝宿食病脉证治》云:"腹中寒气,雷鸣切痛,胸胁逆满,呕吐,附子粳米汤主之。"附子粳米汤证有腹中雷鸣切痛、胸胁逆满呕吐的症状,其病机在腹中,是腹中有寒气。寒气下驱则雷鸣切痛,寒气上冲则胸胁逆满呕吐,与热无关,一派寒象,所以用附子温阳散寒,半夏降逆止呕,粳米、甘草、大枣扶土敛阴。附子粳米汤证为病在腹中寒气。附子粳米汤方:附子一枚(炮),半夏、粳米各半斤,甘草一两,大枣十枚。上五味,以水八升,煮米熟汤成,去滓,温服一升,日三服。

医案中描述患者除了腹痛呕吐等症外,还有身凉肢冷、畏寒喜暖,腹痛时则冷汗淋漓等寒象,与附子粳米汤证的腹中寒气之象完全相符。所以,这个患者应该用附子粳米汤。

这里需要注意的是,如果患者不是腹痛时下利,而是下利非常严重,且食不下、腹满时痛,这就不是腹中寒气了,应为腹中寒湿了,当用理中汤或附子理中丸治疗了。

【原文】

综观脉证,辨为脾胃阳气虚衰,寒邪内盛。《灵枢·五邪》篇云:"邪在脾胃……阳气不足,阴气有余,则寒中肠鸣腹痛。"治用《金匮要略》附子粳米汤温中止痛,散寒降逆。附子12克,半夏15克,粳米20克,炙甘草10克,大枣12枚。服三剂,痛与呕减轻,大便成形。又服二剂,病基本痊愈。改投附子理中汤以温中暖寒。调养十余日,即康复如初。

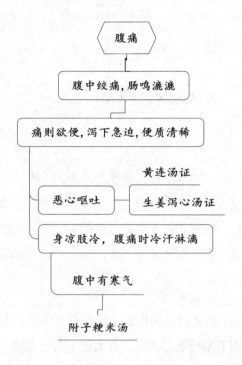

【研读】

　　医案中医生开出的也是附子粳米汤。不解的是，既然患者服用五剂后基本痊愈，为何还用附子理中汤调养呢？是因为患者又出现了附子理中汤的证候吗？如果不是，本着"有其证才能用其方"的治疗原则，这算不算是过度治疗呢？

以上医案原文选自《刘渡舟验案精选》

六六　腹痛（二）

【原文】

张某，男，33岁，北京人。腹泻腹痛有月余，经用卡那霉素等西药治疗，也服过理中汤、保和丸等中药治疗，未见减轻。刻下：腹部胀满疼痛，痛则欲泻，泻则痛减，每日泄下溏便7～8次，大便中带有黏液。有时反酸、恶心，舌淡红，苔薄腻，脉弦见于右关。

【研读】

从医案中看出，患者目前的主要症状为腹部胀痛，其特点为痛则欲泻，泻则痛减，每日泻下溏便七至八次，且大便中带有黏液。其次有时反酸、恶心。

先看腹胀痛，《金匮要略·腹满寒疝宿食病脉证治》云："病者腹满，按之不痛为虚，痛者为实，可下之。"这条说的是，如果患者的腹胀痛按之不痛则为虚，按之痛则为实，实者可用攻下的方法。这说明了腹胀痛的腹诊非常关键。又云："腹满时减，复如故，此为寒，当与温药。"这条说的是，腹胀痛不是持续的，有时会缓解些的，为寒，应当用温药。结合患者腹胀痛的特点可以看出，患者腹胀痛欲泻，泻则痛减，应为"腹满时减"，所以就腹胀痛而言应当用温药。

再看患者有时反酸、恶心的症状。应为胃中气逆的表现。这样看来，患者既有腹胀痛之寒象，又有胃中气逆之象，这与《伤寒论》中黄连汤证"腹中痛，欲呕吐"相符。《伤寒论》第173条："伤寒胸中有热，胃中有邪气，腹中痛，欲呕吐者，黄连汤主之。"汤方：黄连、桂枝（去皮）、干姜、炙甘草各三两，人参二两，半夏半升（洗），大枣十二枚（擘）。上七味，以水一斗，煮取六升，去滓，温服一升，日三服，夜二服。

黄连汤证为寒热错杂之证，病在胃中有邪气，导致脾胃之气升降失调，胸中有热降不下来，腹中有寒升不上去，于是出现了上热下寒之象。上有欲呕吐，下有腹中痛。黄连汤证的腹中痛也会有腹泻的现象，这个腹泻既不是典型的寒利，也不是典型的热利，为寒热错杂的腹泻。这与医案中描述的患者症状完全相符。

这里需要注意的是，如果患者腹胀痛为按之痛，则为实证，实证当用攻下的方法；如果患者的腹泻为里急后重等一派热象，则应当用清热燥湿的方法了。

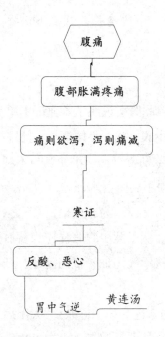

【原文】

此乃木旺土虚，肝木乘脾所致，急以平抑肝木，培脾扶土。选用痛泻要方治疗：陈皮 10 克，白芍 30 克，防风 10 克，白术 12 克。药服三剂，痛泻减其大半。续服三剂而愈。

【研读】

医案中医生开出的不是经方。

以上医案原文选自《刘渡舟验案精选》

六七 少腹胀痛

【原文】

蓄血一证，见于女子者多矣，男子患者甚鲜。某年，余诊一红十字会某姓男子，少腹胀痛，小便清长，且目不识物。论证确为蓄血，而心窃疑之。

【研读】

虽不知患者年龄，但此医案说明了蓄血证不单是女子有，男子也会有。医案中的医生见一男子少腹胀痛，小便清长，且目不识物，即诊为蓄血证。

蓄血证与蓄水证的鉴别要点在于小便利与不利，少腹胀满，小便利为蓄血证；少腹胀满，小便不利为蓄水证。《伤寒论》第 126 条："伤寒有热，少腹满，应小便不利，今反利者，为有血也，当下之，不可余药，宜抵当丸。"患者小便清长为小便利，所以此少腹胀痛应为蓄血证。可即使是蓄血证，还有三个方证选择，桃核承气汤证、抵当汤证、抵当丸证，三证病因均为热结于血室。

桃核承气汤证，《伤寒论》第 106 条："太阳病不解，热结膀胱，其人如狂，血自下，下者愈。其外不解者，尚未可攻，当先解其外；外解已，但少腹急结者，乃可攻之，宜桃核承气汤。"

抵当汤证，《伤寒论》第 124 条："太阳病六七日，表证仍在，脉微而沉，反不结胸，其人发狂者，以热在下焦，少腹当硬满，小便自利者，下血乃愈，所以然者，以太阳随经，瘀热在里故也。抵当汤主之。"

抵当丸证，《伤寒论》第 126 条："伤寒有热，少腹满，应小便不利，今反利者，为有血也。当下之，不可余药，宜抵当丸。"

桃核承气汤证为热大于瘀，少腹胀满难忍伴有如狂的表现。抵当汤证、抵当丸证为瘀大于热，抵当汤证为少腹胀满而硬，伴有发狂的表现；抵当丸证为少腹胀，无发狂的表现；相对而言，抵当汤证比抵当丸证更为急迫。

患者少腹胀痛伴有如狂的表现，则考虑用桃核承气汤；患者少腹胀痛且硬，伴有发狂的表现，则考虑用抵当汤；患者只是少腹胀痛，则考虑用抵当丸。遗憾的是，医案中描述了患者少腹胀痛且目不识物，并未说明胀痛是否难忍，或者按之硬否，所以很难判断。

至于目不识物，则是蓄血证的一个外在表现而已，目不识物并不代表就是蓄血证，这一点需要注意。

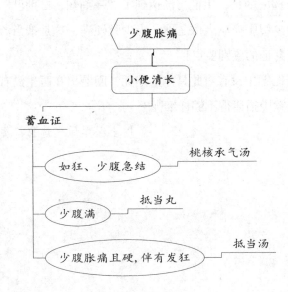

【原文】

乃姑投以桃核承气汤，服后片时，即下黑粪，而病症如故。再投二剂，加重其量，病又依然，心更惊奇。因思此证若非蓄血，服下药三剂，亦宜变成坏病。若果属是证，何以不见少差，此必药轻病重之故也。时门人章次公在侧，曰：与抵当丸何如？余曰：考其证，非轻剂可瘳，乃决以抵当汤下之。服后，黑粪挟宿血齐下。更进一剂，病者即能伏榻静卧，腹胀平，痛亦安。知药已中病，仍以前方减轻其量，计虻虫二钱，水蛭钱半，桃仁五钱，川军五钱。后复减至虻虫、水蛭各四分，桃仁、川军各钱半。由章次公调理而愈。后更询诸病者，盖尝因劳力负重，致血凝而结成蓄血证也。

【研读】

以上描述可以看出，其先诊断为桃核承气汤证，用了桃核承气汤后虽泻下黑便，但症状未缓解，以为剂量不够，又接着开了二剂并加大剂量，症状依然未缓解。其他的医生看后建议其用抵当丸，此医生仔细研究了患者的症状后，决定用抵当汤攻下。患者服用抵当汤后下黑便及宿血，第二剂便症状消失，后减量再用之。

这里需要提醒的是，用抵当汤达到了"一剂知，二剂已"的疗效，那就说明患者的少腹胀痛应当按之硬，为少腹硬满，这是抵当汤证与桃核承气汤证及抵当丸证的鉴别要点！

可为什么医案中没有对此具体描述呢？问题出在医生没有对患者施以腹诊，还是医案中描述得不够详细呢？

以上医案原文选自《经方实验录》

六八 下利（一）

【原文】

谢先生三伏之天，盛暑迫人，平人汗流浃背，频频呼热，今先生重棉叠衾，尚觉凛然形寒，不吐而下利，日十数度行，腹痛而后重，小便短赤，独其脉不沉而浮。

【研读】

患者的主要症状为不吐而下利，其下利的特点为怕冷，腹痛而后重，且每天十几次，小便短赤，脉浮。

关于下利，《伤寒论》中有六类，分别是：太阳阳明合病必下利；太阳少阳合病自下利；太阴病下利；太阳病之心下痞下利；少阴病下利；厥阴病下利。

1. 太阳阳明合病必下利有两种情况，一种为协寒下利，一种为协热下利。

协寒下利为本来伤于寒邪，应该用麻黄汤发汗祛寒外出，或因为没有及时治疗，或因误治等，导致寒邪内合阳明，陷于大肠则为下利，用葛根汤治之；陷于胃中则但呕，用葛根加半夏汤治之。《伤寒论》第32条："太阳与阳明合病者，必自下利，葛根汤主之。"《伤寒论》第33条："太阳与阳明合病，不下利但呕者，葛根加半夏汤主之。"

协热下利为本来伤于风邪，应该用桂枝汤调和荣卫，或因为没有及时治疗，或因为误治等，导致风邪内合阳明化热，出现下利、脉促、喘而汗出之证，用葛根黄连黄芩汤治之。《伤寒论》第34条："太阳病，桂枝证，医反下之，利遂不止，脉促者，表未解也；喘而汗出者，葛根黄连黄芩汤主之。"

无论协寒下利还是协热下利，均为邪从太阳或体表而来，内侵入阳明或者说胃肠，外有太阳病证（太阳之为病，脉浮，头项强痛而恶寒等），内有阳明病证（胃肠功能失调的症状，或呕，或下利，或喘而汗出等），所以治疗当二者兼顾。

2. 太阳少阳合病是太阳之邪侵及少阳化热，引起三焦水火升降失调。此热邪合三焦之火气则呕吐，治疗当以黄芩加半夏生姜汤；此热邪合三焦之水气则下利，治疗当以黄芩汤清热。《伤寒论》第 172 条："太阳与少阳合病，自下利者，与黄芩汤；若呕者，黄芩加半夏生姜汤主之。"

3. 太阴病下利有三种情况：一为脾土本虚寒；二为外来寒邪内侵入脾土；三为脾土之气来复。

脾土本虚寒的下利无太阳之表证，只是病在太阴脾土虚寒，治疗当以理中汤或四逆汤类治之。《伤寒论》第 273 条："太阴之为病，腹满而吐，食不下，自利益甚，时腹自痛。若下之，必胸下结硬。"《伤寒论》第 277 条："自利不渴者，属太阴，以其脏有寒故也。当温之，宜服四逆辈。"

《伤寒论》第 276 条："太阴病，脉浮者，可发汗，宜桂枝汤。"外来寒邪或者说太阳寒邪内侵入太阴脾土引起的下利为本有太阴病下利，但脉浮就说明寒邪自外而来或者说自太阳而来，侵及脾土，所以治疗以解表调和内外阴阳为主，当用桂枝汤。

《伤寒论》第 278 条："伤寒脉浮而缓，手足自温者，系在太阴；太阴当发身黄；若小便自利者，不能发黄；至七八日，虽暴烦下利日十余行，必自止，以脾家实，腐秽当去故也。"太阴病除了脾土虚寒下利外，还有脾土热化下利。脾土热化下利为脾土之气来复或者说脾土之气恢复后，把胃肠里原本堆积的垃圾驱逐出去，此下利为排出体内多余的垃圾，不用治疗，排完即可恢复。

4. 太阳病之心下痞下利也有几种情况：一为生姜泻心汤证；二为甘草泻心汤证；三为桂枝人参汤证；四为大柴胡汤证。

《伤寒论》第 157 条："伤寒汗出解之后，胃中不和，心下痞硬，干噫食臭，胁下有水气，腹中雷鸣，下利者，生姜泻心汤主之。"生姜泻心汤证是心下水火相交无形之热气与脾之寒气，再加上胃有形物质之停水宿食引起的一系列的证候，也就是热气、寒气及停水宿食三者相争。心下水火相交无形之热气与胃里停水引起的积食或宿食相合则"干噫食臭"；此停水与脾之寒气相争从心下侵及胁下，乃至整个腹部，既有水与气相争为雷鸣，又有寒气与水相合为下利，这是雷鸣下利的来源。

《伤寒论》第158条："伤寒中风，医反下之，其人下利日数十行，谷不化，腹中雷鸣，心下痞硬而满，干呕心烦不得安。医见心下痞，谓病不尽，复下之，其痞益甚，此非结热，但以胃中虚，客气上逆，故使硬也。甘草泻心汤主之。"甘草泻心汤证的心下痞硬而满为心下水火无形之气与脾之寒气，再加上胃空（缺乏津液），致使心下之水火无形之气乘虚而入于胃，客气上逆，胃被此邪气充满，因此心下胀硬而满，兼在上干呕、心烦不得安，在下雷鸣、下利，日数十行。

《伤寒论》第163条："太阳病，外证未除，而数下之。遂协热下利，利下不止，心下痞硬，表里不解者，桂枝人参汤主之。"生姜泻心汤证与甘草泻心汤证的证候均为寒热错杂，而桂枝人参汤证只为寒，且寒水在脾，所以才出现水谷运化失衡的问题，导致下利不止。

《伤寒论》第165条："伤寒发热，汗出不解，心下痞硬，呕吐而下利者，大柴胡汤主之。"大柴胡汤证为少阳三焦之火连及阳明胃肠，"心下痞硬，呕吐而下利"就是少阳阳明的火势波及了其水升火降的通道，阻碍了其正常运行后产生的后果，少阳之火合胃则呕吐，少阳之火陷于大肠则协热下利。

5. 少阴病下利但不便脓血有两种情况：一种为虚寒在少阴，为少阴本虚寒，治疗以扶正气为主，如四逆汤、白通汤、真武汤等；一种为邪自外侵入少阴，为邪郁于少阴，导致少阴肾水与心火的运行有些失调，治疗当以疏导水火的通道为主，如四逆散。

《伤寒论》第282条："少阴病，欲吐不吐，心烦，但欲寐，五六日自利而渴者，属少阴也，虚故引水自救。若小便色白者，少阴病形悉具。小便白者，以下焦虚有寒，不能制水，故令色白也。"虚寒在少阴的下利比较危险，甚者危及生命，在内为正气大虚，故但欲寐，脉微细。其下利为虚寒在肾水，肾水无阳气以温下，就出现下利，无阳气以蒸化津液，不能上升，就出现口渴。少阴病下利与太阴病下利的鉴别要点在于渴与不渴，少阴病下利为自利而渴，太阴病下利为下利不渴。

邪郁于少阴的下利，《伤寒论》第318条："少阴病，四逆，其人或咳，或悸，或小便不利，或腹中痛，或泄利下重者，四逆散主之。"四逆散证下利的特点为手脚冰冷，泄利下重。

另外，少阴病下利还有便血的情况，因为此医案中的患者无下利便血，在这里就不多说了。

6.厥阴病下利的情况更为危急，有厥阴寒下利，有厥阴热下利，有厥阴寒热错杂下利等。因医案中患者的症状与之完全不符，在这里就不详细解释了。

结合医案中描述的患者不吐下利，且没有心下痞的症状来看，便排除了太阳病之心下痞下利；再结合患者小便短赤的症状来看，又排除了太阳阳明合病之协寒下利、太阴虚寒证及少阴虚寒下利证；再结合患者怕冷、脉浮的症状来看，排除了太阳阳明合病之协热下利（其脉促）。

现在，就剩下太阳少阳合病之黄芩汤证、太阴病之桂枝汤证、少阴病之四逆散证了。若结合患者下利腹痛、泄利后重、小便短赤的特点来看，似乎黄芩汤、四逆散更为适合。然患者的脉不沉而浮则道出了病机，应为太阴病之桂枝汤证，《伤寒论》第276条："太阴病，脉浮者，可发汗，宜桂枝汤"。

接下来，看看医案中的医生的辨证施治的过程。

【原文】

大论曰：太阴病，脉浮者，可发汗，宜桂枝汤。本证似之。

川桂枝钱半，大白芍钱半，炙甘草钱半，生姜二片，红枣四枚，六神曲三钱，谷麦芽炒各三钱，赤茯苓三钱。

谢君先是应友人宴，享西餐，冰淋汽水，畅饮鼓腹。及归，夜即病下利。三日不解，反增剧。曾投轻剂乏效。愚则依证治之，虽三伏之天，不避桂枝。服后果表解利稀，调理而瘥。

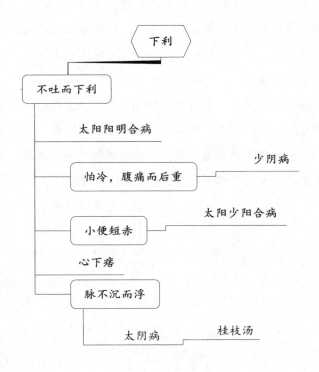

【研读】

从以上医案可以看出，此医生也辨证为桂枝汤证，然而其在桂枝汤的基础上又加了六神曲、谷麦芽、赤茯苓，不知道理何在，疑问重重！

疑问一：六神曲、谷麦芽以消谷为主，若是在此用它们，就说明患者胃肠本有不消化的食物，再结合患者是因为吃得过饱且吃了凉的东西才开始下利的，会不会本是脾土之气来复之证呢？若果真是脾土之气来复之证，则无需治疗，待胃肠中腐败的食物排完即可。从患者下利三日不解，反而更加严重的描述来看，应该不是脾土之气来复之证。既然患者已经下利了好几天了，说明患者的胃肠里应该没有腐败之物了，那为何还要用六神曲、谷麦芽助疏泄呢？

疑问二：赤茯苓以利水为主，在此使用说明患者的下利在下焦（下焦涉及大肠与膀胱）。《伤寒论》第159条："伤寒服汤药，下利不止，心下痞硬。服泻心汤已，复以他药下之，利不止。医以理中与之，利益甚。理中者，理中焦，此利在下焦，赤石脂禹余粮汤主之。复利不止者，当利其小便。"这句话告诉了我们利在下焦的治疗方法，一用填塞大肠之法，一用利小便之法。但此患者的下利为太阴病之桂枝汤证，则不关下焦的事了，所以这里用赤茯苓道理何在呢？

　　需要注意的是：从患者的发病时间为三伏天、患者的原本体质偏热、发病原因为吃了冰冷的东西，从发病时怕冷及泄利后重、小便短赤的症状来看，则与少阴之四逆散证更为类似；然医案中描述的患者只此脉浮一点就说出了病机，当先用桂枝汤调和表里阴阳驱邪外出。

以上医案原文选自《经方实验录》

六九　下利（二）

【原文】

　　王某，男，46岁。大便下利达一年之久，先后用多种抗生素，收效不大。每日腹泻 3～6 次，呈水样便，并挟有少量脓血，伴有里急后重，腹部有压痛，以左下腹为甚，畏寒，发热 37.5℃左右，舌红，苔白，脉沉弦。粪便镜检有红、白细胞及少量吞噬细胞。西医诊断为"慢性菌痢"。

【研读】

　　从医案中看出，患者的主要症状为下利，其特点为下利并挟有少量脓血，伴有里急后重。其他还有畏寒、发热、舌红、苔白、脉沉弦等。

　　下利便脓血的症状在《伤寒论》中有两个方证涉及，桃花汤证与白头翁汤证。

　　1.桃花汤证，《伤寒论》第 306 条："少阴病，下利便脓血者，桃花汤主之。"《伤寒论》第 307 条："少阴病，二三日至四五日，腹痛，小便不利，下利不止，便脓血者，桃花汤主之。"桃花汤证为少阴病之下利便脓血，此证的病机为太阴脾土有寒、少阴心火有热，为虚利，为下利久后逐渐化热之象，治疗以暖脾土收涩心火为主，所谓火无土不藏。桃花汤方：赤石脂一斤（一半全用，一半筛末），干姜一两，粳米一升。上三味，以水七升，煎米令熟，去滓，温服七合，内赤石脂末方寸匕，日三服。若一服愈，余勿服。

　　2.白头翁汤证，《伤寒论》第 371 条："热利下重者，白头翁汤主之。"《伤寒论》第 373 条："下利欲饮水者，以有热故也，白头翁汤主之。"白头翁汤证为厥阴病之下利便脓血，此"以有热故也"必便脓血。《伤寒论》第 367 条："下利，脉数而渴者，今自愈。设不差，必清脓血，以有热故也。"此证的病机为厥阴肝木有实热，肝木之热合心包之火为热厥之象，与寒无关，所以治疗以泻热息风为主。白头翁汤方：白头翁二两，黄连、黄柏、秦皮各三两。上四味，以水七升，煮取二升，去滓，温服一升。不愈，更服一升。

桃花汤证下利便脓血伴有小便不利，白头翁汤证下利便脓血伴有口渴想饮水。这是二者的鉴别要点。

再看患者的脉象，脉沉弦。《伤寒论》第365条："下利，脉沉弦者，下重也；脉大者，为未止；脉微弱数者，为欲自止，虽发热，不死。"这条讲的是下利便脓血，里急后重之脉证。脉沉弦变大者，为下利不止，更加严重了；脉沉弦变微弱频数者，为利欲自止，将要缓解了，虽然出现发热的现象也不是死证。

结合患者的症状来看，其除了便脓血，里急后重等热象外，还有腹泻呈水样便，畏寒，苔白等虚寒之象，似与桃花汤证相符。

这里需要注意的是，如果患者下利便脓血无桃花汤证，也无白头翁汤证，且左下腹压痛明显，其身甲错，其脉迟紧者或数者，则是肠内有痈脓了，当用大黄牡丹汤或苡仁附子败酱散了。接下来，我们看看医案中的医生辨证施治的过程。

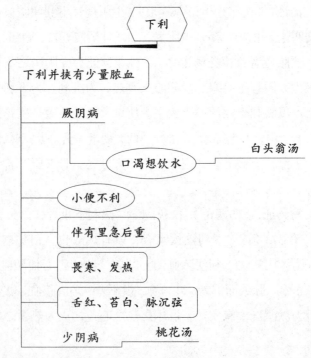

【原文】

　　脾脏气血凝滞，木郁土中所致。治法：调脾胃阴阳，疏通气血，并于土中伐木。桂枝 10 克，白芍 30 克，炙甘草 10 克，生姜 10 克，大枣 12 枚。服汤两剂，下利次数显著减少，腹中颇觉轻松。三剂后则大便基本成形，少腹之里急消失。服至四剂则诸症霍然而瘳。

【研读】

　　医案中医生开出的是桂枝加芍药汤。我们看看桂枝加芍药汤证《伤寒论》中的描述，《伤寒论》第 279 条："本太阳病，医反下之，因而腹满时痛者，属太阴也，桂枝加芍药汤主之；大实痛者，桂枝加大黄汤主之。"以此看出，桂枝加芍药汤证的主证为"腹满时痛"，并非下利便脓血。那为什么患者服用后效果显著呢？这种可能性是存在的，《金匮要略·呕吐哕下利病脉证治》云："下利，脉反弦，发热身汗者，自愈。"这句话的意思是说，下利之人如果出现了弦脉，并且发热出汗，为自身恢复之象，不药而愈。

　　　　　　　　　以上医案原文选自《刘渡舟验案精选》

七〇 赤痢（一）

【原文】

彭某，男，年三十五岁，四川人，住云南省昆明市珠市桥。禀赋素强，偶停宿食，兼有湿热。于1929年9月15日夜起入厕，感受风寒而起病。初起即发热吐泻，头疼体痛，自汗而畏寒，继则下痢赤白，小腹痛甚，里急后重，每便仅一二匙，日夜无度，小便短赤，噤口不食，脉来浮弦而兼紧象，舌苔白腻，舌尖绛。

【研读】

从医案中看出，患者原本胃肠时有宿食，感受风寒后发病。起初的症状为发热吐泻、头疼体痛、自汗而畏寒，紧接着又出现了下痢赤白、小腹痛甚、里急后重、小便短赤、噤口不食等症状。

先看患者起初的症状：发热吐泻，头疼体痛，自汗而畏寒。很显然，此吐泻与外感风寒有关。《伤寒论》中涉及外感风寒之邪致吐泻的有太阳阳明合病和太阳少阳合病，二者的吐泻均从太阳而来，或者说从外感风寒而来。

《伤寒论》第32条："太阳与阳明合病者，必自下利，葛根汤主之。"《伤寒论》第33条："太阳与阳明合病，不下利但呕者，葛根加半夏汤主之。"《伤寒论》第34条："太阳病，桂枝证，医反下之，利遂不止，脉促者，表未解也；喘而汗出者，葛根黄连黄芩汤主之。"太阳阳明合病为病从太阳而来或者说病外感风寒而来，涉及阳明胃肠，影响了阳明胃肠的升降。葛根汤证及葛根加半夏汤证为太阳阳明合病偏于太阳表证者，为太阳表之寒邪影响了阳明胃肠的升降；葛根黄连黄芩汤证为太阳阳明合病偏于阳明里证者，为太阳表之风邪因误下陷入阳明胃肠生热，热邪下迫阳明之里则下利，热邪上壅太阳之表则喘而汗出（肺开窍于皮毛，所以喘而汗出）。

《伤寒论》第172条："太阳与少阳合病，自下利者，与黄芩汤；若呕者，黄芩加半夏生姜汤主之。"太阳少阳合病为病从太阳而来或者说病从外感风寒而来，影响了少阳枢机的升降，少阳之上，火气治之，火气上逆则呕，火气下迫则下利。而少阳病的治疗不得发汗不得泻下，只能清解为主，所以用黄芩汤清解火气。

结合患者胃肠原本有宿食的特点，其起初的症状应为太阳阳明合病偏太阳表证，当用桂枝加葛根汤（若是无汗，则用葛根汤）。

再看患者继而出现的症状：下痢赤白，小腹痛甚，里急后重，小便短赤，噤口不食，脉来浮弦而兼紧象，舌苔白腻，舌尖绛。此症状表现应为太阳阳明合病偏于阳明里证，为协热下利之证，当用葛根黄连黄芩汤清热解表。

【原文】

按病原系湿热挟食积阻遏肠胃，复感风寒外邪，闭束太阳经气运行之机，表寒外束，又有湿热内逼，以致身热下痢，此即所谓协热痢。法当表里双治，以桂葛汤解肌表之邪，佐小承气汤加黄连下宿食而清湿热。葛根12克，桂尖10克，杭芍20克，大黄10克（泡水兑入），油朴12克，枳实10克（捣），黄连5克，生姜10克，小枣7枚，甘草3克。

次日复诊：服上方一剂始尽，即见汗出，汗后热退脉平，表邪已解，痢亦减轻。惟湿热食积尚阻遏胃肠，湿热内逼，痢未全止，每痢仍腹痛后重。遂以通因通用之法，拟大承气汤合滨芍顺气汤加减急下宿食兼清湿热。生杭芍24克，生大黄12克（泡水兑入），枳实10克（炒、捣），厚朴10克（炒），槟榔12克，麦冬12克，广木香5克，芒硝5克，黄连4克。

三诊：上方服后，得快利稀粪二三便，腹痛后重及赤白痢均减去十之七八，腻苔已退，稍进稀粥。惟小便仍短赤，思食冷物水果。此病状虽减而湿热痢毒未净，仍照原方加减主之。生杭芍20克，生大黄

6克（泡水兑入），黄连5克，油朴10克，麦冬12克，玄明粉5克，广木香4克。

服后又下出溏薄粪便二次，痢遂止，肛门稍坠，食量较增，小便尚赤。余热尚未全清，继拟下方治疗。沙参13克，寸冬13克，木通10克，生杭芍13克，酒炙大黄5克，厚朴10克。服上方后饮食复常，神形健如，痢止溺清、腹痛若失而瘥。

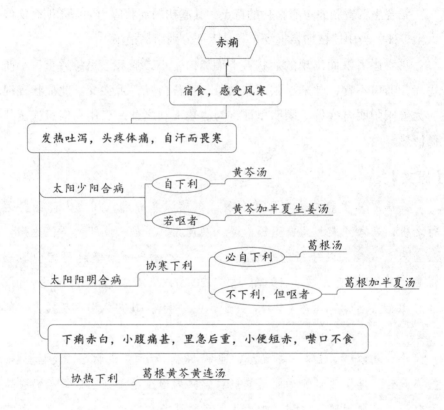

【研读】

以上看出，医生的辨证虽然准确，其治疗方法却是不敢苟同。

疑问之一：看其开出的第一方，桂枝加葛根汤及小承气汤加黄连。桂枝加葛根汤以发散解表为主，小承气汤以泻下为主，二者合方岂不是相互牵制？再说，用小承气汤应该有相对应的症状才能用，表解后才能用小承气汤。

疑问之二：看其开出的第二方，大承气汤的加减。有其证才能用其方，大承气汤证为阳明胃肠燥实证，当有腹满不减、减不足言之证。既然已经辨证患者为协热下利，治疗应当以清热为主，用大承气汤攻下胃肠燥实又是何意呢？

因此，患者三诊之后才痊愈，其付出的代价比较大，先后服用了两个攻下峻猛的汤方，小承气汤和大承气汤。幸好此患者禀赋素强，否则会因此失去性命。这也许是过度治疗的典型案例！

以上医案原文选自《吴佩衡医案》

七一 赤痢（二）

【原文】

李某，女孩，一岁半。1964 年 4 月 8 日来诊（中医学院附属医院门诊号 136651）。患儿患麻疹后，大便下利红白已十余日，发热 39.8℃，寒热交作，面赤气促，多啼哭，夜不入睡，口渴而喜饮。每日大便泻十七八次，量不多，色绿而赤白黏液间杂，欲便时啼闹不休（腹中痛），哭甚方解，解便不畅（里急后重，滞下不爽），小便短赤，脉细数，指纹青紫而浮，苔白腻，曾服止痢西药数日未见愈。

【研读】

从医案中看出，患者出麻疹后又出现发热，下利红白十余日等症。其发热的特点为高热（39.8℃）且寒热交作，其下利的特点为每日大便泻十七八次，量不多，色绿而赤白黏液间杂，且里急后重。还伴有口渴而喜饮，小便短赤，脉细数，苔白腻等。

患者所表现出的症状均提示其下利与外感有关，且为热利。《伤寒论》中涉及外感且热利的有葛根黄连黄芩汤证和黄芩汤证。第 34 条："太阳病，桂枝证，医反下之，利遂不止，脉促者，表未解也；喘而汗出者，葛根黄连黄芩汤主之。"第 172 条："太阳与少阳合病，自下利者，与黄芩汤；若呕者，黄芩加半夏生姜汤主之。"

患者发热的特点（高热且寒热交作）已然提示其为太阳少阳合病。原因在于少阳病的特点为寒热往来，阳明病的特点为身热、汗自出、不恶寒、但恶热也。患者苔白腻的特点也提示了其为太阳少阳合病。《伤寒论》第 230 条："阳明病，胁下硬满，不大便而呕，舌上白胎者，可与小柴胡汤，上焦得通，津液得下，胃气因和，身濈然汗出而解。"此条文说明了少阳病与阳明病的鉴别要点之一为舌苔，舌苔白者为少阳病。综上所述，患者应为太阳少阳合病的黄芩汤证。汤方：黄芩三两，甘草二两（炙），芍药二两，大枣十二枚（擘）。上四味，以水一斗，煮取三升，去滓，温服一升，日再夜一服。若呕者，加半夏半升，生姜三两。

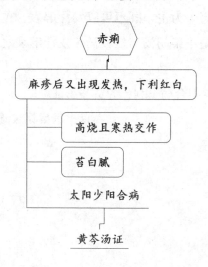

【原文】

　　此乃三阳合病下痢之证，拟方：桂枝15克，葛根10克，柴胡6克，黄芩3克，黄连3克，榔片3克，杭芍10克，小枣5枚，生姜2片，甘草7克。昨日一剂连续煎服六次，得微汗。今日已热退身凉，大便三次，色黄半干，稍带黏液，赤色已不见，小便转清，口已不渴，能食软饭。脉转缓，指纹青紫已退，色淡而细，苔薄白质红润。此痢证已止，尚须调理，以桂枝汤加味一剂而收功。苏条参6克，杭芍6克，法夏6克，砂仁3克，桂枝10克，小枣5枚，生姜2片，甘草5克。

【研读】

　　从以上的病案原文可以看出，医生辨证为太阳阳明少阳合病。疑问有三：

　　1.患者的阳明病证表现在哪里？单凭口渴喜饮吗？少阳病也有口渴！

　　2.三阳合病当有腹满身重，难以转侧，口不仁面垢，谵语遗尿等症。《伤寒论》第219条："三阳合病，腹满身重，难以转侧，口不仁面垢，谵语遗尿。发汗则谵语，下之则额上生汗，手足逆冷。若自汗出者，白虎汤主之。"这个病案中没有描述这些症状。

3. 即使患者的确为太阳阳明少阳合病，治疗当以清热（白虎汤等）或和解（小柴胡汤等）为主，既不可以发汗解表，也不可以泻热攻下。而其开出的汤方却是小柴胡汤与桂枝汤（发汗解表之方）的合方，不知是何用意？

患者应为太阳少阳合病下利，为黄芩汤证。

以上医案原文选自《吴佩衡医案》

七二　肠痛

【原文】

黎某，男，24岁。1993年6月30日初诊。患者常年大便溏泄，每日三四行，少腹疼痛，一痛即泄，而有不尽之感，虽泻而其腹痛不减，大便带有白色黏液。西医诊断为"慢性肠炎"。患者面色晦滞，胁肋胀满，口虽干而不欲饮，舌质黯红，苔白腻，脉弦小涩。

【研读】

从医案中看出，患者的主要症状为大便溏泻、少腹疼痛，其特点虽泄但腹痛不减，大便还带有白色黏液。就这一点来说，与《伤寒论》第255条所说的"腹满不减，减不足言，当下之"相符，腹满不减，减不足言为腹中实证的表现，所以当下之。这就说明了此少腹疼痛也为实证，这里的实证指少腹有实实在在的东西，那么这个东西在什么地方？又是什么呢？

从患者腹泻的角度上来看，此少腹痛应该为肠道疼痛的表现，也就是说这个实实在在的东西在肠道。再结合患者口虽干而不欲饮、面色晦滞、舌质黯红的症状，一方面排除肠道有燥屎的可能性，一方面说明了肠道有瘀血，这些症状为有瘀血的特征。《金匮要略·惊悸吐衄下血胸满瘀血病脉证治》云："病人胸满，唇痿舌青，口燥，但欲漱水不欲咽，无寒热，脉微大来迟，腹不满，其人言我满，为有瘀血。"而肠道有瘀血就是《金匮要略》中讲的肠痈，肠痈分脓已成与脓未成，脓已成指瘀血气化为水成脓，脓则为水类，治疗当以行气利水为主；脓未成指瘀血还未气化成水，治疗当以祛瘀泻热为主。

脓已成与未成的鉴别方法也很简单，《金匮要略·疮痈肠痈浸淫病症并治》云："师曰：诸痈肿，欲知有脓无脓，以手掩肿上，热者为有脓，不热者为无脓。"也就是说，肠痈是否脓成的诊断关键在于腹诊，用手按住少腹部，疼痛部位温度比周边的温度偏高，说明脓已成；疼痛部位温度与周边的温度无差，说明脓未成。

脓已成与脓未成的治疗也是完全不同的，脓已成用薏苡附子败酱散治疗，《金匮要略·疮痈肠痈浸淫病症并治》云："肠痈之为病，其身甲错，腹皮急，按之濡，如肿状，腹无积聚，身无热，脉数，此为肠内有痈脓，薏苡附子败酱散主之。"薏苡附子败酱散方：薏苡仁十分，附子二分，败酱五分。上三味，杵为末，取方寸匕，以水二升，煎减半，顿服。小便当下。脓未成时只是瘀血当用下法，《金匮要略·惊悸吐衄下血胸满瘀血病脉证治》云："病者如热状，烦满，口干燥而渴，其脉反无热，此为阴伏，是瘀血也，当下之。"此证当用大黄牡丹汤下之，《金匮要略·疮痈肠痈浸淫病症并治》云："肠痈者，少腹肿痞，按之即痛如淋，小便自调，时时发热，自汗出，复恶寒，其脉迟紧者，脓未成，可下之，当有血。脉洪数者，脓已成，不可下也。大黄牡丹汤主之。"汤方：大黄四两，牡丹一两，桃仁五十个，瓜子半升，芒硝三合。上五味，以水六升，煮取一升，去滓，内芒硝，再煎沸，顿服之，有脓当下，如无脓，当下血。

因医案中没有腹诊的描述，所以很难辨证患者到底是薏苡附子败酱散证还是大黄牡丹汤证。我们还是看看医案中的医生如何辨证施治吧。

【原文】

此证为肠有滞热，热灼津液下注为利，又兼有肝气郁滞，疏泄不利，气郁化火等证情，而非一般腹泻之可比。治当用泻热破结，通因通用，散结理气之法治之，用大黄牡丹皮汤合四逆散加减：大黄3克，丹皮12克，冬瓜仁30克，桃仁14克，双花15克，柴胡12克，枳壳10克，木香10克。五服都尽，少腹疼痛大减，大便次数减为每日二次，仍有黏液和下利不爽之感，此乃余邪不尽之症。又服五剂，少腹不痛，大便顺畅、每日一次、黏液不见。后以调理脾胃善后，数剂而愈。

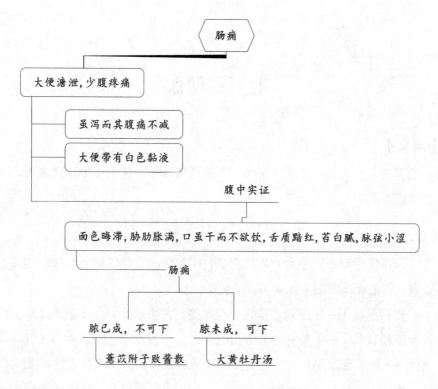

【研读】

　　医案中医生开出的是大黄牡丹汤合四逆散的加减，说明了此患者的肠痈脓未成。我们再看看《伤寒论》中描述的四逆散证，第318条："少阴病，四逆，其人或咳，或悸，或小便不利，或腹中痛，或泄利下重者，四逆散主之。"四逆散证为气郁于少阴而运行不畅，其下利的特点为泄利下重并伴有四肢冰冷，其腹痛为腹中痛，疼痛涉及整个腹部，此与医案中描述的患者证候不符。所以，笔者认为，若患者为肠痈脓未成，用大黄牡丹皮汤治疗即可。

　　　　　　　　　　　　　　　以上医案原文选自《刘渡舟验案精选》

七二　肠痈

七三　便血

【原文】

罗夫人七月二十三日腹满胀，转矢气则稍平，夜不安寐。大便行，则血随之而下。

【研读】

从医案中看出，患者的症状有三：①腹胀满，排气后会好些；②夜不安寐；③便血，血随大便而下。

先看症状①：腹胀满，排气后会好些。《伤寒论》及《金匮要略》中涉及腹胀满症状的主要有两大方面的原因：一为发汗后伤了胃肠之气，导致气机不畅，所以用厚朴生姜甘草半夏人参汤补胃肠之气并利之，此为虚证，腹胀满喜按；二为或吐或下或发汗伤了胃肠的津液，导致燥热内生，所以用三承气汤（调胃、大、小承气汤）攻燥热存津液，此为实证，腹胀满拒按。

《金匮要略·腹满寒疝宿食病脉证治》："腹满时减，复如故，此为寒，当与温药。"《伤寒论》第 255 条："腹满不减，减不足言，当下之，宜大承气汤。"《伤寒论》第 66 条："发汗后，腹胀满者，厚朴生姜半夏甘草人参汤主之。"温之用厚朴生姜半夏甘草人参汤等，下之宜大承气汤。结合患者腹胀满，排气后会好些的症状特点来看，似乎更加符合厚朴生姜半夏甘草人参汤证。然厚朴生姜半夏甘草人参汤证与三承气汤证均无便血之症。显然二者均不符合患者。

再看症状②：夜不安寐。夜不安寐与夜不寐应该是两个概念，夜不安寐为晚上睡得不安稳，或者说睡得不踏实；夜不寐为晚上根本睡不着，也就是失眠。《伤寒论》涉及失眠的有栀子豉汤系列，有黄连阿胶汤，还有猪苓汤等，每一个方证都有其不同的原因引起失眠，在这里就不一一说明了。结合患者腹胀满的症状，《伤寒论》中栀子厚朴汤证涉及腹满且起卧不安，《伤寒论》第79条："伤寒下后，心烦腹满，卧起不安者，栀子厚朴汤主之。"可是栀子厚朴汤证中提到的腹胀满，为胃肠实证，所以也不符合患者。

最后再看症状③：血随大便而下。便血，病在脾不统血，《金匮要略·惊悸吐衄下血胸满瘀血病脉证治》中黄土汤证及赤小豆当归散证涉及便血。

黄土汤证："下血，先便后血，此远血也，黄土汤主之。"黄土汤证的便血的特点为先大便后下血，也就是大便结束后出现下血的情况。此为病在脾土有寒，脾土有寒不能固摄血的正常运行，所以用黄土温燥入脾；合白术、附子以复健行之气；阿胶、生地黄、甘草，以益脱竭之血；而又虑辛温之品，转为血病之厉，故又以黄芩之苦寒，防其太过，所谓有制之师也。

赤小豆当归散证："下血，先血后便，此近血也，赤豆当归散主之。"赤小豆当归散证的便血的特点为先下血后大便，也就是先下血，然后才开始大便的状态。此为病在脾土有热，脾土有热则热迫血脉下泄，所以用赤小豆清血脉之热，当归补血行血使之回归正常的轨道。

脾土为水火相交之处，脾土水大于火则寒，脾土火大于水则热。湿者，脾土之本气也，所以又有了湿热和寒湿之说。综上所述，再结合患者便血且腹满时减的特点，患者病在脾土有寒，当用温药治之，黄土汤则更为妥当。

【原文】

以症状论，有似脾虚不能统血。然大便硬，则决非脾脏之虚，以脾虚者便必溏也。脉弦，宜桃仁承气汤。桃仁泥三钱，生川军二钱（后下），川桂枝三钱，生草一钱，芒硝钱半（冲）。病者服二剂后，大便畅而血止矣。

【研读】

此医生的辨证出乎意料，仅凭大便硬就断定患者的便血与脾土无关，

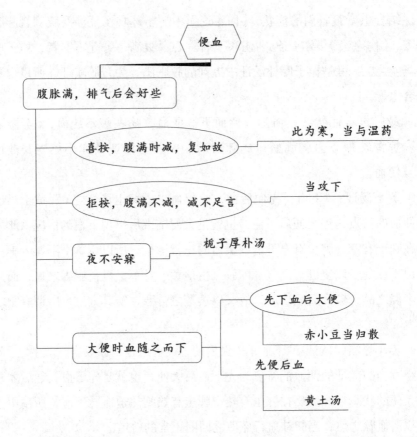

并认为脾虚者必便溏,这就有违仲景之意了。《伤寒论》第174条:"伤寒八九日,风湿相搏,身体疼烦,不能自转侧,不呕,不渴,脉浮虚而涩者,桂枝附子汤主之。若其人大便硬,小便自利者,去桂枝加白术汤主之。"此条充分说明脾土虚也有大便硬的情况。

此医生的施治也匪夷所思,桃核承气汤证应该有其人如狂,少腹急结等症,《伤寒论》第106条:"太阳病不解,热结膀胱,其人如狂,血自下,下者愈。其外不解者,尚未可攻,当先解其外;外解已,但少腹急结者,乃可攻之,宜桃核承气汤。"桃核承气汤证中的热结膀胱为热与膀胱相结,并非热在膀胱,这一点需要搞清楚。如果热在膀胱必有小便不利,病在水,为猪苓汤证等;如果热在血室则小便利,病在血,为桃核承气汤证、抵当汤证等。桃核承气汤证应为热在血室。热在血室必有如狂的表现,血室前(外)连膀胱,后(内)连大肠,血室之热外结于膀胱则热随小便泻之，泻之则愈，但少腹急结者（少腹胀满急迫难忍），说明血室之热内结于大肠，若表证已解，则应从大肠泻其热，当用桃核承气汤。这样看来，桃核承气汤证既有小便下血，又有大便下血的状况，然其必伴有如狂及少腹急结的症状特点，这也是其与黄土汤证、赤小豆当归散证的鉴别要点。桃花承气汤证为热在血室，黄土汤证为寒在脾土，赤小豆当归散为热在脾土。

患者服用二剂即好说明了两个可能：一者的确为桃核承气汤证，只是医案中遗漏了患者如狂、少腹急结的症状特点；二者为误治，用攻下的方法暂时解决了大便硬且下血的情况。

以上医案原文选自《经方实验录》

七三 便血

七四　便秘

【原文】

　　张某，男，三十二岁，昆明人，患便秘证已一年余。初起大便难解，凡二三日一行，干结不爽。头昏食少，脘腹痞闷不适，时常哕气上逆，冲口而出。医者以为阴虚肠燥，胃腑有热，连续治以清热苦寒、滋润通下之剂。每服一剂，大便通泻一次，其后又复秘结如故，脘腹痞闷终不见减。如此往复施治数月之久，愈见便秘，甚者六七日始一行。口苦咽干，纳呆食减，体瘦面黄，精神倦怠。余诊其脉，沉迟而弱，舌苔厚腻，色黄少津，口气微臭，思饮不多。

【研读】

　　从医案中看出，患者起初大便二三日一次，连续误治后甚者六七日才大便一次。其目前的主要症状是：大便甚者六七日一次，脘腹痞闷终不见减，口苦咽干纳呆食减，脉沉迟而弱，舌苔厚腻，色黄少津，口气微臭，精神倦怠。

　　不大便当分虚实寒热，《金匮要略·腹满寒疝宿食病脉证治》云："病者腹满，按之不痛为虚，痛者为实，可下之。"这句话告诉我们不大便腹胀满者，按揉不痛者为虚证，按揉痛者为实证，实证可下之。

　　《金匮要略·腹满寒疝宿食病脉证治》云："腹满时减，复如故，此为寒，当与温药。"又云："腹满不减，减不足言，宜大承气汤。"这两句话告诉我们腹胀满时而缓解时而胀满，为寒证；腹胀满一直如故，没有缓解的时候，为热证。

　　寒与热引起不大便的大便性状不同。《伤寒论》第 191 条："阳明病，若中寒者，不能食，小便不利，手足濈然汗出，此欲作固瘕，必大便初硬后溏。所以然者，以胃中冷，水谷不别故也。"胃家寒不大便的情况与胃家热不大便的情况不同，胃家寒不大便表现为大便初硬后溏；胃家热不大便表现为大便全程硬结干燥。

若是患者不大便，腹胀满，按之不痛，且腹满时减，则为虚寒之证，可以考虑用厚朴生姜半夏甘草人参汤、吴茱萸汤等；若是患者不大便，腹胀满，按之痛，一直如故，则为热实之证，可以考虑用大柴胡汤、大承气汤、小承气汤、调胃承气汤等。可惜医案中并未描述患者腹诊的情况。

从患者的服药史来看，患者曾经连续服用过清热苦寒、滋润通下的药物反而导致便秘的情况越来越来顽固严重。由此推断，患者起初的不大便腹胀应为厚朴生姜半夏甘草人参汤证或吴茱萸汤证。

《伤寒论》第66条："发汗后，腹胀满者，厚朴生姜半夏甘草人参汤主之。"《伤寒论》第243条："食谷欲呕者，属阳明也，吴茱萸汤主之。得汤反剧者，属上焦也。"厚朴生姜半夏甘草人参汤证为发汗后伤了胃气，胃气运行不畅，所以腹胀满；吴茱萸汤证为胃家本寒，胃家寒不能正常运行，所以食谷欲呕。如果患者不大便腹胀满，按之不痛，腹满时减，时常哕气上逆，冲口而出，不伴有食谷欲呕的症状，则为厚朴生姜半夏甘草人参汤证。

后来患者的不大便腹胀演变为甚者六七日不大便，且脘腹痞闷终不见减，脉沉迟而弱，精神倦怠。《伤寒论》第281条："少阴之为病，脉微细，但欲寐也。"精神倦怠、脉沉迟而弱为少阴病的表现。如果患者此时腹胀不大便六七天，且大便前硬后溏，食谷欲呕，则仍为虚寒之证，当用吴茱萸汤；如果患者此时腹胀满不减，不大便六七天，且大便全程硬结干燥，则是少阴火盛水竭之危象，当救垂竭之水，急以大承气汤遏燎原之火，《伤寒论》第322条："少阴病，六七日，腹胀不大便者，急下之，宜大承气汤。"

还需要注意的是这两个条文，《伤寒论》第230条："阳明病，胁下硬满，不大便而呕，舌上白苔者，可与小柴胡汤。"《金匮要略·腹满寒疝宿食病脉证治》："按之心下满痛者，此为实也，当下之，宜大柴胡汤。"若患者腹胀不大便，伴有胁下硬痛或心下满痛，则是少阳病证了。

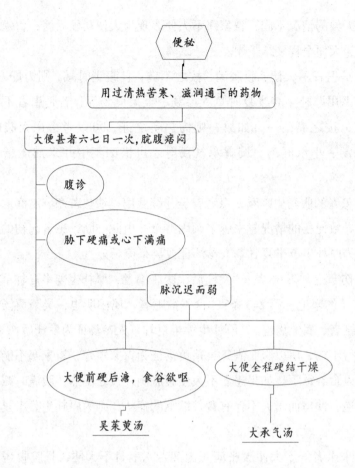

便秘

用过清热苦寒、滋润通下的药物

大便甚者六七日一次,脘腹痞闷

腹诊

胁下硬痛或心下满痛

脉沉迟而弱

大便前硬后溏,食谷欲呕

大便全程硬结干燥

吴茱萸汤

大承气汤

【原文】

　　如此并非肠胃燥热之证,乃是气虚之便秘。因长期服用苦寒通下之品,脾肾之阳受戕,脾气虚弱,无力运化,肾气不足,难以化气生津,气机壅滞,胃肠传化失司,遂成便秘。当以温下之法,务使枢机运转,腑气自能通达。方用温脾汤加味。附片45克,大黄9克(后放),明党参15克,厚朴9克,杏仁9克(捣),干姜12克,甘草6克。煎服一次后,则腹中肠鸣,气窜胸胁,自觉欲转矢气而不得。再服二次,则矢气频作,便意迫肛,旋即解出大便许多,干黑硬结如栗,其臭无比。顿觉腹中舒缓,如释重负,呕哕已不再作。连服二剂后,大便隔日可解。口苦咽干已愈,食思转佳,腹中痞胀消去。厚腻黄苔已退,呈现薄白润苔,脉仍沉缓。遂照原方加肉桂9克,增其温化运转之力。连服四剂后,大便通调如常,精神、饮食明显好转，面色呈润泽。为巩固疗效，继以吴茱萸汤加肉桂、甘松温中健胃，调理二十余日，并嘱其常服桂附理中丸。三年后相遇，询及便秘之证已痊愈，迄今未复发。

【研读】

因其医案描述不够详细，所以很难判断其治疗的准确性。若果真是少阴病，脘腹痞闷终不见减，且不大便六七日，则为少阴火盛水竭之危证，当先用大承气汤遏火存阴。

以上医案原文选自《吴佩衡医案》

七五 尿频（一）

【原文】

李某，男，56岁。患乙型肝炎一年。近日自觉口渴喜饮，小便色白，频数量多。尿愈多而渴愈甚，大有饮一溲一之势。腰膝酸软，手足心热，畏寒怕冷，大便干燥，二日一行。经检查血糖210mg%，尿糖（+++）。舌红，脉沉细无力。

【研读】

从医案中看出，患者目前的主要症状为口渴喜饮，小便色白，频数量多，尿愈多而渴愈甚，大有饮一溲一之势，且大便干燥，二日一行。患者表现出的症状为消渴之象。

《金匮要略·消渴小便利淋病脉证并治》云："男子消渴，小便反多，以饮一斗，小便一斗，肾气丸主之。"这个条文讲的是，男子消渴，小便反多，喝多少尿多少的，就用肾气丸治疗。

消渴分上消、中消、下消，饮水多而小便少者，水消于上，为上消；食谷多而大便坚者，食消于中，为中消；饮水多而小便多者，水消于下，故名下消。上、中二消皆属热，惟有下消寒热兼之，因为肾为水火之脏，所以用肾气丸从阴中温养其阳，熟地、山萸肉、山药补肾阴以藏水，桂枝、附子补肾阳以化生津液，消渴自愈。肾气丸方：干地黄八两，山药、山茱萸各四两，泽泻、丹皮、茯苓各三两，桂枝、附子（炮）各一两。上八味末之，炼蜜和丸梧桐子大，酒下十五丸，加至二十丸，日再服。

结合患者的症状来看，患者既有口渴喜饮、手足心热、舌红等肾水不足心火太过之象，又有畏寒怕冷、小便色白、脉沉细无力之肾气不足之象，与肾气丸证相符。若患者只是口渴喜饮、口干舌燥，且汗自出、恶热，又无任何寒象，则是白虎加人参汤证了。《伤寒论》第26条："服桂枝汤，大汗出后，大烦渴不解，脉洪大者，白虎加人参汤主之。"

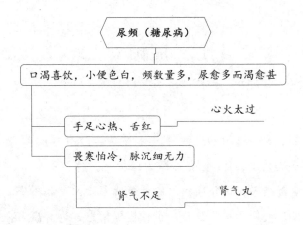

【原文】

辨为消渴病之下消证，为肾中阴阳两虚，气化无权，津液不化之证。治以补肾温阳化气为法：附子4克，桂枝4克，熟地30克，山萸肉15克，山药15克，丹皮10克，茯苓10克，泽泻10克，党参10克。医嘱：控制饮食及糖类食品。服药七剂，小便次数明显减少。照原方加减又进三十余剂，则渴止、小便正常，诸症随之而愈。查血糖100mg%，尿糖（-），转方调治肝病。

【研读】

此医案中医生开出的也是肾气丸。

以上医案原文选自《刘渡舟验案精选》

七六 尿频（二）

【原文】

刘某，男，83岁。1993年11月1日初诊。有冠心病及心房纤颤病史。两月前不慎跌倒，CT检查诊断为脑梗死，伴脑积水、脑萎缩。刻下行路蹒跚，步履维艰，跌仆频频。患者性情急燥，夜寐不安，少腹胀满，小便频数量少，大便干燥，数日一行，舌质紫黯，边有瘀斑，脉大而结，按之不衰。

【研读】

从医案中看出，患者目前的主要症状为小腹胀满，小便频数量少，大便干燥，数日一行，舌质紫黯，边有瘀斑，脉大而结，按之不衰。发病原因为两个月前不慎跌倒，被西医诊断为脑梗死且伴有脑积水、脑萎缩，还有西医诊断的冠心病与心房纤颤病史。然中医治病讲究的是辨证施治，不管是什么名称的疾病，都需有其证才能用其方。

先看患者目前的主要症状小腹胀满。小腹胀满在《伤寒论》中不外乎两种情况，蓄水证与蓄血证。

《伤寒论》第126条："伤寒有热，少腹满，应小便不利。今反利者，为有血也，当下之，不可余药，宜抵当丸。"下焦蓄水与蓄血均有小腹胀满，小便利与不利是鉴别诊断的关键，小便利为下焦蓄血，小便不利为下焦蓄水。结合患者小便频数（小便利）量少，舌质紫黯，边有瘀斑的症状来看，患者小腹胀满应为下焦蓄血证。

而下焦蓄血证在《伤寒论》中又有两种情况：

1. 下焦蓄血以热为主。《伤寒论》第106条："太阳病不解，热结膀胱，其人如狂，血自下，下者愈。其外不解者，尚未可攻，当先解其外；外解已，但少腹急结者，乃可攻之，宜桃核承气汤。"太阳之邪，不从表出，而内传于腑，与血相搏，名曰蓄血，其人当如狂，所谓蓄血在下，其人如狂是也。其证当下血，血下，则热随血出而愈，所谓血病见血自愈也。如其不愈而少腹急结者，必以法攻而去之。然其外证不解者，则尚未可攻，攻之恐血去而邪复入里也，是必先解其外之邪，而后攻其里之血，所谓从外之内而盛于内者，先治其外，而后调其内也。

桃核承气汤证的特点为其人如狂（狂燥不安），少腹急结（少腹胀满急迫）。其治疗以泻热为主，兼祛瘀。汤方：桃核五十枚（去皮尖），桂枝二两（去皮），芒硝二两，甘草二两（炙），大黄四两。上五味，以水七升，煮取二升五合，去滓，内芒硝，更上火微沸，下火，先食，温服五合，日三服，当微利。

2. 下焦蓄血以瘀为主。

《伤寒论》第 124 条："太阳病六七日，表证仍在，脉微而沉，反不结胸，其人发狂者，以热在下焦，少腹当硬满，小便自利者，下血乃愈。所以然者，以太阳随经，瘀热在里故也。抵当汤主之。"这也是下焦蓄血之证。六七日，表证仍在，而脉微沉者，病未离太阳之经，而已入太阳之腑也。反不结胸，其人发狂者，热不在上，而在下也。少腹硬满，小便自利者，不结于气而结于血也，下血则热随血去，故愈。所以，抵当汤以祛瘀为主，兼泻热。

抵当汤证的特点为其人发狂（狂燥不安），少腹硬满（少腹胀满而硬）。汤方：水蛭三十个（熬），虻虫三十个（熬，去翅），大黄四两（酒浸），桃仁三十个（去皮尖）。上四味为末，以水五升，煮取三升，去滓，温服一升，不下，再服。

下焦蓄血以瘀为主，除了抵当汤证外，还有抵当丸证，比抵当汤证缓和些。《伤寒论》第 126 条："伤寒有热，少腹满，应小便不利，今反利者，为有血也，当下之，不可余药，宜抵当丸。"抵当丸方：水蛭二十个，虻虫二十五个，大黄三两，桃仁二十个（去皮尖）。上四味，杵，分为四丸，以水一升，煮一丸，取七合，服之，晬（一昼夜）时当下血。若不下者，更服。

结合患者性情急燥，夜寐不安，小便频数，大便干燥，小腹胀满不硬，应为下焦蓄血以热为主，所以当用桃核承气汤。这里需要注意的是，若服用桃核承气汤后，还有其他症状，则需要进行下一步的辨证施治。

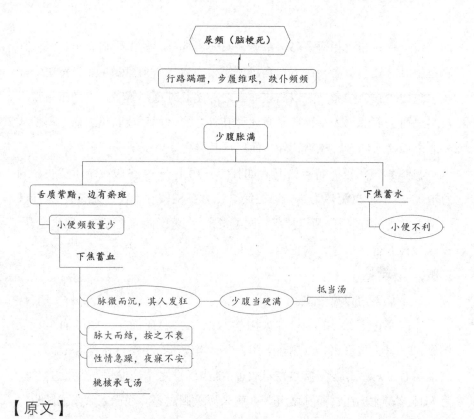

【原文】

辨为瘀热与血相结之桃核承气汤证：桃仁 14 克，桂枝 10 克，炙甘草 6 克，芒硝 3 克（后下），大黄 3 克。三剂，饭前空腹服。二诊：服药后泻下如猪肝色粪便，少腹胀满顿消，纳食增加，夜寐安然。舌仍有瘀斑，脉有结象，又见手足不温而凉。此为血瘀气滞不相顺接所致。转方用四逆散加桃仁、红花、丹参以理气解郁，活血化瘀。服五剂，手足转温，舌脉如常，跌仆未发。

【研读】

医案中的医生一诊开出的也是桃核承气汤，服用后小腹胀满消，夜寐安然，舌仍有瘀斑，脉有结象，又见手足不温而凉；二诊开出四逆散加桃仁、红花、丹参。《伤寒论》第 126 条："少阴病，四逆，其人或咳，或悸，或小便不利，或腹中痛，或泄利下重者，四逆散主之。"四逆散为少阴病纯阴结用方，特别适合于伴有手脚冰冷的少阴病之气血运行不畅的患者。

以上医案原文选自《刘渡舟验案精选》

七七　尿频（三）

【原文】

包某，女，42岁，住北京朝阳区。1994年6月22日就诊。尿急，尿频，小便时尿道灼热涩痛。尿检：白细胞10～16个，红细胞3～4个。某医院诊断为"急性泌尿系感染"，服氟哌酸等西药，效果不佳。伴腰酸，小腹胀，足踝部略有水肿，心烦少寐，口干不欲饮，微咳。大便偏干，二日一行，小便黄，舌红，苔薄腻，脉滑细。

【研读】

从医案中看出，患者目前的主要症状为尿急，尿频，小便时尿道灼热涩痛，并伴有腰酸，小腹胀，足踝部略有水肿及心烦少寐，口干不欲饮，微咳，大便偏干，小便黄，舌红，苔薄腻，脉滑细。

尿急，尿频，小便时尿道灼热涩痛为小便不利的表现。《伤寒论》中涉及以小便不利为主症的有太阳病之五苓散证、少阴病寒化之真武汤证、少阴病热化之猪苓汤证。《伤寒论》第71条："太阳病，发汗后，大汗出，胃中干，烦燥不得眠，欲得饮水者，少少与饮之，令胃气和则愈。若脉浮，小便不利，微热消渴者，五苓散主之。"第316条："少阴病，二三日不已，至四五日，腹痛，小便不利，四肢沉重疼痛，自下利者，此为有水气。其人或咳，或小便利，或下利，或呕者，真武汤主之。"《伤寒论》第319条："少阴病，下利六七日，咳而呕渴，心烦不得眠者，猪苓汤主之。"第223条："若脉浮发热，渴欲饮水，小便不利者，猪苓汤主之。"这三个汤方均利水通小便，五苓散为化气利水通小便，真武汤为暖水利水通小便，猪苓散为滋阴利水通小便。五苓散证病在太阳，应有脉浮恶寒的症状；真武汤证病在少阴寒化，应有四肢沉重疼痛，下利的症状；猪苓散证病在少阴热化，应有心烦不寐，口渴的症状。结合患者心烦少寐、小便黄、大便干、舌红的症状，猪苓散证更为符合。

再看其足踝部略有水肿之症,《金匮要略·水气病脉证并治》云:"师曰:诸有水者,腰以下肿,当利小便;腰以上肿,当发汗乃愈。"说明此水肿也当利小便。

再看其小腹胀、口干不欲饮之症,《金匮要略·惊悸吐衄下血胸满瘀血病脉证治》云:"病人胸满,唇痿舌青,口燥,但欲漱水不欲咽,无寒热,脉微大来迟,腹不满,其人言我满,为有瘀血。"这说明此小腹胀、口干不欲饮也有可能是下焦蓄血导致,然蓄血与蓄水的鉴别在于小便利与不利,《伤寒论》第126条:"伤寒有热,少腹满,应小便不利;今反利者,为有血也,当下之,不可余药,宜抵当丸。"患者为小便不利,所以应当为蓄水。

综合分析,此患者应为猪苓散证。如果患者服用后还有小腹胀、口干不欲饮之症,则进行下一步的辨证施治。

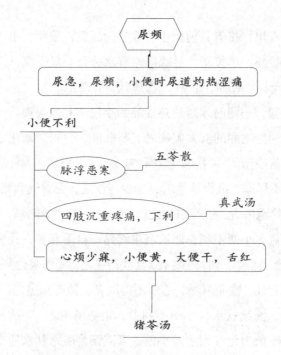

【原文】

辨为血虚挟有湿热下注,治当养血清热利湿。方用《金匮要略》之当归贝母苦参丸:当归20克,浙贝15克,苦参12克。七剂。服四剂后,症状明显减轻，小便灼痛消失，排尿通畅。然足踝处之水肿兼有腿重、乏力未瘥。转方当归贝母苦参汤与防己黄芪汤合方，清热除湿之中并扶卫气之虚：防己 15 克，黄芪 20 克，白术 10 克，茯苓 30 克，当归 20 克，浙贝 15 克，苦参 12 克。又服七剂，诸症悉除，尿常规化验为阴性。

【研读】

　　该医案医生开出的归母苦参汤。《金匮要略·妇人妊娠病脉证并治》篇云："妊娠小便难，饮食如故，归母苦参丸主之。"何为小便难？小便难为小便艰涩困难，或者说无法小便；小便难与小便不利不同，小便不利为小便时不那么通畅。妇人妊娠期间小便艰涩困难是因为下焦血虚生热引起，热则下焦之气膨胀上扬，不利于小便，所以治疗以当归补血，苦参泻热，贝母凉降利气。如果医案中描述的女患者正处于妊娠期间，则当先考虑归母苦参丸了。可惜的是，医案对此并未描述。而且这个病人 42 岁，生病年代又是计划生育的时候，妊娠的可能性不大吧。

以上医案原文选自《刘渡舟验案精选》

七八　遗精

【原文】

时事新报馆黄君舜君患遗精已久，多劳则剧，不喜服重剂药，为疏：桂枝、白芍各钱半，炙草一钱，生姜一片，大枣四枚，龙骨、牡蛎各三钱。三服而瘥。另有邹萍君，年少时染有青年恶习，久养而愈。本冬遗精又作。服西药，先二星期甚适，后一星期无效，更一星期服之反剧。精出甚浓，早起脊痛头晕，不胜痛苦。自以为中西之药乏效，愁眉不展。余慰之曰：何惧为，予有丹方在，可疗之。以其人大胆服药，予：桂枝、白芍各三钱，炙草二钱，生姜三大片；加花龙骨六钱，左牡蛎八钱，以上二味打碎，先煎二小时。一剂后，当夜即止遗。虽邹君自惧万分，无损焉。第三日睡前，忘排尿，致又见一次。以后即不复发，原方加减，连进十剂，恙除，精神大振。计服桂枝、芍药各三两，龙骨六两，牡蛎八两矣。其他验案甚多，不遑枚举。

【研读】

这是两个遗精的医案，都是用桂枝加龙骨牡蛎汤治愈的《金匮要略·血痹虚劳病脉证并治》篇中专门提到遗精的问题："劳之为病，其脉浮大，手足烦，春夏剧，秋冬瘥，阴寒精自出，酸削不能行。"此篇中遗精涉及桂枝加龙骨牡蛎汤证与小建中汤证。

《金匮要略·血痹虚劳病脉证并治》篇中曰："夫失精家，少腹弦急，阴头寒，目眩，发落，脉极虚芤迟，为清谷、亡血、失精。脉得诸芤动微紧，男子失精，女子梦交，桂枝龙骨牡蛎汤主之。"条文中提到的遗精为因劳而伤，所以用桂枝汤调和水火之气，龙骨、牡蛎收摄水火之气。唐容川（清代著名医家）在其著作《唐容川医学全书》中云："此论阳虚不能收摄精血，故脉见虚芤，阳浮于外而不敛也；微紧者，虚寒也，故主用桂枝龙牡汤。"

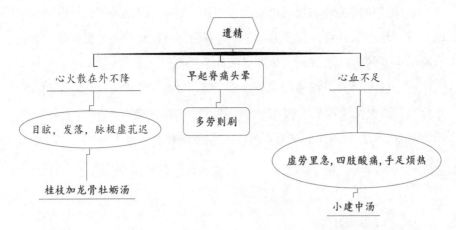

桂枝龙骨牡蛎汤证的遗精伴有阴头寒，目眩，发落，少腹弦急等症，且脉象芤动微紧。

《金匮要略·血痹虚劳病脉证并治》篇中又曰："虚劳里急，悸，衄，腹中痛，梦失精，四肢酸疼，手足烦热，咽干口燥，小建中汤主之。"再曰："虚劳里急，诸不足，黄芪建中汤主之。"这个条文中提到的遗精为因劳伤了心血，心血不足必然导致血脉运行不畅，便会出现虚劳里急等症状。这时的治疗当以建中焦为主，《灵枢·荣卫生会》曰："中焦亦并胃中，出上焦之后；此所受气者，泌糟粕，蒸津液，化其精微，上注于肺脉，乃化而为血，以奉生身。"中焦的主要功用有两个，一个是助脾胃腐熟水谷以化生气血，第二个是助脾胃转输气血。建中汤建中焦之气，既能助气血的化生又能助气血的转输。建中汤分大建中汤、小建中汤和黄芪建中汤。大建中汤重在温补中焦促进气的运行；小建中汤重在建中焦促进血的生成运行；黄芪建中汤则重在建中焦促进气血的运行。所以大建中汤的用药原则是以大温其气为主，小建中汤的用药原则以化血通血脉为主，黄芪建中汤的用药原则以大补气血为主。小建中汤证的遗精伴有手足烦热，咽干口燥，四肢酸痛，腹中痛，悸，衄等症。

先看第一个医案，患者的遗精为多劳则剧。单凭此症很难判断其为桂枝加龙骨牡蛎汤证还是小建中汤证。

再看第二个医案，患者的遗精伴有早起脊痛头晕，不胜痛苦。单凭此症也很难判断其为桂枝加龙骨牡蛎汤证还是小建中汤证。

　　这两则医案描述的患者的症状太过简单，在没有足够的辨证依据的情况下就用桂枝加龙骨牡蛎汤治愈了，这有两个可能：一是医案描述不全面，省略了重要的辨证细节；二是瞎猫撞见了死耗子。

　　需要注意的是，桂枝加龙骨牡蛎汤除了治疗遗精外，对盗汗也有很好地疗效。清代医家曹颖甫曰："此方不惟治遗精，并能治盗汗，十余年中，治愈甚众。"这样看来，失精并非只局限于遗精！

以上医案原文选自《经方实验录》

七九　寒疝

【原文】

马某，男，二十七岁，门诊号 9546。患者右侧睾丸肿痛二月余，治疗后肿痛逐渐消退。某日夜间，右侧睾丸突然收引回缩至少腹。少腹拘挛疼痛不已，牵引腰部，痛不能伸，痛剧之时连及脐腹，直至四肢挛急难以屈伸。颜面发青，冷汗淋漓。其亲友略知医理，认为此证系肾精亏损所致，拟滋阴补肾之剂，服后未见缓解，遂送中医学院附设门诊部就诊。刻诊：患者面色发青，腹痛呻吟，愁容不展，两目无神，白睛发蓝，唇、舌、指甲均含青色，舌苔白腻，手足冰冷，脉来沉细弦紧。已两日水米不进。

【研读】

从医案中看出，患者目前的主要症状为右侧睾丸突然收引回缩至少腹，少腹拘挛疼痛不已，牵引腰部，痛不能伸，痛剧之时连及脐腹，直至四肢挛急难以屈伸。颜面发青，冷汗淋漓，舌苔白腻，手足冰冷，脉来沉细弦紧。已两日水米不进。

《金匮要略·腹满寒疝宿食病脉证治》云："腹痛，脉弦而紧，弦则卫气不行，即恶寒，紧则不欲食，邪正相搏，即为寒疝。寒疝绕脐痛，若发则白汗出，手足厥冷，其脉沉弦者，大乌头煎主之。"这段条文讲了寒疝发作时的症状：恶寒，不欲食，腹痛绕脐痛，白汗出（出冷汗），脉沉弦。乌头汤（这里面说的乌头汤即大乌头汤）主治："治寒疝腹中绞痛，贼风入攻五脏，拘急不得转侧，发作有时，使人阴缩，手足厥逆。"结合患者的主要症状来看，患者应为寒疝之证。

可是《金匮要略·腹满寒疝宿食病脉证治》篇中与寒疝有关的汤方还有抵当乌头桂枝汤和当归生姜羊肉汤，究竟哪一个更加适合这个患者呢？篇中曰："寒疝，腹中痛，逆冷，手足不仁，若身疼痛，灸刺诸药不能治，

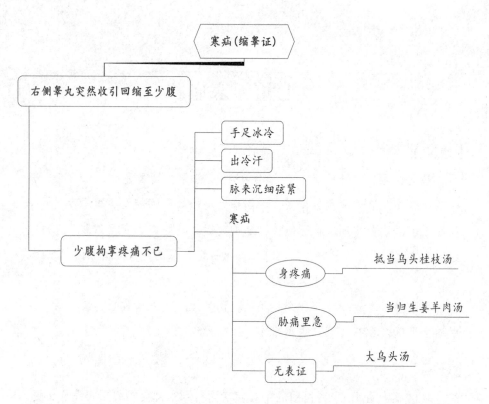

抵当乌头桂枝汤主之。"篇中又曰："寒疝腹中痛，及胁痛里急者，当归生姜羊肉汤主之。"抵当乌头桂枝汤证与大乌头汤证均为寒在气，抵当乌头桂枝汤证为病在表里，所以有身疼痛；大乌头汤证为病在里，所以无表证；当归生姜羊肉汤证为寒在血，寒在里之血。从患者的主要症状来看，患者无身疼痛（排除抵当乌头桂枝汤证），无胁痛里急（排除当归生姜羊肉汤证），患者腹痛时有冷汗淋漓、拘急不得转侧、睾丸回缩至少腹、手足厥逆等症，与大乌头汤证更为贴切。所以，患者应为大乌头汤证。

【原文】

此系肝肾阳虚，厥阴阴寒太盛，阳不足以温煦筋脉。《内经》云："肝是厥阴之脉……循股阴，入毛中，过阴器，抵小腹。"经脉失养，故拘挛收引，致使睾丸回缩而痛，即所谓寒则收引之意。法当温扶肝肾之阳，温经散寒，经脉之挛急自能舒缓。方用当归四逆汤加味。当归15克，桂枝12克，杭芍9克，细辛6克，通草6克，大枣5枚，干姜12克，吴萸 6 克，川椒 5 克（炒黄），乌梅 4 枚，附片 60 克。上方服一剂后，疼痛缓解。再剂，则阴囊松缓，睾丸回复。面目、唇舌青色俱退。手足回温，诸痛皆愈。唯阳神尚虚，照原方去川椒，加砂仁 9 克，连服二剂，精神、饮食均恢复正常。

【研读】

以上看出，其开出的是当归四逆汤的加减。《伤寒论》第 351 条云："手足厥寒，脉细欲绝者，当归四逆汤主之。"当归四逆汤证为厥阴肝血虚寒之证，其主症为手足厥寒、脉细欲绝。若是患者的脉象为脉细欲绝，而不是脉沉细弦紧，则应用当归四逆汤加减了。可医案中描述的患者的脉象为沉细弦紧，并不符合当归四逆汤证。笔者认为，就医案中描述的患者证候而论，患者当属大乌头汤证。

以上医案原文选自《吴佩衡医案》

七九 寒疝

八十 阳痿

【原文】

李某,男,32岁。年龄虽壮,却患阳痿,自认为肾虚,遍服各种补肾壮阳之药,久而无功。视其两目炯炯有神,体魄甚壮,而非虚怯之比。切其脉弦有力。视其舌苔则白滑略厚。除阳痿外,兼见胸胁苦满、口苦、心烦、手足冰冷。细询患病之由,乃因内怀忧恚心情,久而不释,发生此病。

【研读】

从医案中看出,患者的主要症状为阳痿,兼见胸胁苦满、口苦、心烦、手足冰冷。中医治病讲究辨证施治,辨证的目的是找病机,病机找到了自然就能施治了。如果单看阳痿这一个症状,则很难找到病机,需结合其他症状综合分析。许多患者在看病的时候,只讲述痛之所在,而不注重寒热、饮食、二便等生活或生理或症状的细节,这对于不懂中医的患者来说无可厚非,但是作为医生,必须围绕病人的主诉,在脑海里展开多种可能性,逐一核实或否定。我们在研读医案的过程中,愈加感到《伤寒论》非常贴近循证医学,理论结构宏大完善,临证细节精准无漏,在"把脉"似乎已经成为中医标牌的今天,学习《伤寒论》和经方对于弘扬中医来说,意义非凡。

患者除了阳痿外,还有胸胁苦满、口苦、心烦、手足冰冷。先看胸胁苦满、口苦、心烦,《伤寒论》第263条:"少阳之为病,口苦、咽干、目眩也。"第96条:"伤寒五六日中风,往来寒热,胸胁苦满,默默不欲饮食,心烦喜呕,或胸中烦而不呕,或渴,或腹中痛,或胁下痞硬,或心下悸,小便不利,或不渴,身有微热,或咳者,小柴胡汤主之。"从这两个条文看出,少阳病之小柴胡汤证有胸胁苦满、口苦、心烦的症状,那患者阳痿的病机是不是就在少阳呢？

再看患者手足冰冷，少阳病有手足冰冷，少阴病也有手足冰冷。《伤寒论》第148条："伤寒五六日，头汗出，微恶寒，手足冷，心下满，口不欲食，大便硬，脉细者，此为阳微结，必有表，复有里也。脉沉，亦在里也。汗出为阳微，假令纯阴结，不得复有外证，悉入在里。此为半在里半在外也，脉虽沉紧，不得为少阴病。所以然者，阴不得有汗，今头汗出，故知非少阴也，可与小柴胡汤。设不了了者，得屎而解。"这个条文讲的是，头汗出，微恶寒，为表证。手足冷，心下满，口不欲食，大便硬，脉细，为里证。阳微结者，阳邪微结，未纯在里，亦不纯在表，故曰必有表，复有里也。伤寒阴邪中于阴者，脉沉，阳邪结于里者，脉亦沉；合之于证，无外证者，为纯在里，有外证者，为半在表也，无阳证者，沉为在阴，有阳证者，沉为在里也。夫头为阳之会，而阴不得有汗，今脉沉紧而头汗出，知其病不在少阴，亦并不纯在表，故可与小柴胡汤合解内外。如果用小柴胡汤和解后仍然没有痊愈，说明表解但里未和也，此里未和指的是阳明里热微结，用调胃承气汤和胃气即可，故曰得屎而解。

这里提到阳微结与纯阴结，它们有相似之处，均有脉沉、手足冰冷、心下满、大便硬。它们的鉴别要点在于有汗无汗，脉沉但头汗出者为邪在半表半里之间，为阳微结；脉沉无汗为邪在里，为纯阴结。此段阳微结给出了小柴胡汤和解表里，纯阴结却未给出治疗汤方。那么，纯阴结该如何治疗呢？也就是说，如果患者手足冷，心下满，口不欲食，大便硬，脉沉，无但头汗出，而是无汗，当如何治疗呢？笔者认为当用四逆散治之。《伤寒论》第318条："少阴病，四逆，其人或咳，或悸，或小便不利，或腹中痛，或泄利下重者，四逆散主之。"所以，四逆散为纯阴结的治疗之方。

这样看来，小柴胡汤为阳微结之方，四逆散为纯阴结之方。阳微结应疏之达之，所以用小柴胡汤；纯阴结应导之破之，所以用四逆散。阳微结与纯阴结的鉴别要点为有汗或无汗，但头汗出为阳微结，无汗为纯阴结。但遗憾的是，医案中并未描述患者出汗的情况。如果患者的阳痿兼胸胁苦满、口苦、心烦、手足冰冷，再伴有但头汗出，则为小柴胡汤证；如果患者的阳痿兼胸胁苦满、口苦、心烦、手足冰冷，无但头汗出，而是无汗，则为四逆散证。

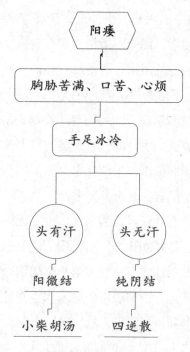

【原文】

　　肝胆气郁，抑而不伸，阳气受阻，《伤寒论》所谓阳微结也。气郁应疏之达之，而反服补阳壮火之品，则实其实，郁其郁，故使病不愈也。当疏肝胆之气郁，以通阳气之凝结。柴胡16克，黄芩10克，半夏14克，生姜8克，党参10克，炙甘草10克，白芍15克，枳实12克，大枣7枚。仅服三剂而愈。

【研读】

　　此医案中的医生开出的是小柴胡汤加四逆散。小柴胡汤是治疗阳微结之方，四逆散是治疗纯阴结之方，二者合用会不会有过度治疗之嫌？因为此患者的阳痿要么是阳微结，要么是纯阴结，不存在既是阳微结又是纯阴结的状况，这样用药往往是辨证不精准的结果，除此之外，实在是想不明白为什么要使用这种"地毯式轰炸"的治疗方法。

以上医案原文选自《刘渡舟验案精选》

八一　阳强不倒

【原文】

高某，男，22岁，未婚。1991年6月5日初诊。年壮火盛，素有失精走泄之患。有朋自远方来，馈赠红人参一大盒，置放床头，每晚在临睡前嚼服。经过数日，感觉周身烦热，燥动不安，口中干渴，晨起鼻衄。更为苦恼的是，阴茎勃起，阳强不倒，酸胀疼痛，精液频频走泄。心烦少寐，小便色黄，面色红赤，口唇深绛，舌边尖红。脉弦细数。

【研读】

从医案中看出，患者的主要症状为阴茎勃起，阳强不倒，酸胀疼痛，精液频频走泄。其特点是感觉周身烦热，燥动不安，口中干渴，晨起鼻衄，且兼心烦少寐，小便色黄，面色红赤，口唇深绛，舌边尖红，脉弦细数。其原因是吃了温补阳气的红人参。

人参虽好，但有禁忌，《本经疏证》云："用人参之道，非特表邪不分者不可用，凡表证已罢，内外皆热，虚实难明者，尤不可用。"人参热盛，虚者可用，实者不可用。如果本身体内热盛而实，则不能服用人参，越服用就越热盛了。

很显然，患者服用了红人参后表现出的症状为一派热象，那么，热在哪里呢？患者周身烦热、燥动不安、口中干渴、晨起鼻衄、面色红赤皆为热燥在阳明之象。

《伤寒论》第227条："脉浮发热，口干鼻燥，能食者则衄。"此条说的口干鼻燥、不影响胃口的，或者说胃气和的流鼻血，为阳明经脉燥热之象。第206条："阳明病，面合色赤，不可攻之，必发热，色黄者，小便不利也。"此条说的是阳明病面色红赤乃病在阳明经脉，还未波及阳明之腑。所以不能用攻下的方法，如果用了攻下的方法，必发热色黄，小便不利。第182条："问曰：阳明病，外证云何？答曰：身热，汗自出，不恶寒，反恶热也。"此条说的是，阳明病在外的表现为身热、汗自出、不恶寒、反恶热。

结合患者的症状来看，患者在外有周身烦热，应该也有汗自出，符合阳明病外证；还有口中干渴、鼻衄、面色红赤等阳明经脉燥热之症。《伤寒论》第176条："伤寒脉浮滑，此表有热、里有寒，白虎汤主之。"这个条文中的"表有热、里有寒"一句，各家版本说法不一，在台湾国兴出版社民国七十年六月出版的《伤寒论解析》一书中，作者杨东喜认为此句应该是"表有热，里有邪"的意思，即表里有热。在这里指阳明经热尚未演变成阳明胃家燥实之证，用白虎汤即可。白虎汤方：知母六两，石膏一斤（碎），甘草二两，粳米六合。上四味，以水一斗，煮米熟，汤成，去滓，温服一升，日三服。

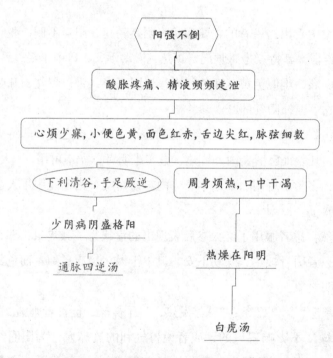

若患者除了阳强不倒外，还表现出没精打采、总想睡觉，却又一整晚心烦睡不着，且脉微细的症状，则是少阴热化证之黄连阿胶汤证了。《伤寒论》第303条："少阴病，得之二三日以上，心中烦，不得卧，黄连阿

胶汤主之。"还需要注意的是,面色红赤除了阳明病外,少阴病也有这个现象。第317条:"少阴病,下利清谷,里寒外热,手足厥逆,脉微欲绝,身反不恶寒,其人面赤色,或腹痛,或干呕,或咽痛,或利止脉不出者,通脉四逆汤主之。"少阴病的其人面赤色为阴盛格阳,在外虽有热象,在里却是一派寒象,其大便是下利清谷,其小便色白,其脉象微欲绝。

综上所述,患者的阴茎勃起、阳强不倒乃是阳明经脉燥热引起的,当先用白虎汤泻其阳明经脉燥热。

【原文】

辨为阴虚阳亢,水不制火,相火妄动之证。治以滋阴降火,壮水之主之法:生地20克,龟板20克,知母10克,黄柏10克,当归10克,白芍10克,生甘草6克,炙甘草4克。药服七剂,则身不燥热,鼻衄停止,阴茎变软。又继服五剂,以上诸症尽退而愈。

【研读】

此医案中的医生辨证患者为阴虚阳亢,水不制火,相火妄动之证。笔者认为太过笼统,并未说明其阴虚阳亢为病在哪一经。阳明病有阴虚阳亢之证,少阴病也有阴虚阳亢之证。至于水不制火,应该理解为阳明胃家的火大于水呢,还是少阴心火大于肾水呢?再看其开出的方药,也非经方,乃为朱丹溪大补阴丸(生地、知母、黄柏、龟板)加味。此药为大寒之方,以泻实热为主,若患者的确为阳明实热,用此方自然见效,但不能常用,否则会伤了正气;若患者为少阴心火大于肾水,为虚热,用此方也能见效,但会大伤肾气,可能自此由阳强不倒转为阳痿了。

以上医案原文选自《刘渡舟验案精选》

八一 阳强不倒

八二　月经忽行忽止

【原文】

顾右，十月二十六日，产后，月事每四十日一行，饭后则心下胀痛，日来行经，腹及少腹俱痛，痛必大下，下后忽然中止；或至明日午后再痛，痛则经水又来，又中止；至明日却又来又去，两脉俱弦。

【研读】

从医案中看出，患者有三组主要的症状：①饭后心下胀痛，恰逢月经期则腹及少腹俱痛。②痛必大下（腹泻），下后忽然月经中止，到了第二天午后再痛，痛则经水又来，又中止，如此反复。③两脉俱弦。

先看第一组症状：饭后心下胀痛，恰逢月经期则腹及少腹俱痛。若只是平常饭后心下胀痛，喜按或按之不痛者为心下痞，可以考虑半夏泻心汤证、生姜泻心汤证、甘草泻心汤证，这三个方证均有心下胀满且下利（腹泻）的症状。但患者恰逢月经期又出现了腹及少腹俱痛，这说明了患者不单是心下胀痛了，而是整个腹部都是疼痛的，为腹中痛。《伤寒论》中涉及腹中痛的汤方很多，有阳明病的大、小承气汤证，有太阴病的桂枝加白芍汤证、桂枝加大黄汤证，有少阳病的小柴胡汤证，有少阴病的真武汤证，还有小建中汤证、黄连汤证等。

《伤寒论》第 96 条："伤寒五六日中风，往来寒热，胸胁苦满，默默不欲饮食，心烦喜呕，或胸中烦而不呕，或渴，或腹中痛，或胁下痞硬，或心下悸，小便不利，或不渴，身有微热，或咳者，小柴胡汤主之。"

《伤寒论》第 279 条："本太阳病，医反下之，因而腹满时痛者，属太阴也，桂枝加芍药汤主之；大实痛者，桂枝加大黄汤主之。"

《伤寒论》第 100 条："伤寒，阳脉涩，阴脉弦，法当腹中急痛，先与小建中汤，不差者，小柴胡汤主之。"

《伤寒论》第254条："发汗不解，腹满痛者，急下之，宜大承气汤。"

《伤寒论》第173条："伤寒胸中有热，胃中有邪气，腹中痛，欲呕吐者，黄连汤主之。"

《伤寒论》第316条："少阴病，二三日不已，至四五日，腹痛，小便不利，四肢沉重疼痛，自下利者，此为有水气。其人或咳，或小便利，或下利，或呕者，真武汤主之。"

以上六个条文中，有误下腹痛的桂枝加芍药汤证、桂枝加大黄汤证，有腹痛气血不足的小建中汤证，有腹痛寒热往来的小柴胡汤证，有腹痛便秘的大承气汤证，有腹痛欲呕吐的黄连汤证，有腹痛下利且小便不利的真武汤证。这样看来，太阴、阳明、少阳、少阴皆有腹中痛。

再看第二组症状：痛必大下（腹泻），下后忽然月经中止，到了第二天午后再痛，痛则经水又来，又中止，如此反复。这一条表现出其腹痛的特点，腹痛时好时坏，随着月经的来与止而反复，发作有时，犹如疟状，与上述的桂枝加白芍汤证、桂枝加大黄汤证、大小承气汤证、黄连汤证、真武汤证均不同。

《伤寒论》中涉及女性月经期间经水时来时不来且发作有时的汤方是小柴胡汤，第144条："妇人中风，七八日续得寒热，发作有时，经水适断者，此为热入血室，其血必结，故使如疟状，发作有时，小柴胡汤主之。"妇人受了风寒，七八日后病入少阳，呈现寒热往来之象，适逢月经期，热邪便随之入血室，则血结致月经停止；血结则阻其气的运行，气行血结之处与之相争为发作有时（卫气一日一周，行至邪结之处，欲出不得，相争为寒热，所以发作有时）。因其邪始终是从少阳而来，所以用小柴胡汤治之。

最后看第三组症状：两脉俱弦。《伤寒论》中弦脉涉及腹痛的有小建中汤证和小柴胡汤证，第100条："伤寒阳脉涩，阴脉弦，法当腹中急痛，先与小建中汤。不差者，小柴胡汤主之。"二者有什么分别呢？小建中汤证主要表现在腹中血脉郁而不畅致腹痛，小柴胡汤证主要表现在腹中气郁不行致腹痛。小建中汤证病在血脉。为病在里，无发作有时的症状特点，相对为虚证；小柴胡汤证病在气阻，为病在表里之间，呈现发作有时的症状特点，相对为实证。

患者月经期出现的症状，腹痛必下利为寒，下利后月经止为热，此为寒热往来的表现，应为小柴胡汤证。"若腹中痛者，去黄芩，加芍药三两"。

这里需要注意的是，患者为产后，若患者出现产后虚证，则先用小建中汤补虚，症状不缓解再用小柴胡汤。《金匮要略·妇人产后病脉证治》云："问曰：新产妇人有三病，一者病痉，二者病郁冒，三者大便难，何谓也？师曰：新产血虚，多汗出，喜中风，故令病痉；亡血复汗，寒多，故令郁冒；亡津液，胃燥，故大便难。"产后虚证有三：一为抽搐，二为头晕，三为大便难。遗憾的是，医案中并未详细描述患者产后的具体情况。

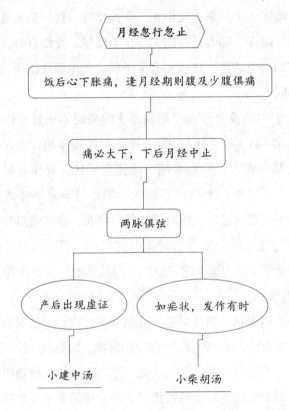

【原文】

此为肝胆乘脾脏之虚，宜小建中加柴芩。桂枝三钱，生白芍五钱，炙草二钱，软柴胡三钱，酒芩一钱，台乌药钱半，生姜五片，红枣十二枚，饴糖三两。拙巢注：一剂痛止，经停，病家因连服二剂，全愈。按：余初疑本证当用温经汤加楂曲之属，而吴兄凝轩则力赞本方之得。师曰：大论云：伤寒，阳脉涩，阴脉弦，法当腹中急痛，先与小建中汤，若不差者，小柴胡汤主之。我今不待其不差，先其时加柴芩以治之，不亦可乎？况妇人经水之病，多属柴胡主治，尔侪察诸云云。翌日据报，病向愈矣。

【研读】

　　如此看来，此医生用的是小建中汤与小柴胡汤的合方，在此基础上去了半夏，又加了乌药。然小建中汤证与小柴胡汤证的病因病位完全不同，所以医圣仲景才建议先用小建中汤温通血脉补虚，如果没有缓解，则不是血脉的问题，应为气郁不行的问题，此时再用小柴胡汤。这是一个很重要的辨证施治的过程，仲景尚且慎之又慎，何况我们呢？治疗的过程中如果搞不清楚患者是小建中汤证还是小柴胡汤证，则先用小建中汤补虚，若是没有效果，再用小柴胡汤行气。

　　这里需要注意的是，二者合方使用看似什么都兼顾到了，其实危机重重，对于已然病在里的患者来说，用小柴胡汤可能导致"后必下重"；对于病在表里之间的患者来说，二者合方反而会降低小柴胡汤原有的功效。笔者认为，这样的合方是辨证不准确的体现。

以上医案原文选自《经方实验录》

八三　月经淋漓不止

【原文】

杨某，女，四十一岁，住昆明市正义南路教子巷。1953 年秋，适值月经来潮，因抬重物用力过猛，骤然下血如崩。先后经二医诊治，皆云血热妄行，服用清热凉血止血之剂，血未能止，迁延十余日，以致卧床不起，延余诊治。患者面色蜡黄，精神疲倦，气短而懒言，不思饮食，手足不温。经血仍淋漓不断，时而如潮涌出，皆清淡血水兼夹紫黑血块，腰及小腹酸胀坠痛。舌质淡，苔薄白少津，脉沉涩。

【研读】

从医案中看出，患者最初因抬重物用力过猛导致下血如崩。先后误用了清热凉血止血之剂后，导致月经淋漓不断十几天。患者目前的主要症状为：①面色蜡黄、精神疲倦，气短而懒言，不思饮食，手足不温。②经血仍淋漓不断，时而如潮涌出，皆清淡血水兼夹紫黑血块，腰及小腹酸胀坠痛。③舌质淡，苔薄白少津，脉沉涩。

月经淋漓不止为我们常说的漏下之证，《金匮要略》中有四个方证涉及，分别为桂枝茯苓丸证、胶艾汤证、温经汤证、胶姜汤证。

桂枝茯苓丸证，《金匮要略·妇人妊娠病脉证并治》："妇人宿有癥病，经断未及三月，而得漏下不止，胎动在脐上者，此为癥痼害。妊娠六月动者，前三月经水利时，胎也。下血者，后断三月衃也，所以血不止者，其癥不去故也。当下其癥，桂枝茯苓丸主之。"桂枝茯苓丸证为妇人常有癥病，也就是我们常说的子宫肌瘤或者卵巢囊肿等腹中结块之病，月经断后三个月突然漏下不止，感觉胎动在脐上，这是癥痼所害，不是真正的胎动。真正的胎动应为经断六个月以上，且经断前三个月，月经都是正常的。而癥病则月经断前三个月，月经本来就不正常。所以，桂枝茯苓丸证当属妇人素有癥病,日子久了,血病必累及水病,所以出现脐上胎动之象(水病),治疗当以利水祛瘀为主。因癥病非短期可以取效,所以用丸剂治疗。

胶艾汤证,《金匮要略·妇人妊娠病脉证并治》:"师曰:妇人有漏下者;有半产后因续下血都不绝者;有妊娠下血者,假令妊娠腹中痛,为胞阻,胶艾汤主之。"胶艾汤证只为血病,为血脉运行不畅致漏下不止,所以治疗以温通血脉为主,血脉通,瘀血去,血脉得以正常运行,漏下自止。胶艾汤由清酒和水熬制而成,以增加血脉的运行。

胶姜汤证,《金匮要略·妇人杂病脉证并治》:"妇人陷经,漏下黑不解,胶姜汤主之。"关于胶姜汤有三种说法:一种说法其为阿胶、干姜两味药;一种说法其为阿胶、生姜两味药;还有一说法其就是胶艾汤。笔者认为,胶姜汤不应该是胶艾汤。胶姜证为因寒引起的漏下不止,所以治疗以散寒补血为主。

温经汤证,《金匮要略·妇人杂病脉证并治》:"问曰:妇人年五十所,病下利数十日不止,暮即发热,少腹里急,腹满,手掌烦热,唇口干燥,何也?师曰:此病属带下,何以故?曾经半产,瘀血在少腹不去,何以知之?其证唇口干燥,故知之。当以温经汤主之。"温经汤证为血寒积结在少腹之重证虚证。既有瘀血又有久寒,为重证;瘀久者必会津液不生,为虚证;所以治疗以温补祛瘀为主。

桂枝茯苓丸证的漏下突出一个"脐上胎动";胶艾汤证的漏下突出一个"腹中痛";胶姜汤证的漏下突出一个"黑不解";温经汤证的漏下突出一个"暮即发热且腹满手掌烦热,唇口干燥"。若患者素有癥病,漏下且有"脐上胎动",当考虑桂枝茯苓丸证;若患者为漏下"黑不解",当考虑胶姜汤证;若患者漏下伴有"腹中痛",当考虑胶艾汤证;若患者漏下伴有"暮即发热且腹满手掌烦热,唇口干燥",当考虑温经汤证。

结合患者的主要症状来看,其漏下无"脐上胎动"之症,也无素来癥病的描述,所以排除桂枝茯苓丸证;其漏下为清淡血水兼夹紫黑血块,不是"漏下黑不解",所以排除胶姜汤证;其漏下为少腹酸胀坠痛,与胶艾汤证及温经汤证有相似之处。胶艾汤证为血脉运行不畅之证,温经汤证为血寒积结在少腹之证。相对而言，温经汤证为久瘀致虚，重于胶艾汤证，治疗以温补为主，而胶艾汤证的治疗以温通为主。若患者的漏下除了少腹坠胀酸痛外，还有腹满手掌烦热，唇口干燥，且暮即发热，则为温经汤证；若患者的漏下只是少腹坠胀酸痛及手足不温，则为胶艾汤证。综合分析，患者应为胶艾汤证。

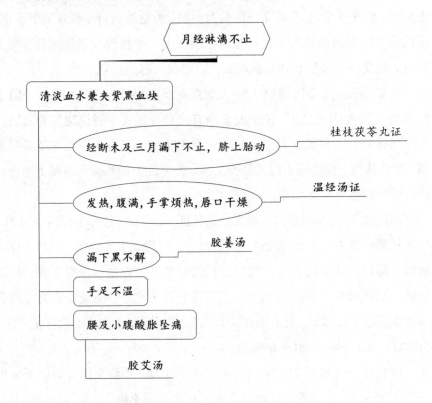

【原文】

此乃阳气内虚，冲任不守，气不纳血，血海不固，致成崩漏之证。方用回阳饮加人参扶阳固气。附片120克，吉林红参9克，炮黑姜9克，上肉桂9克（研末，泡水兑入），甘草9克。服二剂后，流血减少其半，血色淡红，瘀块减少，呼吸已转平和，四肢回温。饮食稍增，能进藕粉少许。照原方加炒艾15克，阿胶24克（烊化分次兑服），炒白术9克，侧柏炭9克。连服三剂后，流血大减，仅为少量淡红血水，精神饮食增加，面色已转润泽，舌质显红润，苔薄白，脉缓弱，已能起床。阳气回复，气血渐充，欲

求巩固，仍须与甘温之剂调补之。以四逆当归补血汤加味气血两补。附片
90克，口芪60克，当归30克，干姜15克，上肉桂12克（研末，泡水
兑入），炒艾15克，阿胶12克（烊化，分次兑服），甘草9克。连服五剂，
流血全止，精神、饮食基本恢复，颜面唇舌已转红润，脉象和缓，已能下
床活动。惟气血未足，阳神尚虚，走动稍感头昏、腿软，继服四逆当归补
血汤加上肉桂、砂仁，服二十余剂，气血恢复，诸症获愈，恢复健康。

【研读】

　　以上看出，患者先服用了十剂药方血止，之后又用了二十几剂药才诸
证痊愈。如果用胶艾汤会不会达到"一剂知，二剂已"的效果呢？

以上医案原文选自《吴佩衡医案》

八四　痛经（一）

【原文】

戴某某，女，22岁，未婚。三年来行经腹痛，第一、二天痛剧，开始血量少，待三日血量渐多而痛稍减，色淡有块，周期尚准。平素喜暖畏寒，体倦乏力，不耐劳累，经至必服止痛片及中药，以求暂安。此次行经少腹痛剧，虽已过十余天，少腹仍绵绵作痛，时有发胀，舌淡苔白，脉细而迟。

【研读】

从医案中看出，患者的主要症状为月经期间腹中痛，其特点为喜暖畏寒。《伤寒论》第100条："伤寒，阳脉涩，阴脉弦，法当腹中急痛，先与小建中汤。不差者，小柴胡汤主之。"腹中急痛为小建中汤证、小柴胡汤证的主症，且都是从寒来，与患者的症状相似，所以建议先用小建中汤治疗，若是没有缓解，则再用小柴胡汤治疗。

这里需要注意的是，现代很多医家使用小建中汤时往往忽略饴糖，甚至不加入饴糖，这种用法完全违背了张仲景的本意。为什么这么说呢？

何谓建中？建中为建立中焦之气。《灵枢·营卫生会》曰："中焦亦并胃中，出上焦之后，此所受气者，泌糟粕，蒸津液，化其精微，上注于肺脉，乃化而为血，以奉生身。"中焦的主要功用有两个，一个是助脾胃腐熟水谷，以化生气血，第二个是助脾胃转输气血。建中汤建中焦之气，既能助气血的化生又能助气血的转输，小建中汤中重用饴糖，可见饴糖的重要性。

胶饴即为饴糖，味甘，性温，入脾胃。是以高粱、米、大麦、粟、玉米等淀粉质的粮食为原料，经发酵糖化制成的食品。主要含麦芽糖，有软、硬之分，软者为黄褐色黏稠液体，也叫软饴糖；硬者系软饴糖经搅拌，混入空气后凝固而成，为多孔之黄白色糖块。药用以软饴糖为好。此外，注意药物煎煮时，胶饴为后下。可能有人会问，白术、人参均能入脾胃，它们与饴糖又有何不同呢？白术入脾胃，虽能祛湿但不能润燥；人参入脾胃，虽能补津液，但与血无关。而饴糖则是柔润芳甘，最合脾土之德，气血皆补，能助其化生气血及转输气血，还能缓急。可见，小建中汤其实是以饴糖得其名、建其功啊！所以大、小建中汤，黄芪建中汤均重用饴糖。如果按照汉代计量，一升等于现代的 200 毫升，一斤的液体等于现代的 240 毫升，那么一升的饴糖相当于 200 克左右，可谓重用。当然，最准确的计量方法是用 200 毫升的量杯测量。

以此看来，小建中汤若是不加入饴糖，则失去其建中的本意了。先贤汪讱庵曰："今人用小建中者，绝不用饴糖，失仲景遗意矣。然则近古已然，曷胜叹息。夫小建中汤之不用饴糖，犹桂枝汤之不用桂枝，有是理乎？"小建中汤若是不加饴糖则为桂枝加白芍汤了，然桂枝加白芍汤证的腹满时痛为邪气盛，为实证，治疗以驱邪为主；小建中汤证的腹中急痛为气血本不足，为虚证，治疗以补虚为主。二者的治疗方向截然不同！

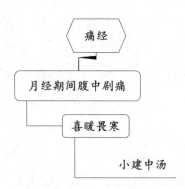

【原文】

此系中气虚弱，气血不足，脾胃阳虚，寒积作痛，宜温中散寒，缓急止痛。给予小建中汤。连进 10 剂后，适值经再至，此次疼痛大减，未服止痛片。又续服 20 余剂，再次行经，疼痛未作。

【研读】

此辨证说患者为中气虚弱，气血不足都可，独脾胃阳虚之说欠妥当。若确为脾胃阳虚，单凭小建中汤的力量是不够的。小建中汤重在建中焦之气，帮助脾胃化生气血并转输气血，若果真脾胃本病了，治疗则需提升脾胃之气了。

需要提醒一下，小建中汤的煎煮方法："上六味，以水七升，煮取三升，去滓，内胶饴。"也就是说先煎煮桂枝、白芍、生姜、炙甘草、大枣，待到煮好后去滓，再放入胶饴微微煮至融化即可。

以上医案原文选自《伤寒名医验案精选》

八五　痛经（二）

【原文】

郝某，女，22岁，学生。肝气素郁，经常胸胁发满，胃脘作痛，每至月经来潮之时，小腹拘挛作痛，月经色黑有块，舌苔薄白，脉弦细且直。

【研读】

从医案中看出，患者有两组主要的症状：①经常出现的胸胁发满、胃脘作痛。②月经来潮时出现的小腹拘挛作痛。

第一组症状为经常出现胸胁发满，胃脘作痛。单从此来看，可能是小柴胡汤证，也可能是大柴胡汤证。

小柴胡汤证，《伤寒论》第96条："伤寒五六日中风，往来寒热，胸胁苦满，默默不欲饮食，心烦喜呕，或胸中烦而不呕，或渴，或腹中痛，或胁下痞硬，或心下悸，小便不利，或不渴，身有微热，或咳者，小柴胡汤主之。"汤方：柴胡八两，黄芩三两，人参三两，半夏半升（洗），甘草（炙）、生姜（切）各三两，大枣十二枚（擘）。上七味，以水一斗二升，煮取六升，去滓，再煎取三升，温服一升，日三服。

大柴胡汤证是在小柴胡汤证的基础上多了"呕不止，心下急，郁郁微烦者。"《伤寒论》第103条："太阳病，过经十余日，反二三下之，后四五日，柴胡证仍在者，先与小柴胡汤。呕不止，心下急，郁郁微烦者，为未解也，与大柴胡汤，下之则愈。"汤方：柴胡八两，半夏八两，黄芩三两，生姜五两（切），枳实四枚，芍药三两，大枣十二枚（擘），大黄二两。上八味，以水一斗二升，煮取六升，去滓，再煎取三升，温服一升，日三服。

大柴胡汤证比小柴胡汤证更为急迫，但医案中未描述患者有呕不止、心下急等大柴胡汤证的症状。

第二组症状描述的是患者月经期痛经的特点，为腹中急痛。《伤寒论》第100条云："伤寒，阳脉涩，阴脉弦，法当腹中急痛，先与小建中汤，不差者，小柴胡汤主之。"此条文讲的是，小建中汤与小柴胡汤均治疗腹中急痛，小建中汤证为血郁作痛，小柴胡汤证为气郁作痛。

两组症状结合来看，患者的痛经应为气郁作痛，为小柴胡汤证。小柴胡汤方后注云："若腹中痛者，去黄芩，加芍药三两。"若服用后仍有胃脘痛的症状，则进行下一步的辨证施治。

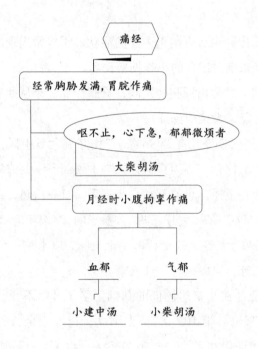

【原文】

此乃肝气郁结，血脉受阻所致，宜疏肝和血止痛。处方：柴胡12克，赤芍10克，白芍10克，炙甘草6克，党参6克，生姜10克，半夏10克，当归尾12克，泽兰10克。连服六剂，诸恙皆瘳。

【研读】

医案中医生开出的乃小柴胡汤的加减,在小柴胡汤的基础上加了赤芍、当归尾、泽兰。

以上医案原文选自《刘渡舟验案精选》

八六　经闭（一）

【原文】

余尝诊一周姓少女，住小南门，年约十八九，经事三月未行，面色萎黄，少腹微胀，证似干血劳初起。因嘱其吞服大黄䗪虫丸，每服三钱，日三次，尽月可愈。自是之后，遂不复来，意其差矣。越三月，忽一中年妇人扶一女子来请医。顾视此女，面颊以下几瘦不成人，背驼腹胀，两手自按，呻吟不绝。余怪而问之，病已至此，何不早治？妇泣而告曰：此吾女也，三月之前，曾就诊于先生，先生令服丸药，今腹胀加，四肢日削，背骨突出，经仍不行，故再求诊！余闻而骇然，深悔前药之误。然病已奄奄，尤不能不一尽心力。第察其情状，皮骨仅存，少腹胀硬，重按痛益甚。此瘀积内结，不攻其瘀，病焉能除？又虑其元气已伤，恐不胜攻，思先补之。然补能恋邪，尤为不可。于是决以抵当汤予之。

虻虫一钱，水蛭一钱，大黄五钱，桃仁五十粒。

明日母女复偕来，知女下黑瘀甚多，胀减痛平。惟脉虚甚，不宜再下，乃以生地、黄芪、当归、潞党、川芎、白芍、陈皮、茺蔚子活血行气，导其瘀积。一剂之后，遂不复来。后六年，值于途，已生子，年四五岁矣。

【研读】

这个医案非常好，实事求地讲述了医生辨证施治中出现的误诊误治并及时补救的过程。

我们先来分析其中的原因：一个年约十八岁的少女月经推迟了三个月未行，第一次来诊时其主要症状为月经三个月未行，伴有面色萎黄、少腹微胀。当时医生辨证为干血劳初起，于是嘱咐其服用大黄䗪虫丸。

我们先看看大黄䗪虫丸证，《金匮要略·血痹虚劳病脉证并治》："五劳虚极羸瘦，腹满不能饮食，食伤、忧伤、饮伤、房室伤、饥伤、劳伤、经络营卫气伤，内有干血，肌肤甲错，两目黯黑。缓中补虚，大黄䗪虫丸主之。"由此看出干血劳两个方面的问题：一者，干血劳在人体的具体表现为肌肤甲错，两目黯黑。二者，干血劳比瘀血的程度严重，瘀血只是病在血脉有瘀，还没有影响到周身气血的运行，所以瘀血在上表现为善忘，严重时在外表现为如狂，在下表现为少腹硬满，治疗当以攻下为主；干血劳却不单单病在血脉了，已经波及了气血的生成及运行，所以在上表现为两目黯黑，在外表现为肌肤甲错，在内表现为腹满不能饮食，治疗当以补虚缓中祛瘀为主。

《金匮要略·妇人产后病脉证治》篇中也提到了干血，"产后腹痛，法当以枳实芍药散；假令不愈者，必腹中有干血着脐下，宜下瘀血汤主之。"此处出现的干血指的是热灼血干为瘀血的状态，所以治疗以攻下瘀血为主；又因其为产后，身体相对虚弱，所以没有用抵当汤，而是用了下瘀血汤。其汤方由大黄、桃仁、䗪虫组成，把抵当汤中的水蛭、虻虫换成了䗪虫，其煎煮方法又与抵当汤完全不同："上三味，末之，炼蜜合为四丸，以酒一升，煎一丸，取八合，顿服之。"这个煎煮方法很重要，使用时一定要嘱咐患者，否则影响疗效。

患者既然月经三个月未行，还伴有少腹微胀，若是小便利，或者说小便正常，那体内必有瘀血或者干血。刚才讲了内有干血的大黄䗪虫丸证，也看到了内有干血的具体表现，下面我们再看看瘀血在人体的具体表现。

"病人胸满，唇痿舌青，口燥，但欲漱水不欲咽，无寒热，脉微大来迟，腹不满，其人言我满，为有瘀血。"《金匮要略·惊悸吐衄下血胸满瘀血病脉证治》篇的这个条文告诉了我们瘀血的主要表现：一者，舌质青色，或有青色的瘀斑；二者，唇口干燥，想喝水却又不想喝进去，也就是说只想用水润润干燥的唇口，或者说漱口不下咽；三者，不是整个腹部胀满，只是少腹不适；四者，脉微大来迟。

涉及治疗瘀血的条文：

1.《金匮要略·惊悸吐衄下血胸满瘀血病脉证治》："病者如热状，烦满，口干燥而渴，其脉反无热，此为阴伏，是瘀血也，当下之。"病人出现烦满口干燥而渴的热状，脉象却无热象（无脉象洪大等，反而脉微大来迟），这就是瘀血了，应当用攻下的方法。桃核承气汤、抵当汤、抵当丸、下瘀血汤均为攻下瘀血的方法，使用时需辨证，有其证再用其方。

2.《伤寒论》第106条："太阳病不解，热结膀胱，其人如狂。血自下，下者愈。其外不解者，尚未可攻，当先解其外，外解已，但少腹急结者，乃可攻之，宜桃核承气汤。"

3.《伤寒论》第126条："伤寒有热，少腹满，应小便不利，今反利者，为有血也，当下之，不可余药，宜抵当丸。"

4.《伤寒论》第124条："太阳病六七日，表证仍在，脉微而沉，反不结胸，其人发狂者，以热在下焦，少腹当硬满，小便自利者，下血乃愈。所以然者，以太阳随经，瘀热在里故也。抵当汤主之。"

桃核承气汤泻热以祛瘀，抵当汤及低当丸以祛瘀为主；桃核承气汤证与抵当汤证均有如狂的表现；抵当汤证瘀血的程度比抵当丸证急迫且重；桃核承气汤证少腹胀满难忍，抵当汤证为少腹满而硬，低当丸证为少腹满。

5.《伤寒论》第237条："阳明证，其人喜忘者，必有蓄血。所以然者，本有久瘀血，故令喜忘。屎虽硬，大便反易，其色必黑者，宜抵当汤下之。"这一条说明抵当汤证除了如狂的症状外，还有善忘。阳明病（胃肠有燥热），善忘，大便硬而不燥，色黑，为有瘀血，用抵当汤下之。

综上所述，再结合患者初诊时只是面色萎黄、小腹微胀，无如狂，无少腹胀满难忍，无少腹满而硬，无善忘大便硬而黑，也无肌肤甲错、两目黯黑等，当是抵当丸证，而不是大黄䗪虫丸证，所以治疗当以抵当丸攻其瘀血。若是误用了大黄䗪虫丸补虚缓中再祛瘀，则反而导致瘀血越积越重不能及时排出。所以才有了患者二诊时出现的症状。此足以说明因误诊误药患者瘀血的程度越来越重了，从抵当丸证到了抵当汤证，从少腹微胀到少腹胀硬，这时当用抵当汤急下之。

于是，此医案中的医生及时改过，用了抵当汤，一剂便下瘀血甚多，症状缓解；再用一剂活血化瘀补虚的方法，便完全好了。

这个医案充分说明了两个问题：

1.经方的疗效完全可以达到"一剂知，二剂已"的程度，前提是辨证准确。

2.辨证施治需谨慎，尤其注意细节，有其证才能用其方，千万不能想当然。

可是不管怎么样，对于中医生来说，都应当潜心研读经典，尽量减少误治的几率，因为这毕竟是人命关天的大事。

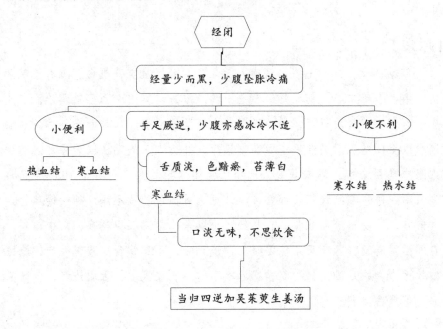

以上医案原文选自《经方实验录》

八七 经闭（二）

【原文】

宋某，女，二十七岁，河南人，住昆明郊区呈贡飞机场。患者禀赋素弱，婚后多年未孕。初始月经参差不调，每月均需用中西药物调治，方能应期而潮。但每次行经，量少而黑，少腹坠胀冷痛。如是两三年后，经血渐少以至闭结。后又继用中西药物治疗，并行人工周期法以诱导之，前后内服中药百余剂，均未获效，迄今已经闭六年之久。患者于1959年7月到云南中医学院附设门诊部就诊。证见患者面色萎黄不泽，神情倦怠，少气懒言，毛发稀疏而焦黄。自月经闭止以来，常感头昏耳鸣，心中烦闷。日间困倦思睡，入夜又不能安眠。口淡无味，不思饮食。腰脊酸痛，腿膝酸软无力，手足厥逆，少腹亦感冰冷不适。脉象沉涩，舌质淡嫩，色黯夹瘀，苔薄白而润。

【研读】

从医案中看出，患者起初每次行经量少而黑，少腹坠胀冷痛，经历了两三年后，经血渐少以至闭结。目前其闭经伴随的主要症状为：①手足厥逆，少腹亦感冰冷不适。②脉象沉涩，舌质淡嫩，色黯夹瘀，苔薄白而润。其他还有常感头昏耳鸣，心中烦闷，日间困倦思睡，入夜又不能安眠，口淡无味，不思饮食，腰脊酸痛，腿膝酸软无力等症。

先看患者闭经前的症状：每次行经量少而黑，少腹坠胀冷痛。下腹部的水结和血结都能引起少腹满痛，然水结与血结的鉴别要点就在于小便利与不利，少腹满痛小便利者为血结，少腹满痛小便不利者为水结。《伤寒论》第126条云："伤寒有热，少腹满，应小便不利；今反利者，为有血也，当下之，不可余药，宜抵当丸。"然下腹部水结与血结又分寒热，寒水结为五苓散证、真武汤证等；热水结为猪苓汤证等；热血结为桃核承气汤证、抵当汤证、抵当丸证等；寒血结为当归四逆汤证、当归四逆加吴茱萸生姜汤证等。

患者少腹坠胀冷痛显然为寒在少腹，若其小便利则为寒血结，当用当归四逆汤或当归四逆加吴茱萸生姜汤；若其小便不利则为寒水结，当用五苓散或真武汤等。《伤寒论》第340条云："病者手足厥冷，言我不结胸，小腹满，按之痛者，此冷结在膀胱关元也。"可惜医案中对患者的小便利与不利的症状没有描述，所以很难判断患者起初的少腹坠胀冷痛到底是寒水结还是寒血结。

再看患者闭经后的第一组主要的症状：手足厥逆，少腹亦感冰冷不适。寒水结及寒血结均有此症状，其鉴别要点就在于小便利与不利。

最后看患者闭经后的第二组主要的症状：脉象沉涩，舌质淡嫩，色黯夹瘀，苔薄白而润。从舌象上来看，患者舌质色黯夹瘀应当属于寒血结（若医案中再有小便利与不利的描述则更加准确无误了）。寒血结有当归四逆汤证及当归四逆加吴茱萸生姜汤证

《伤寒论》第351条："手足厥寒，脉细欲绝者，当归四逆汤主之。"第352条："若其人有久寒者，宜当归四逆加吴茱萸生姜汤主之。"当归四逆汤证与当归四逆加吴茱萸生姜汤证皆为寒血结证，当归四逆汤证为寒

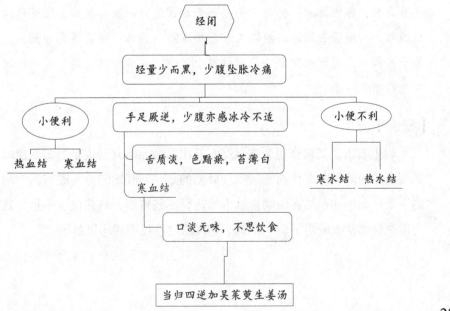

血结稍轻些，为寒在经（足厥阴肝经）；当归四逆加吴茱萸生姜汤证为寒血结偏重些，为寒在经（足厥阴肝经）与脏（肝、胃）。

结合患者口淡无味、不思饮食的症状来看，当属胃家有久寒之象，所以患者的闭经应为当归四逆加吴茱萸生姜汤证。

【原文】

此系元阳不足，冲任俱虚，血寒气滞，胞宫寒冷所致。阳虚生寒，气虚易滞，血寒则凝。血寒气虚，瘀滞难行，百脉不荣，经血无源，故而闭止，亦不孕育。故当温扶下元，温经活血，散寒暖宫。自拟验方益元暖宫汤治之。附片100克，当归15克，丹参15克，桂枝12克，吴萸9克，炙香附12克，细辛6克，赤芍9克，炒艾叶12克，干姜15克，甘草9克。服上方三剂后复诊，腹部疼痛减去七八，少腹冰冷感觉减轻，尚有坠胀感。食思增进，手足四肢回温，心中已不烦闷，夜已能熟寐。脉仍沉涩，舌质淡，瘀黯稍减，苔薄白。

继上方温化之剂加红花5克以助温经活血之功，并嘱服药时滴酒少许为引，以促其温行血脉之效。告知患者，如服药后诸症均见好转，惟腰及少腹又复酸胀痛者，为月经欲潮之兆，幸勿疑误。上方连服八剂，果如余言。于原方中去赤芍，加川芎9克，阿胶15克（烊化兑服）。药炉不辍，连服五剂，经水即潮，先行者为黑色血块，继则渐红。次日，腰腹疼痛随之缓解，行经五日而净。继以八珍汤加香附、益母、炒艾等调补气血。连服十余剂后，面色毛发润泽，精神眠食转佳。其后经信通调，应时而潮，一年后顺产一子。

【研读】

以上看出，其辨证也为寒血结，开出的益元暖宫汤也是当归四逆加吴茱萸生姜汤的加减变化而来。唯一疑惑的是，其开出的益元暖宫汤中附子的用量，既为寒血结，说明血脉因寒运行不畅致瘀，自然血也不足，这时再用剂量如此大的附子，不怕其辛热燥烈之性反而耗竭血脉吗？

以上医案原文选自《吴佩衡医案》

八八　半产漏下

【原文】

范某之妻，年二十八岁，四州省会理县人。身孕六月，某日因家务不慎，忽而跌仆，遂漏下渐如崩状，腰及少腹坠痛难忍，卧床不起。因其夫公务未归，无资以疗，延至六七日，仍漏欲堕。

【研读】

从医案中看出，患者怀孕六个月，因家务不慎，忽而跌倒，遂漏下如崩状，此为我们现在常说的先兆流产之象。其目前的主要症状为漏下渐如崩状，腰及少腹坠痛难忍。

《金匮要略·妇人妊娠病脉证并治》中桂枝茯苓丸证及胶艾汤证均有半产漏下或者说先兆流产之证。"妇人宿有癥病，经断未及三月，而得漏下不止，胎动在脐上者，为癥痼害。妊娠六月动者，前三月经水利时，胎也。下血者，后断三月衃也。所以血不止者，其癥不去故也。当下其癥，桂枝茯苓丸主之。"桂枝茯苓丸证为妇人宿有癥病，也就是我们常说的子宫肌瘤或者卵巢囊肿等腹中结块之病，月经断后三个月突然漏下不止，感觉胎动在脐上，这是癥痼所害，不是真正的胎动。真正的胎动应为经断六个月以上，且经断前三个月，月经都是正常的。而癥病则月经断前三个月，月经本来就不正常。因癥病非短期可以取效，所以用丸剂治疗。"师曰：妇人有漏下者，有半产后因续下血都不绝者，有妊娠下血者，假令妊娠腹中痛，为胞阻，胶艾汤主之。"胶艾汤证为血病，血脉运行不畅致半产漏下不止，所以治疗以温通血脉为主，血脉通，血脉得以正常运行，漏下自止。胶艾汤由清酒和水熬制而成，以增加血脉的运行。

结合患者怀孕六个月后突发漏下且少腹坠痛难忍的症状来看，与胶艾汤证相符。

　　这里需要注意的是，若此时患者的脉象为微细，且手足厥冷、但欲寐，出现少阴病证之亡阳危象，当先用四逆汤回阳救逆，后用胶艾汤止漏。

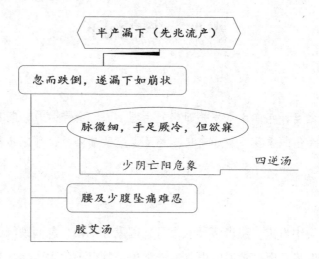

【原文】

　　余往诊之，气血大伤，胎恐难保，惟幸孕脉尚在，以大补气血，扶阳益气引血归经为治，纵虽胎堕，可保产母无损矣。拟方四逆当归补血汤加味治之。附片100克，北口芪60克，当归身24克，阿胶12克（烊化兑入），炙艾叶6克，炙甘草10克，大枣5枚（烧黑存性）。服一剂，漏止其半，再剂则全止，三剂霍然，胎亦保住，至足月而举一子，母子均安。

【研读】

　　因医案中没有对患者的脉象及手足是否冰冷等有所描述，所以很难判断该治疗是否得当。我们认为，其治疗存在一定的风险，为险中求胜。

以上医案原文选自《吴佩衡医案》

八九　产后发热

【原文】

同乡姻亲高长顺之女嫁王鹿萍长子，住西门路。产后六七日，体健能食，无病，忽觉胃纳反佳，食肉甚多。数日后，日晡所，觉身热烦燥，中夜略瘥，次日又如是。延恽医诊，断为阴亏阳越。投药五六剂，不效。改请同乡朱医，谓此乃桂枝汤证，如何可用养阴药？即予轻剂桂枝汤，内有桂枝五分，白芍一钱。二十日许，病益剧。长顺之弟长利与余善，乃延余诊。

【研读】

从医案中看出，患者为产后发病，先是胃口忽然变好，后一到下午（三至七时）就觉身热烦燥。常人认为产后的妇女生病大都与气血亏乏有关，所以治疗均以补虚为主，其实不然。《金匮要略·妇人产后病脉证治》篇中就详细描述了妇人产后有三病及发病原因："问曰：新产妇人有三病，一者病痉，二者病郁冒，三者大便难，何谓也？师曰：新产血虚，多汗出，喜中风，故令病痉；亡血复汗，寒多，故令郁冒；亡津液，胃燥，故大便难。"此条告诉我们妇人产后有三病，一者病痉（抽搐的现象），由产后血虚，再加上大量出汗，便易感受风邪致痉；二者病郁冒（头晕目眩甚至昏迷），产后出血过多又误用了发汗的方法伤了阳气致郁冒；三者大便难（便秘），产后亡津液，胃家燥热致大便难。

何谓痉病？《金匮要略·痉湿暍病脉证》："病者身热足寒，颈项强急，恶寒，时头热，面赤目赤，独头动摇，卒口噤，背反张者，痉病也。"痉病又分刚痉、柔痉。《金匮要略·痉湿暍病脉证》："太阳病，发热无汗，反恶寒者，名曰刚痉。太阳病，发热汗出，不恶寒者，名曰柔痉。"葛根汤证及桂枝加葛根汤证为刚痉，瓜蒌桂枝汤证为柔痉。

痉病还分表里。《伤寒论》第31条："太阳病，项背强几几，无汗恶风，葛根汤主之。"第14条:"太阳病,项背强几几,反汗出恶风者,桂枝加葛根汤主之。"《金匮要略·痉湿暍病脉证》"太阳病,其证备,身体强,几几然,脉反沉迟,此为痉,瓜蒌桂枝汤主之。"葛根汤证、桂枝加葛根汤证及瓜蒌桂枝汤证皆为痉之表病。《金匮要略·痉湿暍病脉证》:"痉为病,胸满口噤,卧不着席,脚挛急,必断齿,可与大承气汤。"大承气汤证为痉之里病。

《金匮要略·妇人产后病脉证治》篇对产后妇人郁冒及大便难还有更详细的描述:"产妇郁冒,其脉微弱,呕不能食,大便反坚,但头汗出,所以然者,血虚而厥,厥而必冒,冒家欲解,必大汗出,以血虚下厥,孤阳上出,故头汗出。所以产妇喜汗出者,亡阴血虚,阳气独盛,故当汗出,阴阳乃复。大便坚,呕不能食,小柴胡汤主之。病解能食,七八日更发热者,此为胃实,大承气汤主之"。产妇郁冒(头晕目眩甚至昏迷)有产后亡血、有发汗伤了阳引起的,也就是亡血又伤阳,所以脉微弱。脉微弱本应为少阴之脉,应用四逆类回阳救逆,但头汗出一症指出了病在表里之间,其还没有完全进入少阴证(若是少阴证应为无汗)。所以当用小柴胡汤和解表里。若是病邪已解,胃口好特别能吃,又出现了日晡所发热的症状,就是胃家实证,当用大承气汤攻下。

由此看来,患者的症状完全符合妇人产后之大承气汤证,所以应用大承气汤治疗。

我们看看此医案中医生的辨证施治的过程。

【原文】

知其产后恶露不多,腹胀,予桃核承气汤,次日稍愈。但仍发热,脉大,乃疑《金匮》有产后大承气汤条,得毋指此证乎?即予之,方用:生大黄五钱,枳实三钱,芒硝三钱,厚朴二钱。方成,病家不敢服,请示于恽医。恽曰:不可服。病家迟疑,取决于长顺。长顺主与服,并愿负责。服后,当夜不下,次早,方下一次,干燥而黑。午时又来请诊,谓热已退,但觉腹中胀,脉仍洪大,嘱仍服原方。实则依余意,当加重大黄,以病家胆小,姑从轻。次日,大下五六次,得溏薄之黑粪,粪后得水,能起坐,调理而愈。

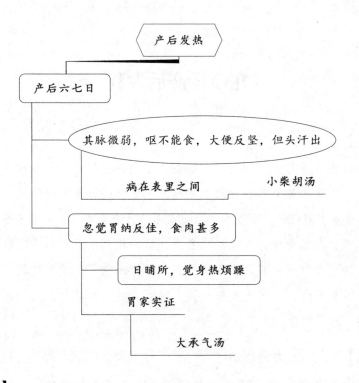

产后发热

产后六七日

其脉微弱，呕不能食，大便反坚，但头汗出

病在表里之间　　　　　小柴胡汤

忽觉胃纳反佳，食肉甚多

日晡所，觉身热烦躁

胃家实证

大承气汤

【研读】

以上看出，此医生先是用了桃核承气汤，其辨证依据为产后恶露不多、腹胀。这个辨证依据不知从何而来，有违仲景之意。桃核承气汤证的主要症状为"但少腹急结"，与腹胀明明差之千里，所以用了桃核承气汤后仍然脉大、发热，这也说明药不对证。幸好其及时纠错重新辨证，又开出了大承气汤。然病人因其太过攻下的力量峻猛却不敢服用，又向其他医生咨询，结果也是不能服用，病人更加迟疑了，最后病人的父亲做了担保才敢服用。服用后当夜未便，至第二天早上泻下干燥而黑的大便，热退但还是觉得腹中胀，中午又来请诊，医生仍用原方加重了大黄的量，又次日，愈。

这个医案充分说明了产妇也有实证，不单单只是虚证，治疗需谨慎，有其证便用其方，不应有太多的顾虑，否则误人误己。正如王季寅先生作《产后之宜承气汤者》篇曰：产后虚证固多，实证间亦有之，独怪世医动引丹溪之说，谓产后气血双虚，惟宜大补，虽有他证，均从末治，执此以诊，鲜不贻误。

以上医案原文选自《经方实验录》

九〇 产后发狂

【原文】

余友王百安君于月前治一郭姓妇人。该妇于双产后，发狂见鬼，多言骂詈，不认亲疏。其嫂曾被其掐颈，几至惊毙。家人因使强有力者罗守之。遂延王君往诊，车至中途，病家喘急汗流奔告曰，病者角弓反张，口吐涎沫，现已垂危，后事均已备妥，特询还可医否？如不可医，毋徒劳先生往返也。王君答以果系实症，不妨背城借一，或可挽回，然未敢必也。及至病所，见病人反张抽搐，痰涎如涌，诊其脉，数而疾，因病者燥动，未得细诊。

【研读】

此医案讲的是妇人产后发生的病症，起初其主要表现为发狂。《伤寒论》中涉及发狂的用桃核承气汤证与抵当汤证，均为热入血室，桃核承气汤证为血室中热大于瘀，抵当汤证为血室中瘀大于热；桃核承气汤证以"但少腹急结"为主症；抵当汤证以"少腹当硬满"为主症。

《伤寒论》第 106 条："太阳病不解，热结膀胱，其人如狂。血自下，下者愈。其外不解者，尚未可攻，当先解其外，外解已，但少腹急结者，乃可攻之，宜桃核承气汤。"第 124 条："太阳病六七日，表证仍在，脉微而沉，反不结胸，其人发狂者，以热在下焦，少腹当硬满，小便自利者，下血乃愈。所以然者，以太阳随经，瘀热在里故也。抵当汤主之。"患者产后发狂，若是伴少腹急结（胀满难忍），则为桃核承气汤证，应泻其血室之热；若是伴有少腹硬满，则为抵当汤证，应攻其血室之瘀。可是当时并未找医生看病，其病继而演变为角弓反张，口吐涎沫，生命垂危。其角弓反张为痉病之象。《金匮要略·痉湿暍病脉证》："病者身热足寒，颈项强急，恶寒，时头热，面赤目赤，独头动摇，卒口噤，背反张者，痉病也。"所以患者当下的症状应为产后病痉。

痉病则涉及葛根汤证、桂枝加葛根汤证、瓜蒌桂枝汤证和大承气汤证。

《伤寒论》第31条："太阳病，项背强几几，无汗恶风，葛根汤主之。"第14条："太阳病，项背强几几，反汗出恶风者，桂枝加葛根汤主之。"

《金匮要略·痉湿暍病脉证》："太阳病，其证备，身体强，几几然，脉反沉迟，此为痉，瓜蒌桂枝汤主之。"

《金匮要略·痉湿暍病脉证》："痉为病，胸满口噤，卧不着席，脚挛急，必断齿，可与大承气汤。"

葛根汤证、桂枝加葛根汤证及瓜蒌桂枝汤证皆为痉之表病，为中风而来；大承气汤证为痉之里病，为热急成痉，为危证，与患者症状最为相符。若患者角弓反张，无发热有汗或无汗等表证，且伴有多日不大便，则必是大承气汤证了。

我们看看此医案中医生辨证施治的过程。

【原文】

王询以恶露所见多寡，腹中曾否胀痛，二便若何。该家惊吓之余，视病者如虎狼，此等细事全无人知。王君以无确凿左证，力辞欲去。病家苦求立方，坚不放行。

君默念重阳则狂，经有明文，加以脉象疾数无伦，遍体灼热，神昏流涎，均露热征。其角弓反张当系热极成痉。综合以上各点，勉拟下方：生石膏四钱，知母三钱，寸冬三钱，川连三钱，条芩三钱，阿胶三钱，白薇三钱，生地三钱，半夏三钱，木通三钱，枳壳三钱，生军三钱，粉草一钱，竹叶三钱。一剂，痉愈，燥动略安。

复延往诊，病者固拒不令诊脉，询以大便情形，据云水泄挟有燥粪，遂为立大承气汤加桃仁、丹皮，嘱其分三次灌之。如初次服后矢气，便为对证，可将余药服下。

次日，病家来云，燥动若失，已能进食，惟仍狂言不寐。遂处下方：川连、炒栀子、条芩、杭芍、阿胶、云苓、茯神、远志、柏子仁、琥珀、丹皮、当归、生地、鸡子黄。据称服后熟睡竟夜，此后可以无虑。其母因其灌药艰难，拟令静养，不复服药矣。

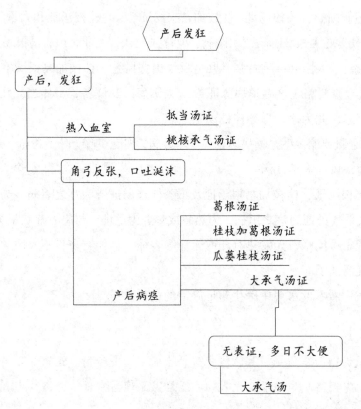

【研读】

以上详细描述了医生辨证施治的整个过程，看完之后，疑问有三：

疑问一：医生既然知道重阳则狂的道理，患者脉象疾数无伦也呈热象，为什么开始并没有直接用大承气汤？若是当真用了大承气汤，会不会"一剂知，二剂已"呢？

疑问二：医生第二方开出大承气汤，为什么又加了丹皮、桃仁？丹皮、桃仁入血脉，以活血化瘀为主，然其活血化瘀的功效远不如抵当汤或抵当丸。患者既为热急成痉之病，应当用大承气汤攻其燥热、急存津液，此时若是活血化瘀只会牵制大承气汤的功效，所以大承气汤加丹皮、桃仁的意义何在呢？

疑问三：患者服用了大承气汤加丹皮、桃仁后惟有狂言不寐一症，这或者是胃家仍有燥热，或者是热入血室，应当根据当下的症状考虑用三承气汤或桃核承气汤或抵当汤。而医生此时却开了黄连阿胶汤的加减，黄连阿胶汤证为少阴热证，确有心烦不得卧之症，然《伤寒论》第281条曰："少阴之为病，脉微细，但欲寐也。"第303条曰："少阴病，得之二三日以上，心中烦，不得卧，黄连阿胶汤主之。"黄连阿胶汤证为心烦，想睡睡不着，与狂言不寐完全不符，其开出黄连阿胶汤的辨证依据何在呢？

曹颖甫曰：产后宜温之说，举世相传，牢不可破。而生化汤一方，几视为金科玉律，何怪遇大实大热之证，而束手无策也。大凡治一病，必有一病之主药，要当随时酌定，不可有先入之见。甚有同一病证，而壮实虚羸之体不当同治者，此尤不可不慎也。

以上医案原文选自《经方实验录》

九一 产后失血

【原文】

苏某,女,三十五岁,住昆明某医院妇产科。分娩第三胎,产后子宫收缩无力,遂致流血不止。经医院施以针药及输血治疗,出血仍不见终止。病已三日,病势日趋危重,于1952年某日邀余前往会诊。患者卧床,已人事不省,面色苍白,目眶凹陷,形容憔悴,呼吸微弱,唇干色淡。掰开口唇,见齿枯舌淡而少津,脉细弱沉伏欲绝,手足冰冷。阴道流血仍未止,色淡而清,浸透垫褥。此系阳弱气虚,气不摄血,血不归经所致。患者失血过多,气血两亏,病势沉重,危在旦夕。

【研读】

从医案中看出,患者为产后大出血之证,目前已人事不省,形容憔悴,呼吸微弱,唇干色淡,且脉细弱沉伏欲绝,手足冰冷,阴道流血仍未止。这乃是亡阴亡阳之象,治疗当先回阳救逆,待阳气回复后,再酌情使用补阴之法。

这种治疗的思路出自《伤寒论》第29条:"伤寒脉浮,自汗出,小便数,心烦,微恶寒,脚挛急,反与桂枝汤欲攻其表,此误也。得之便厥,咽中干,烦燥,吐逆者,作甘草干姜汤与之,以复其阳。若厥愈足温者,更作芍药甘草汤与之,其脚即伸;若胃气不和,谵语者,少与调胃承气汤;若重发汗,复加烧针者,四逆汤主之。"所以,患者当下的治疗应先用四逆汤类回阳救逆,待阳气回复后,若还有漏下之证,再酌情使用胶艾汤或温经汤止漏;若阳气回复漏止,则酌情使用当归建中汤大补气血。

胶艾汤证,《金匮要略·妇人妊娠病脉证并治》:"师曰:妇人有漏下者,有半产后因续下血都不绝者,有妊娠下血者,假令妊娠腹中痛,为胞阻,胶艾汤主之。"

温经汤证,《金匮要略·妇人杂病脉证并治》:"问曰:妇人年五十所,病下利数十日不止,暮即发热,少腹里急,腹满,手掌烦热,唇口干燥,何也?师曰:此病属带下,何以故?曾经半产,瘀血在少腹不去,何以知之?其证唇口干燥,故知之。当以温经汤主之。"

《金匮要略·妇人产后病脉证治》篇后附方,《千金》内补当归建中汤:"治妇人产后虚羸不足,腹中刺痛不止,吸吸少气,或苦少腹中急,挛痛引腰背,不能食饮,产后一月,日得服四五剂为善。令人强壮,宜:当归四两,桂枝三两,芍药六两,生姜三两,甘草二两,大枣十二枚。上六味,以水一斗,煮取三升,分温三服,一日令尽。若大虚,加饴糖六两,汤成内之,于火上暖令饴消;若去血过多,崩伤内衄不止,加地黄六两,阿胶二两,合八味,汤成内阿胶。"

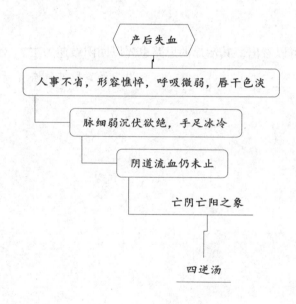

【原文】

若继续出血,恐有气随血脱之虑。补血及输血之法,固属必要,然已虚之阳无力摄血,无力生血,血亦不能归经循行。此证急当扶阳益气,方能止血固脱。拟大剂回阳饮加味主之。附片120克,炮黑姜15克,上肉桂15克(研末,泡水兑入),口芪30克,当归15克,炒艾9克,炙甘草9克。因病情较重,嘱早晚各煎服一剂,多次徐徐喂之。

次日复诊：昨日方药浓煎频频喂服，服后，今日流血已减其半，神识恢复，能饮葡萄糖水二三口，呼吸稍觉平稳，手足开始回温。唇、舌仍淡，脉沉细弱，已不似昨日欲绝之状。此阳气已回，有望生机。继上方加阿胶珠9克，炒白术9克。连服五剂，流血已止，神识清明，面色渐润，并能背靠床头坐卧，进牛奶及半流汁饮食。惟气血尚虚，阳神尚弱，久坐则感头昏无力，夜寐多梦，气短心慌，声低懒言。舌质已稍现红润色，脉沉细而缓，两尺较弱。拟四逆汤加味治之。附片90克，干姜12克，砂仁9克，口芪24克，白术15克，茯苓15克，补骨脂12克，甘草3克。上方连服八剂，患者食思倍增，面色润泽，精神恢复。继后以四逆当归补血汤及黄芪桂枝五物汤数剂调理善后，住院一月痊愈出院。其后于1964年相遇，询及十余年来，身体健康。

【研读】

从以上可以看出，其治疗的思路也先以回阳救逆为主。

以上医案原文选自《吴佩衡医案》

九二　乳痈（一）

【原文】

尹某，女，二十五岁，昆明人。1969年春季，产后六日，因右侧乳房患"急性乳腺炎"赴某医院就诊，经用青霉素等针药治疗，病情不减，又改延中医外科诊治，认为系热毒所致，当即投以清热解毒之剂，外敷清热消肿软膏。连用五剂，诊治十余日，寒热不退，右侧乳房红肿疼痛反而日渐增剧，遂延余诊视。证见患者发热而恶寒，清晨体温37.4℃，午后则升高至39℃左右。头疼，全身酸痛，右侧乳房红肿灼热而硬，乳汁不通，痛彻腋下，呻吟不止。日不思饮食，夜不能入眠，精神疲惫，欲寐无神。脉沉细而紧，舌质淡而含青，苔白厚腻。

【研读】

从医案中看出，患者因"急性乳腺炎"就诊，先后使用了抗生素类针药及清热解毒类药物无效，右侧乳房红肿疼痛反而日渐增剧。其目前的主要症状为：①发热而恶寒，清晨体温37.4℃，午后则升高至39℃左右，头疼，全身酸痛；②右侧乳房红肿灼热而硬，乳汁不通，痛彻腋下，呻吟不止；③日不思饮食，夜不能入眠，精神疲惫，欲寐无神。脉沉细而紧，舌质淡而含青，苔白厚腻。

先看患者的第一组症状：发热而恶寒，清晨体温37.4℃，午后则升高至39℃左右，头疼，全身酸痛。《伤寒论》第1条："太阳之为病，脉浮，头项强痛而恶寒。"若患者的脉象为浮，则为太阳表证。

再看患者的第二组症状：右侧乳房红肿灼热而硬，乳汁不通，痛彻腋下，呻吟不止。虽然这是患者表现最明显的症状，然对于辨证施治来说，这只是众多症状中的一种表现而已。再者，不管什么严重的症状，只要有表证，当先解表为主。若此症状伴有发热、恶寒，则为病在太阳，当酌情考虑用桂枝汤、麻黄汤等；若此症状伴有身热、汗自出、不恶寒，则病在阳明，当酌情考虑用白虎汤、调胃承气汤等；若此症状伴有寒热往来，胸胁苦满，默默不欲饮食，心烦喜呕等，则为病在少阳，当酌情考虑用大、小柴胡汤等；若患者无太阳病证，无阳明病证，无少阳病证，只是右侧乳房红肿灼热而硬，乳汁不通，痛彻腋下，呻吟不止，当考虑是否因误用抗生素类及清热解毒类药，导致病邪入里的结胸病证。《伤寒论》第131条："病发于阳，而反下之，热入因作结胸。"当酌情考虑用大、小陷胸汤等。

再看患者的第三组症状：日不思饮食，夜不能入眠，精神疲惫，欲寐无神，脉沉细而紧，舌质淡而含青，苔白厚腻。此为少阴病证之象。

第一组和第三组症状结合来看，患者虽有发热、恶寒、头疼之太阳表证，但其脉象沉细而紧，当属少阴病初证，或者说少阴病证兼太阳病证，为麻黄细辛附子汤证。《伤寒论》第301条："少阴病，始得之，反发热，脉沉

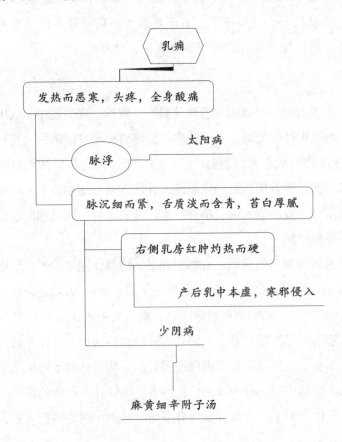

者,麻黄细辛附子汤主之。"患者之所以右侧乳房红肿灼热而硬,乳汁不通,痛彻腋下,其原因在于产后乳中本虚,寒邪侵入乳中,所谓邪之所凑,其气必虚。所以,患者当先用麻黄细辛附子汤来温里解表。

【原文】

此系产后气血俱虚,感受风寒外邪,致使经脉受阻,气血凝滞。后又误服清热苦寒之剂,伤正而益邪,遂致乳痛加剧。法当扶正驱邪,温经散寒,活络通乳。方用麻黄细辛附子汤加味。附片30克,麻黄9克,细辛5克,桂枝15克,川芎9克,通草6克,王不留行9克,炙香附9克,生姜15克,甘草6克。

次日复诊:昨日连服上方二次,温覆而卧,数刻后则遍身漐漐汗出,入夜能安静熟寐,今晨已热退身凉,顿觉全身舒缓,头身疼痛已愈,右侧乳房红肿热痛减去其半,稍进稀粥与牛奶,痛苦呻吟之状已减,脉已不紧,沉细和缓。舌质青色已退而转淡红,苔薄白,根部尚腻。此乃证虽见效,然余邪未尽,气血未充,继以扶阳温化之法治之,方用茯苓桂枝汤加味。茯苓15克,桂枝15克,川芎9克,通草6克,细辛3克,炙香附9克,苡仁15克,附片45克,生姜15克。连服二剂,右侧乳房红肿硬结全部消散,乳汁已通,眠食转佳。唯气血尚虚,以黄芪建中汤调理善后,连服四剂,诸症获愈。半月后,乳汁渐多,又能照常哺乳。

【研读】

笔者认为,此证用麻黄细辛附子汤足矣。之所以用了麻黄细辛附子汤的加减后没有达到"一剂知,二剂已"的效果,一为麻黄细辛附子汤的用药比例出了问题,原方中麻黄、细辛均为二两,附子为一枚,按照一两等于15克,附子大者一枚等于30克来计算,麻黄、细辛、附子应为等量,而其却开出附子30克,麻黄9克,细辛5克;二为用药不够精准,加了太多的其他药,导致药效不专一。

以上医案原文选自《吴佩衡医案》

九三　乳痈（二）

【原文】

谢某，女，二十四岁，江苏人，住昆明市光华街。产后六七日，因夜间起坐哺乳而受寒，次日即感不适，恶寒、发热、头身疼痛，左乳房局部硬结、肿胀疼痛。患者当即赴省级某医院诊治，服银翘散、荆防败毒散等方加减数剂，发热已退，仍有恶寒，左乳房硬结红肿不散，反见增大，疼痛加剧。一周后，疮口溃破，流出少许黄色脓液及清淡血水，经西医外科引流消炎治疗，半月后破口逐渐闭合。但乳房肿块未消散，仍红肿疼痛，乳汁不通，眠食不佳。每日午后低热，懔懔恶寒，历时一月未愈。1963年某日延余诊视，病如前述，但见患者面色㿠白，精神疲惫，脉沉细而弱，舌质含青色，苔白厚腻。

【研读】

从医案中看出，患者先是哺乳受寒引起左乳局部硬块且肿胀疼痛，治疗当以解表散寒为主，反而用了清热解毒类药，导致发热虽退，仍有恶寒，左乳房硬结红肿不散，反见增大，疼痛加剧，且一周后疮口溃破，流出少许黄色脓液及清淡血水。

其目前的主要症状为乳房肿块未消散，仍红肿疼痛，乳汁不通，眠食不佳。每日午后低热，懔懔恶寒，历时一月未愈。面色㿠白，精神疲惫，脉沉细而弱，舌质含青色，苔白厚腻。观其低热、恶寒、脉沉，则为寒邪从太阳直接进入少阴之象，当用麻黄细辛附子汤或麻黄附子甘草汤或四逆汤温里解表。

麻黄细辛附子汤证，《伤寒论》第301条："少阴病，始得之，反发热，脉沉者，麻黄细辛附子汤主之。"麻黄附子甘草汤证，《伤寒论》第302条："少阴病，得之二三日，麻黄附子甘草汤微发汗。以二三日无里证，故发微汗也。"四逆汤证，《伤寒论》第323条："少阴病，脉沉者，急温之，宜四逆汤。"患者此证已有一个月之久，用麻黄附子甘草汤或四逆汤更为妥当。这里需要注意的是，若患者服用麻黄附子甘草汤效果不明显，当考虑用四逆汤；若患者出现下利、脉微等里寒之证，当用白通汤类。而目前的治疗先以温阳行气为主。

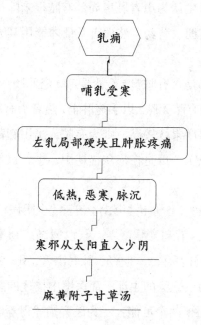

【原文】

此乃寒邪失于宣散，郁闭阻滞经脉血络，迁延未愈，血气耗伤，正气内虚，无力抗邪外出。局部虽成破口而脓根未除尽，疮口虽敛而痛穗未能全部消除，此即所谓养痈而遗患也。法当温通里阳，排脓消肿，散结通乳。方用白通汤加味。附片150克，干姜15克，川芎10克，当归15克，桔梗10克，皂刺9克，赤芍10克，通草6克，细辛5克，白术12克，葱白3茎。服二剂后，恶寒、低热已解，体温退至正常，左乳房红肿硬结渐消。惟乳头右下方复觉灼热、刺痛，局部发红，稍见突起。此系得阳药温运，气血渐复，血脉疏通，正气抗邪，已有托脓外出之势。脉沉细而较前和缓有力，舌质青色已退，舌心尚有腻苔。继以上方加香附9克，连服二剂。腐败之血肉，已化脓成熟，局部皮肤透亮发红。服三剂后，脓包自行溃破，流出黄色脓液半盅多，疼痛顿减，红肿消退。再以温经扶阳调补气血之四逆当归补血汤加白术、杭芍、桂枝、川芎等，连进四剂，脓尽肿消，疮口愈合，病告痊瘳。

【研读】

以上看出，该医生认为患者乳房局部有脓根未除尽，所以治疗时在白通汤的基础上加了桔梗、芍药。然而有其证才能用其方，笔者对其治疗有两个疑问。

1. 患者乳腺局部是否有脓？《金匮要略·疮痈肠痈浸淫病症并治》云："师曰：诸痈肿，欲知有脓无脓，以手掩肿上，热者为有脓，不热者为无脓。"若患者乳腺局部的温度果然较高，则为有脓，当用麻黄附子甘草汤或四逆汤加桔梗、芍药、枳实。可是在症状描述中，患者目前是"乳房肿块未消散，仍红肿疼痛"。

2. 为何用白通汤？《伤寒论》第314条云："少阴病，下利，白通汤主之。"第315条："少阴病，下利，脉微者，与白通汤。利不止，厥逆无脉，干呕烦者，白通加猪胆汁汤主之。服汤，脉暴出者，死，微续者，生。"可见，少阴病下利，脉微为白通汤的主证。而医案中描述的患者并无下利之症。

这两个疑问说明了两个可能：一为医案描述得不够全面；二为医生的辨证不够精准。

以上医案原文选自《吴佩衡医案》

九四　惊厥

【原文】

柯某之长子，年一岁半，住云南省昆明市原铁道分局。1922 年阴历九月初六日晨，寐醒抱出，冒风而惊，发热，自汗沉迷，角弓反张，手足抽搐，目上视，指纹赤而浮，唇赤舌淡白，脉来浮缓。

【研读】

从医案中看出，患者的疾病从风而来，其主要表现为：发热自汗，角弓反张，手足抽搐，目上视，指纹赤而浮，唇赤舌淡白，脉来浮缓。也就是感冒发热伴有项背强几几，这也是小儿急惊风的表现。

《伤寒论》及《金匮要略》中涉及感冒发热伴有项背强几几（角弓反张）的方证有三：葛根汤证；桂枝加葛根汤证；瓜蒌桂枝汤证。

《伤寒论》第 31 条："太阳病，项背强几几，无汗恶风，葛根汤主之。"第 14 条："太阳病，项背强几几，反汗出恶风者，桂枝加葛根汤主之。"《金匮要略·痉湿暍病脉证》："太阳病，其证备，身体强，几几然，脉反沉迟，此为痉，瓜蒌桂枝汤主之。"从以上条文很容易看出，葛根汤证、桂枝加葛根汤证、瓜蒌桂枝汤证均有项背强几几（角弓反张）的表现。三者之鉴别要点就在于脉象：葛根汤证、桂枝加葛根汤证的脉象应为浮紧或浮缓，瓜蒌桂枝汤证的脉象为沉迟。

结合患者脉象浮缓的特点来看，其应为葛根汤证或桂枝加葛根汤证，二者的鉴别要点在于有汗或无汗，无汗为葛根汤证，有汗为桂枝加葛根汤证。患者发热，自汗，脉浮缓，伴有项背强几几（角弓反张），其应为桂枝加葛根汤证。

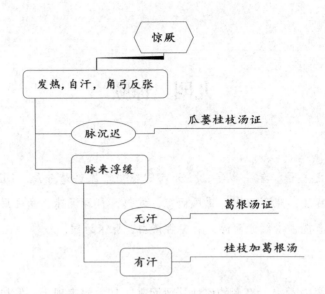

【原文】

由于风寒阻遏太阳经气运行之机，加以小儿荣卫未充，脏腑柔嫩，不耐风寒，以致猝然抽搐而成急惊风证。此为太阳肌表之证，以仲景桂枝汤主之，使中于太阳肌腠之邪，得微汗而解。桂尖10克，杭芍10克，甘草6克，生姜10克，小枣7枚。加入粳米一小撮同煎，嘱服后温覆而卧，使得微汗。一剂尽，即熟寐，汗出热退，次日霍然。

【研读】

此医生开出的是桂枝汤。患者服用后虽然汗出热退表证已解，但体内是否还有余邪并未清理干净呢？这样会不会给身体留下什么隐患呢？笔者认为，患者应为桂枝加葛根汤证。

以上医案原文选自《吴佩衡医案》

九五 心烦

【原文】

曹某，女，72岁，住东城区首体南路。1995年10月26日初诊。心烦懊恼持续两年，近有逐渐加重之势。西医诊断为神经官能症，给服镇静安神药，未见好转，转请中医治疗。刻下心烦苦不堪言。家人体恤其情，谨慎扶持，亦不能称其心，反遭斥呵。烦燥不宁，焦虑不安，烦急时欲用棍棒捶击胸腹方略觉舒畅。脐部筑动上冲于心，筑则心烦愈重。并有脘腹胀满如物阻塞之感，伴失眠、惊惕不安、呕恶纳呆；大便不调，溺黄，舌尖红，苔腻，脉弦滑。

【研读】

此患者被西医诊断为神经官能症，服用镇静安神药无效后才找中医看，其实最初就凭患者心烦懊恼这个症状，中医用两味药就能治愈，《伤寒论》第76条云："发汗吐下后，虚烦不得眠；若剧者，必反复颠倒，心中懊恼，栀子豉汤主之。"汤方：栀子十四枚（擘），香豉四合（绵裹）。上二味，以水四升，先煮栀子，得二升半，内豉，煮取一升半，去滓，分二服，温进一服，得吐，止后服。

医案中描述的患者目前的主要症状：心烦失眠不安，脘腹胀满阻塞感，大便不调，小便黄。此为热与气结，壅于胸腹之间，在胸则心烦不得卧，在腹则腹胀满难忍。此症状与栀子厚朴汤证符合，《伤寒论》第79条云："伤寒下后，心烦腹满，卧起不安者，栀子厚朴汤主之。"汤方：栀子十四枚（擘），厚朴四两（姜汁炒），枳实四枚（水浸，去穰，炒）。上三味，以水三升半，煮取一升半，去滓，分二服，温进一服，得吐者，止后服。

这里需要注意的是，患者还有一个特殊的症状：脐部筑动上冲于心，筑则心烦愈重。这个症状与"欲作奔豚"相似，《伤寒论》第65条云："发汗后，其人脐下悸者，欲作奔豚，茯苓桂枝甘草大枣汤主之。"汤方：茯苓半斤，甘草二两，大枣十五枚，桂枝四两。上四味，以甘澜水一斗，先煮茯苓，减二升，内诸药，煮取三升，去滓，温服一升，日三服。甘澜水法：取水二斗，置大盆内，以杓扬之。上有珠子五六千颗相逐，取用之也。

从方药中看出，茯苓桂枝甘草大枣汤证的"脐下悸，欲作奔豚"乃发汗后伤了阳气，导致下焦寒水之气上冲，与热无关，更不会有小便黄的症状。患者脐部筑动上冲于心乃热气上冲，非寒水之气上冲。

还需要注意的是，如果患者不是大便不调，而是几天不大便，并伴有谵语，这就不是栀子厚朴汤证了。

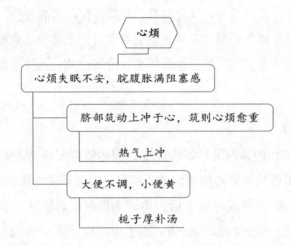

【原文】

辨证：火郁胸膈，下迫胃肠。立法：宣郁清热，下气除满。处方：栀子14克，枳实10克，厚朴15克。七剂药后，心烦减半，心胸霍然畅通，性情渐趋平稳安静，夜能寐，食渐增。获此殊效，病家称奇，又自进七剂。复诊时仍有睡眠多梦、口舌干燥、口苦太息、小便黄赤等热未全解之症。转方用柴芩温胆汤和栀子枳实厚朴汤，清化痰热。治疗月余而病除。

【研读】

该医生开出的也是经方栀子厚朴汤。

以上医案原文选自《刘渡舟验案精选》

九六　见鬼

【原文】

廖某，女，19岁，大学生。所患之病颇奇，经常发生幻觉，自称一身分裂为二人，互相争执不休，思想怪诞，不可理喻。某医院诊为"焦虑症"，经多方求治，病情一直未见转机，现已无法正常上课学习。刻下：心烦，彻夜不眠（服大量冬眠灵仅能小睡一会儿），闭眼即觉二小人站立床前，迭迭争吵，互相指责。头目眩晕，四肢发麻，皮肤作痒。舌红无苔，脉大而数。据其父母诉称：该女性格内向，素来寡言少语，其情绪无端发生紧张焦虑。

【研读】

从医案中看出，患者的疾病比较奇怪，主要症状为"闭眼即觉二小人站立床前，迭迭争吵，互相指责"。这个症状恰恰与《伤寒论》中"如见鬼状"相似。

《伤寒论》之阳明篇并无见鬼之文，如见鬼状专属热入血室，阳明证只谵语不见鬼也。鬼者，魄也，人之魂属气，魄属血，血死即为死魄，魄掩其魂，故如见鬼。男子伤寒亦有此证，皆是热入血室。盖谵语多言妄语，言为心声，阳明热合心包，故多言妄语。不干魄气，故亦不见鬼，热入血室乃见鬼。

我们看看《伤寒论》中热入血室如见鬼状的条文，第145条："妇人伤寒，发热，经水适来，昼日明了，暮则谵语，如见鬼状者，此为热入血室。无犯胃气，及上二焦，必自愈。"这条讲的就是热入血室会让人如见鬼状，其原因是女子伤寒发热感冒期间恰逢月经来潮，于是邪热进入血室，造成热入血室如见鬼状的局面，如果没有进一步影响到胃气及上焦，自己就会好。但如果影响到了少阳三焦，则应该用小柴胡汤治疗了。第144条："妇人中风，七八日续得寒热，发作有时，经水适断者，此为热入血室，其血必结，故是如疟状，发作有时，小柴胡汤主之。"如果影响到了阳明，则刺期门穴，第216条："阳明病，下血谵语者，此为热入血室，但头汗出者，刺期门，随其实而泻之，濈然汗出则愈。"

此外，抵当汤证、抵挡丸证、桃核承气汤证也为热入血室，只不过更严重些，是热入血室与血相结为瘀血。桃核承气汤证为热与血初结，热重而瘀轻；抵当汤证与抵当丸证为热与血结为瘀血，瘀血重，抵挡丸为缓治法，症状相对没有抵当汤证那么急迫。

桃核承气汤证，《伤寒论》第106条："太阳病不解，热结膀胱，其人如狂。血自下，下者愈。其外不解者，尚未可攻，当先解外，外解已，但少腹急结者，乃可攻之。宜桃核承气汤。"汤方：桃核五十枚（去皮尖），桂枝二两（去皮），芒硝二两，甘草二两（炙），大黄四两。上五味，以水七升，煮取二升五合，去滓，内芒硝，更上火微沸，下火，先食，温服五合，日三服，当微利。

抵当汤证，《伤寒论》第124条："太阳病六七日，表证仍在，脉微而沉，反不结胸，其人发狂者，以热在下焦，少腹当硬满，小便自利者，下血乃愈。所以然者，以太阳随经，瘀热在里故也。抵当汤主之。"汤方：水蛭三十个（熬），虻虫三十个（熬，去翅），大黄四两（酒浸），桃仁三十个（去皮尖）。上四味为末，以水五升，煮取三升，去滓，温服一升，不下，再服。

抵当丸证，《伤寒论》第126条："伤寒有热，少腹满，应小便不利，今反利者，为有血也。当下之，不可余药，宜抵当丸。"抵当丸方：水蛭二十个，虻虫二十五个，大黄三两，桃仁二十个（去皮尖）。上四味，杵，分为四丸，以水一升，煮一丸，取七合服之，晬时（一整天，二十四小时）当下血。若不下者，更服。

以此看出，核桃承气汤证热入血室的主要症状为其人如狂，少腹急结；抵当汤证热入血室的主要症状为其人发狂，少腹硬满；抵当丸证热入血室的主要症状为少腹满。

再结合患者的症状，医案中无任何月经期的描述，也无大小便的描述，

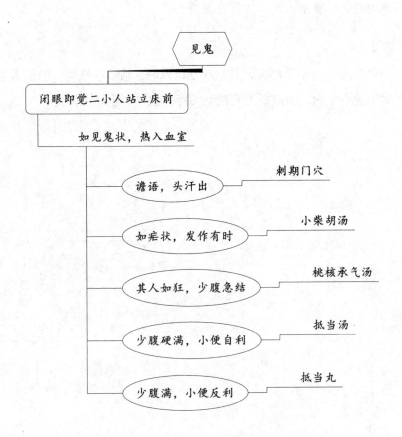

更无少腹是否不适的描述，所以很难判断患者是否热入血室，更谈不上用何经方了。

【原文】

证属心肝火旺，风动痰生。上冲神明，以致神不守舍。治当清心肝之火，安定神志，镇肝潜阳为法。疏方：珍珠母 30 克，龙齿 20 克，麦冬 20 克，玄参 16 克，茯神 12 克，川石斛 30 克，紫背齿 12 克，生地 16 克，白芍 20 克，丹皮 10 克，真广角 1.5 克，黄连 10 克，竹茹 20 克，浙贝 15 克，海浮石 15 克。另：羚羊角粉、珍珠粉、朱砂粉、琥珀粉各一钱，和匀，用上方汤药分三次送服。服药三剂后，能缓缓入睡，精神状态逐渐好转。上方又服三剂，夜能睡眠七至八个小时（已停用冬眠灵），紧张焦虑不安等症状趋好转，幻觉现象偶有发作，惟肢体仍有发麻。肝风入络之象。改用羚羊钩藤汤，服至六剂，肢体麻木消失。

【研读】

　　该医生开出的不是经方，其治疗是以镇静、清热、祛痰、滋阴为主。因医案描述不全面，所以很难判断其治疗方法是否正确无误。

以上医案原文选自《刘渡舟验案精选》

九七　产后抑郁

【原文】

单某，女，29 岁。1994 年 1 月 10 日初诊。素来性急善怒，稍不遂心，则抑郁满怀。产后坐月期间，因琐事与家人生气，遂感心胸满闷、腹部胀满，以手按其腹部，咕咕作响，得矢气后则稍舒。病延三月，胸腹满闷不除。近日更增心烦不宁、睡眠欠佳、噫气频作，不欲饮食。曾服中药二十余剂不效。视其舌红，苔白腻，脉来稍沉。

【研读】

从医案中看出，患者产后坐月子期间因与家人生气致病。患者目前有两大主要症状：一为胸腹满闷，心烦不宁，睡眠欠佳；二为噫气频作，不欲饮食。

先看第一组主要症状，胸腹满闷，心烦不宁，睡眠欠佳。与栀子厚朴汤证类似，《伤寒论》第 79 条云："伤寒下后，心烦腹满，卧起不安者，栀子厚朴汤主之。"汤方：栀子十四枚（擘），厚朴四两（姜汁炒），枳实四枚（水浸，去穣，炒）。上三味，以水三升半，煮取一升半，去滓，分二服。温进一服，得吐者，止后服。与枳实芍药散证也相似，《金匮要略·妇人产后病脉证治》云："产后腹痛，烦满不得卧，枳实芍药散主之。"枳实芍药散方：枳实（烧令黑，勿太过）、芍药等分。上二味，杵为散，服方寸匕，日三服。并主痈脓，以麦粥下之。栀子厚朴汤证与枳实芍药散证均有烦满不得卧的症状，然其原因却不相同，栀子厚朴汤证为热与气结，壅于胸腹之间，为无形之热气；枳实芍药散证为血郁气结，为有形之血凝。所以，枳实芍药散证有腹痛，而栀子厚朴汤证没有，这也是二者鉴别的要点。

再看第二组主要症状，噫气频作，不欲饮食。《伤寒论》中生姜泻心汤证和旋覆代赭汤证均涉及噫气的症状。

《伤寒论》第 157 条："伤寒汗出解之后，胃中不和，心下痞硬，干噫食臭，胁下有水气，腹中雷鸣，下利者，生姜泻心汤主之。"汤方：生姜四两（切），人参三两，半夏半升（洗），甘草三两（炙），黄芩三两，大枣十二枚（擘），黄连一两，干姜一两。上八味，以水一斗，煮取六升，去滓，再煮取三升，温服一升，日三服。

《伤寒论》第 161 条："伤寒发汗，若吐若下，解后心下痞硬，噫气不除者，旋覆代赭汤主之。"汤方：旋覆花三两，人参二两，炙甘草三两，生姜五两（切），半夏半升（洗），代赭石一两，大枣十二枚（擘）。上七味，以水一斗，煮取六升，去滓，再煎取三升，温服一升，日三服。

从以上条文和汤方可以看出，生姜泻心汤证的噫气伴有腹中雷鸣下利的症状，而旋覆代赭汤证的噫气显然比生姜泻心汤证的"干噫食臭"要严重得多，是噫气不除，无腹中雷鸣下利的症状。腹中有无雷鸣下利是二者的鉴别要点，心下痞硬是二者的病机所在。

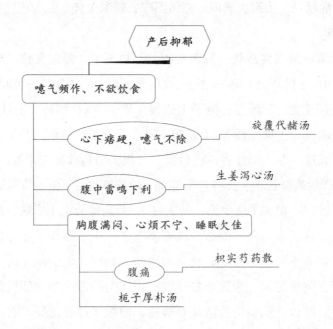

综合以上条文分析，因为患者的病证是产后引起的，所以要特别注意其除了心烦腹满不得安外，是否还有腹痛，如果有腹痛，则应该考虑用枳

实芍药散了；如果没有，那就是栀子厚朴汤证了。还有，如果患者的心烦腹满不得安且噫气频作，伴有心下痞硬，这就不是栀子厚朴汤证了；有腹中雷鸣下利者为生姜泻心汤证，无腹中雷鸣下利且噫气不除者为旋覆代赭汤证。

结合医案中描述的患者症状来看，患者无心下痞硬，无腹痛，所以应为栀子厚朴汤证。患者可先用栀子厚朴汤，如服用后还有其他症状，则进行下一步的辨证施治。

【原文】

此气郁化火，扰于胸膈，迫及脘腹所致。治宜清热除烦，宽中除满。方选栀子厚朴汤。栀子12克，枳实12克，厚朴16克。服五剂胸腹满闷大减，自诉以手按腹，已无咕咕作响之声。心情转佳，噫气消失。又称大便偏干，乃于上方加水红花子10克，大黄1克。又服三剂，胸腹宽，烦满除，胃开能纳，睡眠安然。又予丹栀逍遥散两剂，调理而愈。

【研读】

医案中医生开出的也是经方栀子厚朴汤。

以上医案原文选自《刘渡舟验案精选》

九八 失眠

【原文】

李某，男，49岁，编辑。患失眠已两年，西医按神经衰弱治疗，曾服多种镇静安眠药物，收效不显。自诉：入夜则心烦神乱，辗转反侧，不能成寐。烦甚时必须立即跑到空旷无人之地大声喊叫，方觉舒畅。询问其病由，素喜深夜工作，疲劳至极时，为提神醒脑起见，常饮浓厚咖啡，习惯成自然，致入夜则精神兴奋不能入寐，昼则头目昏沉，萎靡不振。视其舌光红无苔，舌尖宛如草莓之红艳，格外醒目。切其脉弦细而数。

【研读】

这是一则失眠的医案，患者失眠的主要症状为夜晚心烦不得卧，白天则头目昏沉萎靡不振，其原因是深夜工作常饮咖啡。咖啡的作用是提神，它为什么能提神呢？咖啡味苦，入心，能让心火燃烧起来，心又主血脉，心火燃烧起来就会加快血脉的运行，血脉的运行加速了，人就会兴奋起来，时间久了必然消耗大量的血液，导致心血亏乏，影响到心脏本身的功能。咖啡尽量不要晚上喝，本来熬夜已经很伤心血了，再加上咖啡提神的作用，更是雪上加霜，长此以往，心肯定出问题。

这样看来，患者心烦不得卧的失眠与心有关，《伤寒论》中有两个汤方涉及，栀子豉汤与黄连阿胶汤。

栀子豉汤证的条文，第76条："发汗吐下后，虚烦不得眠，若剧者，必反覆颠倒，心中懊憹，栀子豉汤主之。"汤方：栀子十四枚（擘），香豉四合（绵裹）。上二味，以水四升，先煮栀子，得二升半，内豉，煮取一升半，去滓，分二服，温进一服，得吐，止后服。栀子豉汤证的虚烦不得眠是太阳病的变证，乃外邪从太阳之表陷于胸中，郁而生热的轻证，重证则用大、小陷胸汤了。栀子豉汤证的失眠与心血亏乏无关。

黄连阿胶汤证的条文，第303条："少阴病，得之二三日以上，心中烦，不得卧，黄连阿胶汤主之。"汤方：黄连四两，黄芩一两，芍药二两，阿胶三两，鸡子黄两枚。上五味，以水五升，先煮三物，取二升，去滓，内阿胶，烊尽，小冷，内鸡子黄，搅令相得，温服七合，日三服。黄连阿胶汤证的心中烦不得卧是少阴病，由心火太过，心血亏乏引起。

结合患者熬夜喝咖啡的患病原因，及昼则头目昏沉萎靡不振的"但欲寐"的状态，第281条："少阴之为病，脉微细，但欲寐也。"此患者当为少阴病的黄连阿胶汤证。

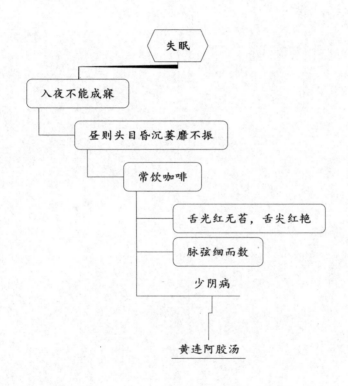

【原文】

脉证合参，此乃火旺水亏，心肾不交所致。治法当以下滋肾水。上清心火，令其坎离交济，心肾交通。黄连12克，黄芩6克，阿胶10克（烊化），白芍12克，鸡子黄2枚。此方服至三剂，便能安然入睡，心神烦乱不发。续服三剂，不寐之疾，从此而愈。

【研读】

　　该医生开出的是经方黄连阿胶汤。

　　这里需要注意的是黄连阿胶汤的煎煮方法：先煮黄连、黄芩、白芍，煮好后去滓再放入阿胶，阿胶融化后，等药汁的温度降下来，再放入鸡子黄（蛋黄），搅匀后温服，日三次。这个煎煮方法很重要，如果不按此顺序煎煮，就会影响汤方的疗效。

以上医案原文选自《刘渡舟验案精选》

九九　谵语

【原文】

黄某,男,42岁。因家庭夫妻不和睦,情志受挫,发生精神分裂症。数日来目不交睫,精神亢奋,燥动不安,胡言乱语,睁目握拳,作击人之状。口味秽臭,少腹硬满,大便一周未行。舌苔黄厚而干,脉来滑大有力。

【研读】

从医案中看出,患者被诊断为精神分裂症,从西医精神病学的角度来看,精神病是很难治愈的,只能是药物控制下的终生维持。从中医的角度上来看,所有的疾病都有其特殊的症状,只要找到它并准确地解析它,就能有效地施治。

患者目前的主要症状有二:一为谵语(胡言乱语),二为不大便(大便一周未行)。

先看谵语,《伤寒论·辨阳明病脉证并治》第210条:"夫实则谵语,虚则郑声。"这条说明了谵语属阳明燥热实证。那么,谵语的原因是什么呢?第213条:"阳明病,其人多汗,以津液外出,胃中燥,大便必硬,硬则谵语,小承气汤主之。若一服谵语止,更莫复服。"这条强调了谵语的原因是阳明(胃肠)有燥热之气致大便硬,应用小承气汤治疗。

再看不大便,《伤寒论》第209条:"阳明病,潮热,大便微硬者,可与大承气汤,不硬者不可与之。若不大便六七日,恐有燥屎,欲知之法,少与小承气汤,汤入腹中,转矢气者,此有燥屎也,乃可攻之。若不转矢气者,此但初头硬,后必溏,不可攻之,攻之必胀满不能食也。欲饮水者,与水则哕。其后发热者,必大便复硬而少也,以小承气汤和之。不转矢气者,慎不可攻也。"这条讲的是不大便时使用攻下方法的时机,阳明病如果六七日不大便，恐怕有燥屎，先用少量的小承气汤，若服用后排气了，就说明的确有燥屎，可继续用攻下的方法。

再看其脉象，脉来滑大有力，也符合小承气汤证。《伤寒论》第214条："阳明病，谵语发潮热，脉滑而疾者，小承气汤主之。"综合分析，此患者为阳明燥热实证，应先用小承气汤。汤方：大黄四两，厚朴二两（去皮，炙），枳实三枚（炙）。上三味，以水四升，煮取一升二合，去滓，分温二服。初服汤，当更衣，不尔者，尽饮之。若更衣者，勿服之。

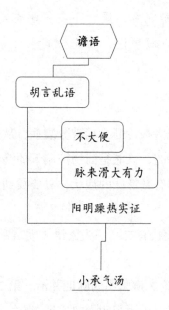

【原文】

辨为火郁三焦，心胃积热之发狂。方用：大黄8克，黄连10克，黄芩10克。服药三剂，虽有泻下，但燥狂亢奋之势仍不减轻。病重药轻，须增大其服。原方大黄剂量增至12克，泻下块状物与结屎甚多，随之便神疲乏力，倒身便睡。醒后精神变静，与前判若两人。约一周方恢复正常。

【研读】

该医生开出的经方乃泻心汤，也就是大黄黄连泻心汤加黄芩。先看大黄黄连泻心汤证，《伤寒论》第154条："心下痞，按之濡，其脉关上浮者，大黄黄连泻心汤主之。"也就是说大黄黄连泻心汤证有心下胀满且按之软、脉象关上浮的症状，这与医案中描述的患者少腹硬满、脉来滑大有力的症状有些不符。再看《金匮要略·惊悸吐衄下血胸满瘀血病脉证治》的泻心汤证："心气不定，吐血，衄血，泻心汤主之。"也就是说泻心汤证对应的是心下痞，或应有吐血或衄血之症，而医案中对此并未描述。依据医案中描述的症状，患者应为小承气汤证。

以上医案原文选自《刘渡舟验案精选》

一〇〇 神志不清

【原文】

刘某，女，66岁，住北京丰台区。1994年1月19日初诊。病人既往有高血压、脑血栓史，左侧肢体活动不利，头晕头痛。一日晨起后，突然变得双目呆滞，表情淡漠，神志时明时昧，呼之则精神略振，须臾又恍惚不清，言语含糊，不知饥饱，不知大便，时常在衣裤内屙出。到某医院做脑CT检查提示：海绵状脑白质病，诊断为"老年性脑痴呆"。其人腹满下利，日行2～4次，小便色清，夜尿频多，畏寒喜暖，手足不温，周身作痛，舌苔滑，脉沉细无力。

【研读】

患者虽有西医的诊断结果（老年性脑痴呆），但从医案中看出，患者目前的主要症状为"但欲寐"（神志时明时昧，呼之则精神略振，须臾又恍惚不清）。但欲寐是少阴病的典型症状，《伤寒论》第281条："少阴之为病，脉微细，但欲寐也。"少阴病涉及的汤方有治疗少阴病寒证的四逆汤、附子汤、真武汤、白通汤等，有治疗少阴病热证的黄连阿胶汤等。

我们再看看患者除"但欲寐"之外的症状。医案中描述患者还有腹满下利，小便色清，夜尿频多，畏寒喜暖，手足不温，周身作痛的症状，从这些症状中看出，患者应为少阴病寒证。

四逆汤、附子汤、真武汤、白通汤均治疗少阴病寒证，它们又有何区别呢？

1.《伤寒论》第91条："伤寒，医下之，续得下利，清谷不止，身疼痛者，急当救里，后身疼痛，清便自调者，急当救表。救里宜四逆汤，救表宜桂枝汤。"四逆汤方：炙甘草二两，干姜一两半，附子一枚（生用，去皮，破八片）。上三味，以水三升，煮取一升二合，去滓，分温再服，强人可大附子一枚，干姜三两。

2.《伤寒论》第315条："少阴病，下利脉微者，与白通汤；利不止，厥逆无脉，干呕烦者，白通加猪胆汁汤主之。"白通汤方：葱白四茎，干姜一两，生附子一枚（去皮，破八片）。上三味，以水三升，煮取一升，去滓，分温再服。白通加猪胆汁汤方：葱白四茎，干姜一两，猪胆汁一合，人尿五合，生附子一枚（去皮，破八片）。上三味，以水三升，煮取一升，去滓，内人尿、猪胆汁，和令相得，分温再服。若无胆亦可用。

3.《伤寒论》第305条："少阴病，身体痛，手足寒，骨节痛，脉沉者，附子汤主之。"附子汤方：附子二枚（去皮，破八片），茯苓三两，人参二两，白术四两，芍药三两。上五味，以水八升，煮取三升，去滓，温服一升，日三服。

4.《伤寒论》第316条："少阴病，二三日不已，至四五日，腹痛，小便不利，四肢沉重疼痛，自下利者，此为有水气。其人或咳，或小便利，或下利，或呕者，真武汤主之。"真武汤方：茯苓三两，芍药三两，生姜三两（切），白术二两，附子一枚（炮，去皮，破八片）。上五味，以水八升，煮取三升，去滓，温服七合，日三服。

从以上条文中看出，四逆汤证与白通汤证及白通加猪胆汁汤证为少阴病寒证之阳气衰竭的表现，只是程度不同罢了。白通汤证比四逆汤证阴寒下利严重，恐阳下脱，所以用葱白大通其阳而上升；白通加猪胆汁汤证更甚，为利不止且厥逆无脉；真武汤为少阴病寒证之水邪盛，所以有小便不利、四肢沉重等症；附子汤证为少阴病寒证之湿邪盛，所以有身体痛、骨节痛等症。

结合患者的症状，患者若有四肢沉重，则考虑用真武汤；若有身体痛、骨节痛，则考虑用附子汤；若只有下利，则考虑用四逆汤或白通汤；若有脉微、下利不止，干呕烦者，则考虑用白通加猪胆汁汤。虽然这些细节在医案中描述得并不全面，但患者脉沉细无力，《伤寒论》第323条："少阴病，脉沉者，急温之，宜四逆汤。"

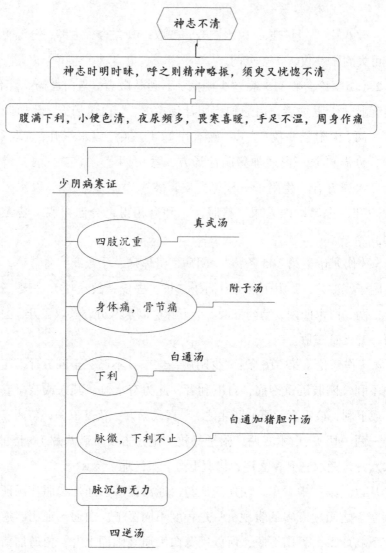

神志不清

神志时明时昧，呼之则精神略振，须臾又恍惚不清

腹满下利，小便色清，夜尿频多，畏寒喜暖，手足不温，周身作痛

少阴病寒证

四肢沉重 —— 真武汤

身体痛，骨节痛 —— 附子汤

下利 —— 白通汤

脉微，下利不止 —— 白通加猪胆汁汤

脉沉细无力

四逆汤

【原文】

此为少阴寒化之证，急温犹宜。处方：附子12克，炙甘草10克，干姜10克，党参14克。服药三剂，患者精神大增，神志明多昧少，言语不乱，能答复问题。仍手足逆冷，腹满下利。再以四逆汤与理中汤合方振奋脾肾之阳。服药近二十剂，手足转温，腹满消失，二便正常，渐至康复。

【研读】

该医生开出的是经方四逆汤，只是多了一味人参补充津液。

以上医案原文选自《刘渡舟验案精选》

一〇一 发狂

【原文】

　　住毛家弄鸿兴里门人沈石顽之妹，年未二十，体颇羸弱。一日出外市物，骤受惊吓，归即发狂，逢人乱殴，力大无穷。石顽亦被击伤腰部，因不能起。数日后，乃邀余诊。病已七八日矣，狂仍如故。石顽扶伤出见。问之，方知病者经事二月未行。遂乘睡入室诊察，脉沉紧，少腹似胀。

【研读】

　　从医案中看出，患者（沈石顽之妹）有两组主要症状：①发狂，逢人乱殴；②月经两个月未行，少腹似胀，脉沉紧。

　　先看第一组症状，发狂，逢人乱殴。《伤寒论》中有两个方证涉及发狂，分别为桃核承气汤证、抵当汤证。

　　《伤寒论》第 106 条："太阳病不解，热结膀胱，其人如狂，血自下，下者愈。其外不解者，尚未可攻，当先解其外，外解已，但少腹急结者，乃可攻之。宜桃核承气汤。"桃核承气汤证为"其人如狂"，并伴有少腹急结（少腹胀满难忍），为热在血室（血室前连膀胱后连大肠），其热要么与膀胱相结，要么与大肠相结，以桃核承气汤泻血室之热。

　　《伤寒论》第 124 条："太阳病六七日，表证仍在，脉微而沉，反不结胸，其人发狂者，以热在下焦，少腹当硬满，小便自利者，下血乃愈。所以然者，以太阳随经，瘀热在里故也。抵当汤主之。"抵当汤证也有"其人发狂"，并伴有少腹当硬满，也为热在血室，其热与血相结形成瘀血，瘀血为有形之物，所以少腹当硬满，以抵当汤攻血室之瘀。

　　桃核承气汤证与抵当汤证的鉴别要点在于，少腹是否硬满。若少腹只是胀满难忍，则为少腹急结，应为血室之热气膨胀所致，热气为无形之气，所以用桃核承气汤泻血室之热；若少腹胀满且硬，应为血室之热与血相结成瘀血，瘀血为有形之物，所以用抵当汤攻血室之瘀。

这里需要提醒的是，若患者无如此严重的发狂，也无少腹胀满难忍及少腹硬满，只是少腹满，再观其小便利与不利，若小便利则考虑用抵当丸了。《伤寒论》第126条："伤寒有热，少腹满，应小便不利，今反利者，为有血也。当下之，不可余药，宜抵当丸。"少腹满，小便不利者为病在水；少腹满，小便利者为病在血。病在水以利水为主，病在血则以化瘀为主，治以抵当丸。

再看第二组症状：月经两个月未行，少腹似胀，脉沉紧。少腹部的症状对于辨证来说非常关键，从这一点就能鉴别患者为桃核承气汤证还是抵当汤证。若是桃核承气汤证，则少腹胀满；若是抵当汤证，则是少腹硬满。所以此患者需要腹诊，桃核承气汤证按之少腹部只是胀满，抵当汤证按之少腹部胀满且硬。但可惜的是，这里只是描述了少腹似胀。如果此少腹似胀说的是少腹部胀满，那就是桃核承气汤证了。

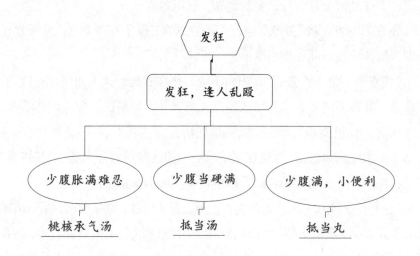

【原文】

因出谓石顽曰，此蓄血证也，下之可愈。遂疏桃核承气汤与之。桃仁一两，生军五钱，芒硝二钱，炙甘草二钱，桂技二钱，枳实三钱。翌日问之，知服后下黑血甚多，狂止，体亦不疲，且能暖粥，见人羞避不出。乃书一善后之方与之，不复再诊。

【研读】

　　医案中的医生开出的是桃核承气汤。这样看来，患者乃血结于少腹，以热为主，所以用桃核承气汤下之而愈。遗憾的是，医案中既未对患者的小便情况加以描述，又没有患者腹诊的信息，仅凭医案中现有的描述就用桃核承气汤，非常不利于后人的学习。

以上医案原文选自《经方实验录》

一〇一 发狂

一〇二　全身震颤

【原文】

陈某，男，75 岁。1995 年 10 月 18 日初诊。1994 年 1 月发病，全身震颤，不能自主，某医院诊断为"帕金森病"。服用左旋多巴、美多巴、安坦等药，症状未见好转，特请刘老诊治。症见全身颤抖，尤以上肢为重，手指节律性震颤，状如"搓丸样"，肌肉强直，面部表情呆板，双目直视，口角流涎，步履困难。伴头痛、口干渴，大便秘结，一周一行，小便色如浓茶，口噤龂齿，舌红，苔黄腻而燥，脉来滑大。

【研读】

患者虽被诊断为"帕金森病"，但是中医治病不能受西医的病名干扰，而是以患者呈现出的证候为要。患者目前的主要症状有三：①全身颤抖，尤以上肢为重，手指节律性震颤，状如"搓丸样"，肌肉强直。②面部表情呆板，双目直视，口角流涎，步履困难。③伴头痛、口干渴，大便秘结，一周一行，小便色如浓茶，口噤龂齿，舌红，苔黄腻而燥，脉来滑大。

症状①描述了患者震颤的特点是以上肢为重，手指呈节律性震颤，也就是手指关节呈节律性伸缩。仅凭这一点很难看出患者的发病原因。症状②描述了两个很重要的症状，一为双目直视，二为口角流涎。双目直视的状态在《伤寒论》中有提到，第 252 条："伤寒六七日，目中不了了，睛不和，无表里证，大便难，身微热者，此为实也。急下之，宜大承气汤。"此条文中双目直视的状态为"目中不了了，睛不和"，也就是双目直视但看不清楚的状态。这个状态来源于阳明燥热之气，所以还伴有大便难、身微热的症状，此为亡津液的危险状态，当用大承气汤急下之。第 212 条："伤寒若吐若下后不解，不大便五六日。上至十余日，日晡所发潮热，不恶寒，独语如见鬼状。若剧者，发则不识人，循衣摸床，惕而不安，微喘直视，脉弦者生，涩者死。微者，但发热谵语者，大承气汤主之，若一服利，止后服。"此条也说明了微喘直视为阳明燥热比较严重的危险状态。但仅凭双目直视这个状态，还不足以说明其为阳明燥热。

口角流涎，也就是口角流口水。《素问·宣明五气》云："五脏化液：心为汗，肺为涕，肝为泪，脾为涎，肾为唾，是谓五液。"口角流口水提示了患者运化水的功能失衡，也就是脾气不足或者肾气不足，不能固摄津液。

从①②两组症状中看出，患者的病情较为复杂，似乎寒热错杂，需要更进一步地辨证。症状③非常关键，详细描述了目前疾病的病机。从患者头痛、干渴、五六日不大便、小便色如浓茶的症状看出，其病与燥热有关。《伤寒论》第56条云："伤寒不大便六七日，头痛有热者，与承气汤。其小便清者，知不在里，仍在表也，当须发汗。若头痛者必衄，宜桂枝汤。"从患者口噤（口紧闭）齘齿（咬紧牙关）的症状看出，其病也与阳明燥热有关。《金匮要略·痉湿暍病脉证》云："痉为病，胸满口噤，卧不着席，脚挛急，必齘齿，可与大承气汤。"此痉病为燥热烧灼筋肉，导致筋肉严重缺乏津液之象，可以用大承气汤。此与患者手指关节成节律性震颤之象相似。

从患者的舌象（舌红，苔黄腻而燥）及脉象（脉来滑大）看出，患者的确为燥热。但燥热不见得就是阳明病，阳明病有燥热之象，少阴病也有燥热之象。阳明病的燥热比较简单，泻热祛实即可痊愈。而少阴病的燥热比较复杂，乃正气虚衰后出现了亡津液的危险之象，治疗当先存津液，而后再进行辨证施治。《伤寒论》第322条："少阴病，六七日，腹胀不大便者，急下之，宜大承气汤。"

综上所述，再结合患者的年龄及精神状态来看，患者的"帕金森病"的症状目前应该为正气虚衰后又出现的亡津液的燥热危险之象，这也与症状②之口角流涎相符。所以治疗应先以泻燥热存津液为主，之后再进行下一步的辨证施治。

这里需要注意的是，如果患者的不大便没有腹胀不减，或者说燥热但未成实，则用白虎加人参汤更为合适。白虎加人参汤方：知母六两，石膏一斤（碎，绵裹），炙甘草二两，粳米六合，人参二两。上五味，以水一斗煮米熟汤成，去滓，温服一升，日三服。关于这一点，医案中没有描述。

　　另外，即使燥热已成实，也应先用小承气汤更为稳妥。《伤寒论》第209条："阳明病，潮热，大便微硬者，可与大承气汤，不硬者不可与之。若不大便六七日，恐有燥屎，欲知之法，少与小承气汤，汤入腹中，转矢气者，此有燥屎也，乃可攻之。若不转矢气者，此但初头硬，后必溏，不可攻之，攻之必胀满不能食也。欲饮水者，与水则哕。其后发热者，必大便复硬而少也，以小承气汤和之。不转矢气者，慎不可攻也。"小承气汤方：大黄四两，厚朴二两（去皮，炙），枳实三枚（炙）。上三味，以水四升，煮取一升二合，去滓，分温二服。初服汤，当更衣，不尔者，尽饮之。若更衣者，勿服之。

【原文】

　　证属三焦火盛动风，煎灼津液成痰，痰火阻塞经络则阳气化风而生颤动。治宜清热泻火，平肝息风，化痰通络。治用黄连解毒汤合羚羊钩藤汤加减：黄连10克，黄芩10克，羚羊角粉1.8克（分冲），竹茹20克，黄柏10克，栀子10克，钩藤15克，天竹黄12克，龙胆草10克，菊花10克，桑叶10克，菖蒲10克，佩兰10克，半夏12克。服药十四剂后，两手震颤减轻，行走较前有力，口渴止，小便颜色变淡。大便仍秘结，头痛眩晕，言謇不利，多痰少寐，舌苔白腻挟黄，脉滑数。针对以上脉证的反映。上方加大黄4克，并加服局方至宝丹3丸，每晚睡前服1丸。

　　服药月余，头晕少寐多痰大为减轻，语言明显好转（能简单地陈述病情），但仍腹满便秘、龂齿、小便短赤、四肢及口唇颤抖。舌红苔黄而干，脉来滑数。治用通腑泻热，凉肝息风之法，调胃承气汤合羚羊钩藤汤加减：大黄4克，芒硝4克（后下），炙甘草6克，羚羊角粉1.8克（分冲），钩藤20克，白芍20克，木瓜10克，麦冬30克。上方服七剂，大便通畅，粪便如串珠状。腹满顿除，龂齿大减，小便畅利，四肢有轻微颤抖。效不更方，仍用黄连解毒汤合羚羊钩藤汤加减。治疗三个月，肢体震颤消除，能自己行走，手指屈伸自如，握拳有力，言语流畅，面部表情自然，二便正常。惟偶有头晕、龂齿，继以芩连温胆汤加减进退而病愈。

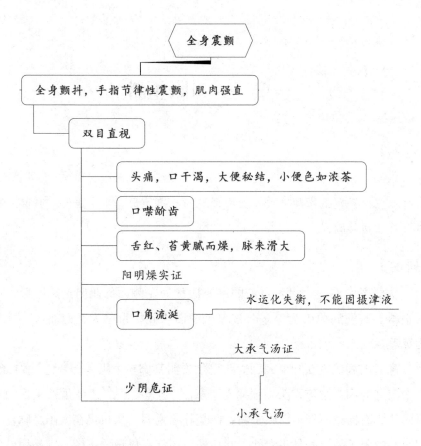

【研读】

　　医案中医生辨证患者为三焦火盛动风，也就是他认为患者的病根在三焦，乃三焦火盛动风。三焦属少阳，《伤寒论》第263条："少阳之为病，口苦，咽干，目眩也。"第96条："伤寒五六日中风，往来寒热，胸胁苦满，默默不欲饮食，心烦喜呕，或胸中烦而不呕，或渴，或腹中痛，或胁下痞硬，或心下悸，小便不利，或不渴，身有微热者，或咳者，小柴胡汤主之。"对照一下条文，医案中描述的患者症状并无少阳证候，何来病在少阳三焦之说呢？这样看来，辨证有问题，其治疗当然也存在问题了。

以上医案原文选自《刘渡舟验案精选》

一〇三　口眼歪斜

【原文】

张某,女,26岁。时值炎夏,乘长途汽车返乡,面向敞窗而坐,疾风掠面,当时殊觉凉爽,抵家却发现左侧面部肌肉拘急不舒,口眼歪斜。视其舌苔白而润,切其脉浮。

【研读】

从医案中看出,患者目前的主要症状为左侧面部肌肉拘急不舒,口眼歪斜。其发病原因为坐车时被凉风迎面吹到。舌象为苔白而润,脉象为脉浮。

患者的病机就在脉象,其脉浮,已然说明其病在太阳。《伤寒论》第1条:"太阳之为病,脉浮,头项强痛而恶寒。"也就是说,患者虽然主症为左侧面部肌肉拘急不舒、口眼歪斜,但其脉象说明其病机仍在太阳经脉,与阳明、少阳无关。若是患者除了此症外,还伴有燥烦渴不解,则是病已到阳明经脉;若是患者除了此症外,还伴有欲吐、寒热往来,则是病已到少阳经脉。

《伤寒论》第4条:"伤寒一日,太阳受之,脉若静者为不传;颇欲吐,若燥烦,脉数急者,为传也。"这个条文说明病从太阳传到阳明及少阳的症状表现。结合患者的症状来看,患者目前无阳明病证燥烦及少阳病证欲吐的表现。第5条:"伤寒二三日,阳明少阳证不见者,为不传也。"第180条:"阳明之为病,胃家实也。"阳明病证为胃家实。第263条:"少阳之为病,口苦、咽干、目眩也。"少阳病证为口苦、咽干、目眩。以上这些条文详细说明了病从太阳传到阳明及少阳的症状表现,而患者无这些表现,所以患者左侧面部肌肉拘急不舒、口眼歪斜为病在太阳。

然而病在太阳又分中风、伤寒、温病,《伤寒论》第2条:"太阳病,发热，汗出，恶风，脉缓者，名为中风。"第3条："太阳病，或已发热，或未发热，必恶寒，体痛，呕逆，脉阴阳俱紧者，名曰伤寒。"第6条："太阳病，发热而渴，不恶寒者，为温病。"以上条文是《伤寒论》中太阳病证之中风、伤寒、温病的症状特点。

结合患者口眼歪斜的症状特点来看，为病在太阳病证之中风。《金匮要略·中风历节病脉证并治》篇云："络脉空虚，贼邪不泻，或左或右，邪气反缓，正气即急，正气引邪，喁僻不遂。"此条文说的是风中于人，未有不由经络空虚而中也，贼邪不泻，留而不去，在左则病左，在右则病右，正邪相引，表现为歪偏不通。此条文说明了口眼歪斜也与本身经络空虚有关。结合患者面部肌肉拘急不舒的特点来看，患者的口眼歪斜应为太阳经脉空虚中风，致使津液不能输布上承引起的，为太阳经脉不利。所以患者的病证应为桂枝加葛根汤证。汤方：葛根四两，桂枝二两（去皮），芍药二两，甘草二两，生姜三两（切），大枣十二枚。上六味，以水一斗，先煮葛根减二升，去上沫，内诸药，煮取三升，去滓，温服一升。覆取微似汗，不须啜粥。余如桂枝汤法。

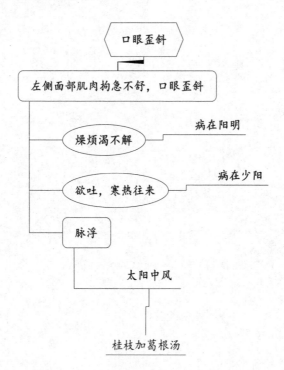

【原文】

辨为风中阳明经络，正邪相引所致。治当疏解阳明之风邪，兼以缓急解痉为法：桂枝9克，白芍9克，生姜9克，大枣12枚，炙甘草6克，葛根15克，白附子6克，全蝎6克。仅服两剂，汗出邪散而病愈。

【研读】

医案中医生开出的也是桂枝加葛根汤，在此基础上加了白附子、全蝎。

以上医案原文选自《刘渡舟验案精选》

一〇四　半身不遂

【原文】

姜某，男，66岁。左身偏废，左手拘急难伸，不能活动。血压200/120mmHg，头目眩晕，心烦，不寐，性情急燥易怒，大便秘结，小便色黄。舌体向左歪斜，舌质红绛少津，舌苔黄而干，脉来滑数。

【研读】

从医案中看出，患者的症状目前主要有三个方面：①左身偏废，左手拘急难伸，不能活动。②头目眩晕，心烦，不寐，性情急燥易怒，大便秘结，小便色黄。③舌体向左歪斜，舌质红绛少津，舌苔黄而干，脉来滑数。

第一个方面描述患者有中风之象，《金匮要略·中风历节病脉证并治》云："夫风之为病当半身不遂，或但臂不遂者，此为痹。脉微而数，中风使然。"这条讲的是，中风致病应当半身不遂，如果只是胳膊不舒服，那不是中风，是痹证。脉象微（正气不足）而数（邪气盛）属中风证。

第二个方面描述患者有热象，其热象表现为心烦、不寐及大便秘结、小便色黄。这个热象是少阴虚证的热化之象还是阳明实证的燥热之象呢？

若是阳明实证的燥热之象，则在外应有身热，汗自出，不恶寒，反恶热之证。《伤寒论》第182条云："问曰：阳明病，外证云何？答曰：身热，汗自出，不恶寒，反恶热也。"医案中并未描述患者有此症。在内则应有胃家实，第180条"阳明之为病，胃家实也。"胃家实就是胃肠燥热成实，大便难，这种大便难或者不大便必伴有潮热、谵语、汗出、腹满不减等，治疗当以攻下为主。而医案中描述患者只是大便秘结。

若是少阴虚证的热化之象，则是黄连阿胶汤证。《伤寒论》第303条：

"少阴病，得之二三日以上，心中烦，不得卧，黄连阿胶汤主之。"汤方：黄连四两，黄芩一两，芍药二两，阿胶三两，鸡子黄两枚。上五味，以水五升，先煮三物，取二升，去滓，内阿胶，烊尽，小冷，内鸡子黄，搅令相得，温服七合，日三服。少阴之热，有从阳经传入者，亦有自受寒邪，久而变热者。热邪归于气，或入于血，故用黄连、黄芩之苦，合阿胶、芍药、鸡子黄之甘，并入血中，以生阴气，而除邪热。所谓少阴之气有余，血不足就会出现热象，就会出现医案中描述的患者的心烦不寐及大便秘结、小便黄等症，阳（气）有余，以苦除之，阴（血）不足，以甘补之是也。

第三个方面描述患者的舌象（舌质红绛少津）、脉象（脉来滑数）也呈热象，单看其舌体向左歪斜，就已经说明了其热在少阴，或者说其病在少阴。因为心开窍于舌，而心属少阴，舌病即是心病在外的呈现。

综上所述，再结合患者的年龄及病情，其目前的症状应为黄连阿胶汤证。若服用后还有其他症状，则进行下一步的辨证施治。

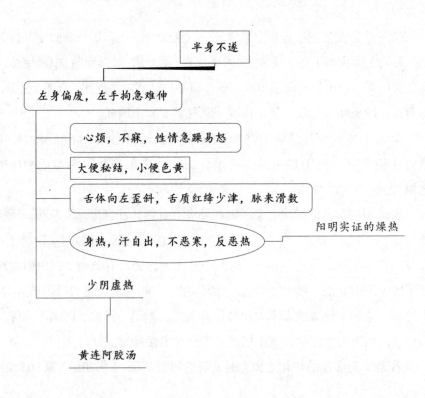

【原文】

此火动伤阴，兼有动风之证。治当清热泻火，息风活血。疏方：大黄5克，黄芩10克，黄连10克。服药五剂，大便畅通，头目清爽，心中烦乱顿释，血压降至170/100mmHg。复诊时，不用家人搀扶，腿脚便利。然左手之挛急未解。转方用芍药甘草汤，加羚羊角粉1.8克冲服而瘥。

【研读】

医案中医生辨证患者为火动伤阴，兼有动风之证，开出的却是以泻火为主的泻心汤，而不是泻火补阴的黄连阿胶汤。《金匮要略·惊悸吐衄下血胸满瘀血病脉证治》曰："心气不定，吐血，衄血，泻心汤主之。"也就是说泻心汤证对应的是心下痞，或应有吐血或衄血之症。泻心汤与黄连阿胶汤的区别在于，泻心汤（大黄、黄连、黄芩）以泻火（阳有余）为主，黄连阿胶汤（黄连、黄芩、白芍、阿胶、鸡子黄）以泻火（阳有余）补阴（血）为主。相对而言，黄连阿胶汤更为适合患者。

以上医案原文选自《刘渡舟验案精选》

一〇五 四肢无力麻木

【原文】

姜某，男，20岁。1993年11月3日初诊。患者于1993年6月始，四肢末梢感觉异常，行走两腿无力，某医院诊断为"急性感染性多发性神经根炎"（格林－巴利综合征）。服用强的松、维生素等药物无效，病情逐渐加重，八月下旬做神经活检术，伤口愈合后病情继续恶化，以至完全不能行走，特请刘老诊治。患者被抬入诊室，神情沮丧，四肢无力，可见上肢及大、小腿肌肉已萎缩，以物刺其手足指（趾）尖，毫无痛觉。腰膝酸软，有时遗尿，头晕，自汗出，舌红苔白，脉大无力。

【研读】

从医案中看出，患者目前的主要症状为四肢无力，上肢及大、小腿肌肉已萎缩；其特点为以物刺其手足指（趾）尖，毫无痛觉；并伴有遗尿，头晕，自汗出，舌红苔白，脉大无力。

从脉象上来看，患者脉大无力，为欲作虚劳之象。《金匮要略·血痹虚劳病脉证并治》云："夫男子平人，脉大为劳，极虚亦为劳。"这个条文讲的是，正常的男子应得平脉，今脉大而极虚，为虚劳。脉大，劳役伤脾气也；极虚者，内损肾水也。大者劳脉之外暴也；极虚者劳脉之内衰也。结合患者脉大无力，应为极虚之象，为劳之内衰，内损肾水也。《金匮要略·血痹虚劳病脉证并治》篇中又云："劳之为病，其脉浮大，手足烦，春夏剧，秋冬瘥，阴寒精自出，酸削不能行。"从此条文看出，虚劳证也有周身酸软无力，肌肉消瘦不能行走之象。再结合患者腰膝酸软、肌肉萎缩、无法行走的症状，患者应为虚劳证。

然虚劳证有小建中汤证、八味肾气丸证、桂枝龙骨牡蛎汤证、酸枣仁汤证等。结合患者有时遗尿及腰膝酸软、脉大无力的症状来看，患者应为劳之内衰，内损肾水。《金匮要略·血痹虚劳病脉证并治》云："虚劳腰痛，少腹拘急，小便不利者，八味肾气丸主之。"此虚劳当以补肾水为主，为八味肾气丸证。其方为：干地黄八两，山药、山茱萸各四两，泽泻、丹皮、茯苓各三两，桂枝、附子(炮)各一两。上八味末之，炼蜜和丸梧桐子大，酒下十五丸，加至二十丸，日再服。

　　再看其四肢无力，上肢及大、小腿肌肉已萎缩；其特点以物刺其手足指(趾)尖，毫无痛觉。这种肢体无痛觉的现象叫身体不仁，是血痹之象。《金匮要略·血痹虚劳病脉证并治》云："血痹阴阳俱微，寸口关上微，尺中小紧，外证身体不仁，如风痹状，黄芪桂枝五物汤主之。"这条讲的是，血痹的外证为身体顽麻，不知痛痒。《素问·逆调论》云："营气虚则不仁，卫气虚则不用；荣卫俱虚，则不仁且不用。"此条讲的是身体不仁不用的原因在于荣卫两虚。所以治疗当以充养荣卫之气为主，黄芪桂枝五物汤为最佳。汤方：黄芪三两，芍药三两，桂枝三两，生姜六两，大枣十二枚。上五味，以水六升，煮取二升，温服七合，日三服。

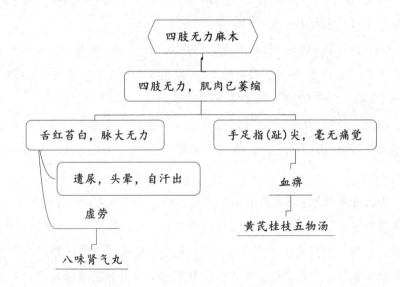

　　这样看来，患者内有虚劳之八味肾气丸证，外有血痹之黄芪桂枝五物汤证。患者肾中阴阳俱虚，气血不足，使荣卫失于调和，外邪乘虚侵袭，痹阻于经脉，气虚血滞，肢体、肌肤、筋脉失于营养，发为痿弱不用。所以治疗当以八味肾气丸与黄芪桂枝五物汤交替服用。如服用后还有其他症状,则需要进行下一步的辨证施治。

【原文】

此阴阳荣卫气血俱虚,邪气内侵所致。治当调和荣卫气血,补益肝肾阴阳,为疏两方:

一方:黄芪 40 克,桂枝 15 克,白芍 15 克,生姜 15 克,大枣 12 枚,地龙 10 克,桃仁 10 克,红花 10 克,当归 15 克。

二方:熟地 30 克,肉桂 4 克,附子 4 克,肉苁蓉 12 克,党参 12 克,巴戟天 12 克,远志 10 克,山萸肉 15 克,石斛 30 克,茯苓 20 克,麦冬 18 克,炙甘草 10 克,五味子 10 克,薄荷 2 克,菖蒲 20 克,生姜 3 片、大枣 5 枚。

以上两方交替服用。服药三十剂,患者渐觉双腿有力,乃停服强的松。又续服三十剂,患者四肢能抬举,已能坐起和站立,末梢皮肤知觉逐渐恢复,双足背、趾尖有针刺感,小腿外侧肌肉拘紧。此瘀血内阻,经络不通之象,为拟以下两方:

一方:双花 10 克,防风 6 克,白芷 6 克,陈皮 10 克,炙甘草 6 克,穿山甲 10 克,浙贝 14 克,天花粉 20 克,当归 20 克,乳香 6 克,没药 6 克,赤芍 15 克,皂刺 10 克,川牛膝 15 克。

二方:桃仁 10 克,红花 10 克,羌活 4 克,没药 6 克,地龙 6 克,秦艽 10 克,炙甘草 6 克,牛膝 10 克,五灵脂 10 克,当归 5 克,川芎 10 克,香附 12 克。

两方交替服用,服至三个月,下肢拘急、疼痛消失,架拐可走十余步,后弃拐亦能走二三步。嘱其加强肢体锻炼,并疏加味金刚丸(草薢、木瓜、牛膝、杜仲、肉苁蓉、菟丝子)、大补阴丸(龟板、生地、知母、黄柏、猪脊髓)等成药服用。经治半载,恢复了体力与肢体的运动功能,终使顽疾尽拔,现骑车、打球已如常人。

【研读】

医案中医生先开出黄芪桂枝五物汤及八味肾气丸,在此基础上做了加减，后又根据患者恢复的情况辨证分析后第二次开方、第三次开方。笔者认为，第二次开方还应该继续用黄芪桂枝五物汤及八味肾气丸。

以上医案原文选自《刘渡舟验案精选》

一〇六　肌肉萎缩

【原文】

陈某，男，56岁。患病为肌肉萎缩。反映在后背及项下之肌肉，明显塌陷不充。尤为怪者，汗出口渴、肩背作痛，两臂与手只能紧贴两胁，不能张开，亦不能抬举，如果强行手臂内外活动，则筋骨疼痛难忍。切其脉弦细，视其舌质红，舌苔薄。

【研读】

从医案中看出，患者的主要症状有二：①肌肉萎缩。②肩背作痛，两臂与手只能紧贴两胁，不能张开，亦不能抬举，如果强行手臂内外活动则筋骨疼痛难忍。

先看症状①，肌肉萎缩，为气血不能充养肌肉，其表现主要在后背及项之肌肉，后背及项下恰好是太阳经脉循行的路线，说明其太阳经脉的气血不足或空虚。

再看症状②，两臂与手只能紧贴两胁，不能张开，亦不能抬举，这是出现一派拘急之象，也就是"身体强"的表现。《金匮要略·痉湿暍病脉证》云："太阳病，其证备，身体强，几几然，脉反沉迟，此为痉。瓜蒌桂枝汤主之。"这个条文说明其为痉病。

症状①、②结合来看，说明此痉病仍在太阳。然病在太阳经脉的痉病有两种类型：一为刚痉，《金匮要略·痉湿暍病脉证》云："太阳病，发热无汗，反恶寒者，名曰刚痉。"此证应用葛根汤治疗；二为柔痉，《金匮要略·痉湿暍病脉证》云："太阳病，发热汗出，而不恶寒，名曰柔痉。"此证的治疗分两类，一类为桂枝加葛根汤，一类为瓜蒌桂枝汤。二者的区别在于，桂枝加葛根汤证为风闭其邪在太阳，郁而生热，导致太阳经脉不输；瓜蒌桂枝汤证为里之津液不足，致使太阳经脉不输。

再从患者汗出而渴，脉弦细，舌质红，舌苔薄的症状综合来看，其肌肉萎缩且"身体强"的症状，应为里之津液不足引起的痉病，为柔痉，为

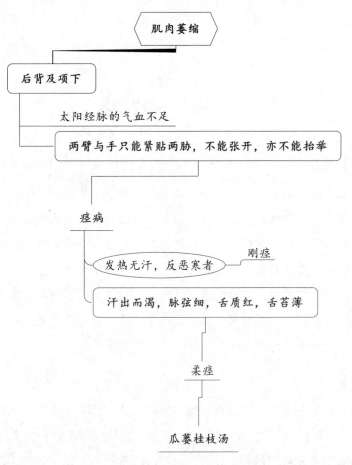

肌肉萎缩

后背及项下

太阳经脉的气血不足

两臂与手只能紧贴两胁，不能张开，亦不能抬举

痉病

发热无汗，反恶寒者 —— 刚痉

汗出而渴，脉弦细，舌质红，舌苔薄

柔痉

瓜蒌桂枝汤

瓜蒌桂枝汤证。

【原文】

辨其脉细，舌红，口渴为阴伤津少之象；肩背作痛，肌肉萎缩，筋脉拘急不能伸开，则为太阳经脉感受风邪，日久不解，风阳化热，伤及阴血所致。《金匮》云："太阳病，其证备，身体强，几几然，脉反沉迟，此为痉，瓜蒌桂枝汤主之。"桂枝15克，白芍15克，生姜10克，炙甘草10克，大枣12克，瓜蒌根30克。连服十余剂，诸症皆愈，肩背肌肉充盈。病家惊讶以为神。

【研读】

医案中医生开出的正是瓜蒌桂枝汤。

以上医案原文选自《刘渡舟验案精选》

一○七　项背痛

【原文】

有袁姓少年，其岁八月，卧病四五日，昏不知人。其兄欲送之归，延予诊视以决之。余往诊，日将暮。病者卧榻在楼上，悄无声息。余就病榻询之，形无寒热，项背痛，不能自转侧。诊其脉，右三部弦紧而浮，左三部不见浮象，按之则紧，心虽知为太阳伤寒，而左脉不类。时其兄赴楼下取火，少顷至。予曰：乃弟沉溺于酒色者乎？其兄曰：否，惟春间在汕头一月，闻颇荒唐，宿某妓家，挥金且甚巨。予曰：此其是矣。今按其左脉不浮，是阴分不足，不能外应太阳也。然其舌苔必抽心，视之，果然。

【研读】

归纳起来医案中的患者有三组主要的症状：①卧病四五日，昏不知人。②项背痛，不能自转侧。③右脉浮而紧弦，左脉虽紧不浮，应为沉紧。

再看患者发病前都做了什么，曾经沉溺于酒色，伤了精。《素问·金匮真言论》所谓："夫精者，身之本也，故藏于精者，春不病温。"相反，若不藏于精者，则春必病温。由此可见，此为温病。

何谓温病？这是历代医家争论的问题，有人说温病是邪伏在少阴肾水，有人说温病是邪伏在少阳三焦。我们先看温病是怎么来的，乃冬不藏精，春必病温；乃冬伤于寒，春必病温。

这里说的冬不藏精并不单指冬天不懂得收藏，而是指一切该敛藏而不去敛藏，反而耗散人体精气的行为，比如该睡觉时不睡觉，熬夜的行为，比如不懂得控制自己的情绪，比如该吃饭时不吃饭的行为，比如运动过量的行为等，四季都有不藏精的行为。

在人体中，肾水主收藏敛精，所有这些该敛藏而不去敛藏，反而耗散人体精气的行为直接能伤到肾水，消耗肾水。肾水被消耗，也就越发的不能很好地藏精了。心火与肾水也就因此失去了原有的平衡，所以，邪伏在少阴的说法是没有问题的。

春必病温，则是少阴邪伏待到天气暖和之时，会随着人体内少阳之气的升发，从内散于外，表现出发热而口渴、不怕冷的症状。这时，如果再感受外来六淫之邪（风、寒、暑、燥、火、湿），或从皮毛而来，或从肌肉而来，或从口鼻而来等，则少阴伏邪会随着少阳之气，从内而外与外来邪气汇合，或汇合在肺，或汇合在胃，或汇合在气，或汇合在血等，所谓邪之所凑，其气必虚。于是便有了更多的争议，有的医家说麻杏甘石汤为温病主方，有的医家说葛根汤为温病主方。其实温病变化多端，并没有固定的治法，重在随证施治。

由此看出，温病为邪伏在少阴这种说法是没有错误的，而邪伏在少阳三焦也不能说就是错误的。因为温病其实就是邪伏于少阴，而由少阳三焦游移于周身的。更准确的说法应该是，邪伏在少阴而发于少阳为温病。

先看患者的第一组症状：卧病四五日，昏不知人。单看此症状很难判断病在何处。

再看患者的第二组症状：项背痛，不能自转侧。此为主要病机。项背痛，不能自转侧为项背强几几的表现，葛根汤证、桂枝加葛根汤证及瓜蒌桂枝汤证均有此症。那么，它们的鉴别要点又是什么呢？

《伤寒论》第31条："太阳病，项背强几几，无汗恶风，葛根汤主之。"第14条："太阳病，项背强几几，反汗出恶风者，桂枝加葛根汤主之。"

《金匮要略·痉湿暍病脉证》："太阳病，其证备，身体强，几几然，脉反沉迟，此为痉，瓜蒌桂枝汤主之。"

由此看出，瓜蒌桂枝汤证与前两个方证的鉴别要点就在"脉反沉迟"，葛根汤证、桂枝加葛根汤证的脉象应为脉浮紧或脉浮缓。

瓜蒌桂枝汤证与葛根汤证、桂枝加葛根汤证虽都有太阳病的表现，但发病原因却各不相同。葛根汤证与桂枝加葛根汤证为邪从外来，与内之伏邪汇合在表。葛根汤证为外来寒邪与内之伏邪汇合在表；桂枝加葛根汤证为外来风邪与内之伏邪汇合在表。二者内之伏邪均为少阴伏邪，经由少阳三焦游移于太阳经脉（足太阳膀胱经循行于人体背部），便出现了项背强

一〇七 项背痛

几几的症状。所以，治疗时重用葛根升提津液以化解太阳经脉的伏邪。而葛根汤证与桂枝加葛根汤证的鉴别要点为是否有汗，有汗为桂枝加葛根汤证，无汗为葛根汤证。

而瓜蒌桂枝汤证属痉病，痉病来源于"太阳病，发汗太多，因致痉"。也就是其本太阳病，因发汗太过损耗了津液，致使太阳经脉津液亏乏，引起项背强几几，所以，其脉沉迟。治疗时重用瓜蒌根以增润津液。

最后看患者的第三个症状：右脉浮而紧弦，左脉虽紧不浮，应为沉紧。项背强几几结合患者右侧的脉象（脉浮而紧弦）来看，应为葛根汤或桂枝加葛根汤证；若是结合患者左侧脉象（虽紧不浮，应为沉紧）来看，则又有些像瓜蒌桂枝汤证了。此时，就要看患者的发病起因了。结合患者发病前曾伤于精来判断，其左脉虽紧不浮，则是由于伏邪在少阴伤了精，其应为温病。若是患者发病前曾重发其汗导致项背强几几，双侧脉象应均为沉迟，就是瓜蒌桂枝汤证了。所以，患者的发病起因对于医生的辨证施治来说十分的关键。

因医案中未描述患者的项背强几几为有汗还是无汗，单从脉象上则不能准确判断其为葛根汤证还是桂枝加葛根汤证，所以，建议医生写医案时尽量详细描述患者的症状，这样的医案对于学习中医的人来说才有价值有意义。

【原文】

予用：葛根二钱，桂枝一钱，麻黄八分，白芍二钱，炙草一钱，红枣五枚，生姜三片。予微语其兄曰：服后，微汗出，则愈。若不汗，则非予所敢知也。临行，予又恐其阴液不足，不能达汗于表，令其药中加粳米一酒杯，遂返寓。明早，其兄来，求复诊。予往应之，六脉俱和。询之，病者曰：五日不曾熟睡，昨服药得微汗，不觉睡去。比醒时，体甚舒展，亦不知病于何时去也。随请开调理方。予曰：不须也，静养二三日足矣。闻其人七日后，即往汉口经商云。

【研读】

以上看出，此医案中的医生用的是葛根汤，患者为葛根汤证。又恐其阴液不足，不能达汗于表，在葛根汤中又加了粳米一酒杯，以增润津液。其实，《伤寒论》中关于这一点，在葛根汤方中已有详细叮嘱："上七味，以水一斗，先煮麻黄、葛根，减二升，去沫，内诸药，煮取三升，去滓，温服一升，覆取微似汗，不须啜粥，余如桂枝汤法将息及禁忌。"这段话的意思是说，如果喝了葛根汤后微出汗，则不用再喝米粥了；如果喝了葛根汤后没有出汗，则需喝米粥以助汗。所以，煎煮葛根汤的同时最好熬些大米粥以备用。

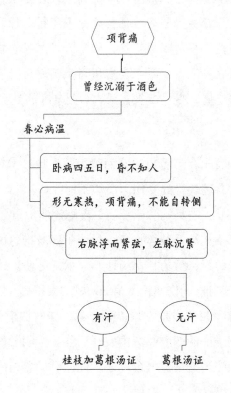

以上医案原文选自《经方实验录》

一〇八　右足拘急

【原文】

挚友张君挚甫客居海上，雇有年老女佣一人，方来自原籍浙江黄岩，未越半月，而病已七日矣。其病右足拘急，不能行，行则勉强以跟着地，足尖上向，如躄者然。夜则呼痛达旦，阖家为之勿寐。右足踝骨处又因乘轮擦伤，溃烂不能收口。老媪早年尝有所谓疯气之疾，缠绵三年方愈，自惧此番复发，后顾堪虞，嗒然若丧，哭求归里。挚甫怜之，亟来请诊。

【研读】

从这个医案中看出，患者目前有两组主要症状：①右足拘急不能行，夜则疼痛加重。②右足踝骨处受伤，溃烂不能收口。

先看第一组症状：右足拘急不能行，夜则疼痛加重。《伤寒论》及《金匮要略》共有三个条文涉及肢体拘急，说明了四肢拘急由不同原因引起，分别为桂枝加附子汤证、芍药甘草汤证、大承气汤证。

1. 桂枝加附子汤证，《伤寒论》第 20 条："太阳病，发汗，遂漏不止，其人恶风，小便难，四肢微急，难以屈伸者，桂枝加附子汤主之。"此条文说明桂枝加附子汤证的四肢微急由发汗后伤了少阴肾气，失去其固表的功用而致，所以治疗当振奋肾气以固表。此四肢微急，病在肾气不足以固表，其表现必伴有出汗不止，恶风，小便难等症。

2. 芍药甘草汤证，《伤寒论》第 29 条："伤寒脉浮，自汗出，小便数，心烦，微恶寒，脚挛急，反与桂枝汤欲攻其表，此误也。得之便厥，咽中干，烦燥，吐逆者，作甘草干姜汤与之，以复其阳；若厥愈足温者，更作芍药甘草汤与之，其脚即伸；若胃气不和，谵语者，少与调胃承气汤；若重发汗，复加烧针者，四逆汤主之。"此条文详细阐述了芍药甘草汤证的脚挛急的由来，病本已入里生热，反用桂枝汤攻其表，大伤里之阴阳，治疗时先用干姜甘草汤复其里之阳气，若是阳气回复了，再用芍药甘草汤以通里之阴，里之阴得通，则脚即伸；若出现胃气不和，谵语的情况，说明胃有燥热，可以用调胃承气汤；若转发其汗，复加烧针致四肢厥逆者，则应用四逆汤了。此脚挛急，病在里之阴不通，这里的里之阴不通指的是里之血脉运行不畅，因里之血脉运行不畅引起脚挛急。

3.大承气汤证，《金匮要略·痉湿暍病脉证》曰："痉为病，胸满口噤，卧不着席，脚挛急，必断齿，可与大承气汤。"此条文说明大承气汤证的脚挛急为胃肠燥热，引起津液极度不足所致，所以用大承气汤攻其燥热。其脚挛急病在胃肠津液极度不足。

这样看来，肢体拘急主要病在三个方面：气不足；血不运；水不足。

再结合患者的症状来看，其右足拘急若是伴有怕冷，汗出不止，小便难等症，则是桂枝加附子汤证；若是伴有心烦，则是芍药甘草汤证；若是伴有口噤（嘴张不开），卧不着席（无法安稳的躺在床上），断齿等症，则是大承气汤证了。

再看第二组症状：右足踝骨处受伤，溃烂不能收口。此症可以考虑用一些外治的方法处理，比如用乳香、没药、黄芪、白术、黄连、大黄等打磨成粉或做成药膏涂在伤口上。

我们看看此医案中的医生是如何辨证施治的。

【原文】

余细察之，右胫之皮色较左胫略青，乃疏上方（芍药甘草汤方）。方成，挚甫以为异，亲为煎煮。汤成。老媪不肯服。曰：服之无济也，吾年前之恙略同于此，三年而后已，今安有一药而瘥者？强而后进。翌日复诊，媪右足已能全部着地，惟溃烂处反觉疼痛。余即就原方加生甘草二钱，使成六钱，炙乳没（乳香、没药）各八分，外用阳和膏及海浮散贴之。又翌日访之，老媪料理杂务，行走如健时。及见余，欢颜可掬，察之，右胫青色略减，溃处亦不痛矣。挚甫率之，长揖共谢。曰：君之方，诚神方也，值廉而功捷。余逊辞曰：我不能受君谢，君当致谢于吾师，吾师尝用此而得效也。然吾师将亦曰：我不能受君谢，君当致谢于仲师。仲师曰：作芍药甘草汤与之，其脚即伸也。挚甫略知医，曰：有是哉！

执此观之，今人以本汤为小方，不屑一用之者，非也。或姑信而用之，而药量欠重，不效如故，致用而失望者，亦未达一间也。然则究竟芍药之功用为如何？吾友吴君凝轩曰：芍药能活静脉之血，故凡青筋暴露，皮肉挛急者，用之无不效。善哉，一语破千古之奥谜，酸收云乎哉？芍药能令足部之静脉血上行，使青筋隐退，步履如旧者，此芍药甘草汤中芍药之功也。患桂枝汤证者服桂枝汤后，其动脉血既畅流于外，使无芍药助之内返，岂非成表实里虚之局，此桂枝汤中芍药之功也。虽有自下达上，自表返里之异，其属于静脉一也。

抑芍药甘草汤不仅能治脚挛急，凡因跌打损伤，或睡眠姿势不正，因而腰背有筋牵强者，本汤治之同效。余亲验者屡，盖其属于静脉瘀滞一也。缘动脉之血由心脏放射于外，其力属原动而强，故少阻塞。静脉之血由外内归于心脏，其力近反动而较弱，故多迟滞。迟滞甚者，名曰血痹，亦曰恶血。故《本经》谓芍药治血痹，《别录》谓芍药散恶血。可知千百年前之古语，悉合千百年后之新说，谁谓古人之言陈腐乎？

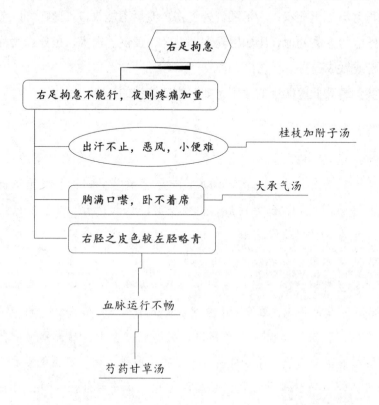

【研读】

以上详细描述了三件事，一为辨证的过程，二为治病的过程，三为芍药甘草汤治疗的范围。

辨证的过程。其仔细观察了患者的腿，右胫之皮色较左胫略青，于是开了芍药甘草汤。此为其屡次治疗的经验而来，可见，青色也提示血脉运行不畅。

治病的过程。起初这位患者不相信如此简单的两味药能治好折磨了她很久的疾病，后来被逼服用，结果第二天脚就能着地了，唯有外伤部位仍然疼痛。于是又在原方的基础上加大了甘草的量，并且又开了外用的药膏，很快就好了。

芍药甘草汤治疗的范围：芍药能活静脉之血，故凡青筋暴露、皮肉挛急者，用之无不效。芍药能令足部之静脉血上行，使青筋隐退，步履如旧，此芍药甘草汤中芍药之功也。芍药甘草汤不仅能治脚挛急，凡因跌打损伤，或睡眠姿势不正，而腰背有筋牵强者，本汤治之同效。这些都是古人宝贵的经验，值得我们学习借鉴！

以上医案原文选自《经方实验录》

一〇九　风湿痹证

【原文】

田某妻，年三十余。某年 9 月，患风湿痹证，右手关节疼痛发麻，自觉骨间灼热，但又见寒生畏。病已十余日，曾服四逆汤加白术秦归等剂，未效，疼痛忽轻忽重，固着肩肘，痛甚不休。

【研读】

从医案中看出，患者为风湿痹证，其主要症状为右手关节疼痛发麻，自觉骨间灼热，但又畏寒。曾服用四逆汤加白术秦归等无效，疼痛忽轻忽重，固着肩肘，痛甚不休。

风湿痹证在《伤寒论》中有三个方证涉及：桂枝附子汤证、桂枝附子汤去桂加白术汤证、甘草附子汤证。第 174 条："伤寒八九日，风湿相搏，身体疼烦，不能自转侧，不呕，不渴，脉浮虚而涩者，桂枝附子汤主之。若其人大便硬，小便自利者，去桂枝加白术汤主之。"桂枝附子汤证与桂枝附子汤去桂加白术汤证的区别在于：前者无大便硬，而后者有大便硬；前者的风湿痹证为风湿相搏之风大于湿，风寒偏重；后者的风湿痹证为风湿相搏之湿大于风，寒湿偏重。第 175 条："风湿相搏，骨节烦疼，掣痛不得屈伸，近之则痛剧，汗出短气，小便不利，恶风不欲去衣，或身微肿者，甘草附子汤主之。"甘草附子汤证与前二者不同，其主要表现为骨节烦疼，掣痛不得屈伸，为风湿相搏之风寒湿俱重；而桂枝附子汤证主要表现为身体疼烦，不能自转侧，为风湿相搏之风寒偏重；桂枝附子汤去桂加白术汤证主要表现为身体疼烦，不能自转侧，大便硬，小便自利，为风湿相搏之寒湿偏重。

这样看来，三个方证的风湿痹证均以寒为主。然风湿痹证也有以热为主的，比如《金匮要略·痉湿暍病脉证》中提到的麻黄杏仁薏苡甘草汤证：

"病者一身尽疼，发热，日晡所剧者，此名风湿。此病伤于汗出当风，或久伤取冷所致也。可与麻黄杏仁薏苡甘草汤。"结合患者畏寒、右手关节疼痛且固着肩肘，痛甚不休的症状特点来看，与甘草附子汤证相符，当用甘草附子汤。

这里需要注意的是，如果患者无关节疼痛，只是半边身体或肢体麻木，则又是表之血痹了，当用黄芪五物汤；如果患者的脉象为微细欲绝，且四肢厥冷，则又是厥阴之血寒了，应用当归四逆汤。

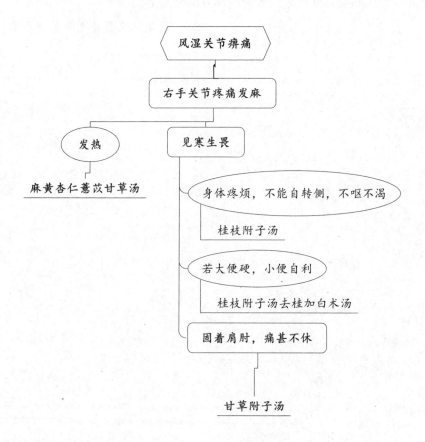

【原文】

余审其病情，查其方药，此乃风寒湿邪杂合而至，阻遏经脉，阳不足以运行通利关节，不通则痛。虽应用姜附之辛温以化散寒湿，然杂以归术之壅补滋腻，犹如闭门捉寇，遂使邪气难化。因照前方去归、术，加入桂枝、细辛、茯苓治之，一剂显效，二剂霍然。附片 60 克，干姜 15 克，桂枝 24 克，细辛 5 克，茯苓 24 克，甘草 10 克。

【研读】

以上看出，虽然辨证患者的不适也为风寒湿邪所为，却用的不是甘草附子汤。之所以曾用四逆汤加白术、当归无效，是因为四逆汤本为回阳救逆之方，治疗重在扶阳、扶正气，而甘草附子汤却是温阳驱邪之方，治疗重在驱赶风寒湿邪外出。二者的治疗方向完全不同。

以上医案原文选自《吴佩衡医案》

一一○　腰腿酸痛

【原文】

迟某,男,50岁。其病为腰酸,两足酸痛,恶寒怕冷,行路则觉两腿发沉。切其脉沉缓无力,视其舌硕大,苔则白滑。

【研读】

从医案中看出,患者的主要症状为腰腿酸痛,并伴有恶寒怕冷、两腿发沉。《伤寒论》和《金匮要略》中涉及腰腿痛、恶寒的有太阳病证及少阴病证。太阳病证的腰腿痛、恶寒以脉浮为主,少阴病证的腰腿痛、恶寒以脉沉为主,结合患者脉象来看,患者为脉沉缓无力,说明此腰腿痛、恶寒与太阳无关,属病在少阴。

病在少阴的腰腿疼痛、两腿发沉有两种方证:

1.真武汤证。《伤寒论》第316条:"少阴病,二三日不已,至四五日,腹痛,小便不利,四肢沉重疼痛,自下利者,此为有水气。其人或咳,或小便利,或下利,或呕者,真武汤主之。"汤方:茯苓三两,芍药三两,生姜三两(切),白术二两,附子一枚(炮,去皮,破八片)。上五味,以水八升,煮取三升,去滓,温服七合,日三服。

2.甘姜苓术汤证。《金匮要略·五脏风寒积聚病脉证并治》云:"肾着之病,其人身体重,腰中冷,如坐水中,形如水状,反不渴,小便自利,饮食如故,病属下焦。身劳汗出,衣里冷湿,久久得之,腰以下冷痛,腹重如带五千钱,甘姜苓术汤主之。"汤方:甘草二两,白术二两,干姜四两,茯苓四两。以上四味,以水五升,煮取三升,分温三服,腰中即温。

以上这两个方证各有各的特点:真武汤证为病在少阴肾气不足,水邪泛滥,其特点为腹痛、小便不利、下利、四肢沉重疼痛,其治疗以温补肾气,利水为主;甘姜苓术汤证为病在少阴肾气为外来的冷湿之气所伤,为肾着之病，还没有伤到少阴肾脏本身，其特点为腰以下冷痛、身体重、腹重、小便自利、饮食如故，其治疗为健脾气以祛冷湿。

结合患者舌硕大、苔白滑、无小便不利、无下利的症状特点，患者的腰腿痛、两腿发沉应为肾着之病，为甘姜苓术汤证。

这里需要注意的是，如果患者腰腿酸痛、两腿无力且少腹拘急，则为八味肾气丸证。八味肾气丸证为病在少阴肾水不足，为虚劳之病，其特点为腰痛、少腹拘急、小便不利，其治疗以温补肾水为主。《金匮要略·血痹虚劳病脉证并治》云："虚劳腰痛，少腹拘急，小便不利者，八味肾气丸主之。"八味肾气丸方：干地黄八两，山药、山茱萸各四两，泽泻、丹皮、茯苓各三两，桂枝、附子(炮)各一两。上八味末之，炼蜜和丸梧桐子大，酒下十五丸，加至二十丸，日再服。

我们看看医案中的医生如何辨证施治。

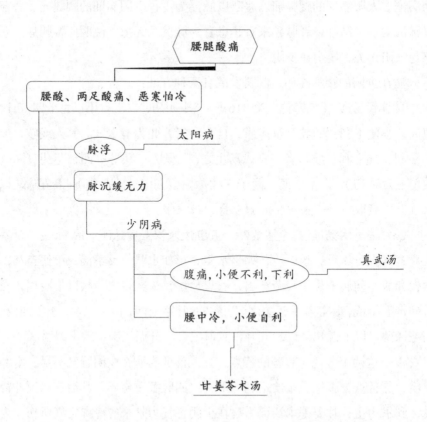

【原文】

沉为阴脉，属少阴阳气虚也；缓为湿脉，属太阴脾阳不振也。本证为《金匮》所述肾着之病，为疏：茯苓 30 克，白术 15 克，干姜 14 克，炙甘草 10 克。此方服至第十二剂，则两足变热，恶寒怕冷与行路酸沉、疼痛之症皆愈。

【研读】

医案中医生开出的也是甘姜苓术汤。

以上医案原文选自《刘渡舟验案精选》

一一〇 腰腿酸疼